生活醫館

肌 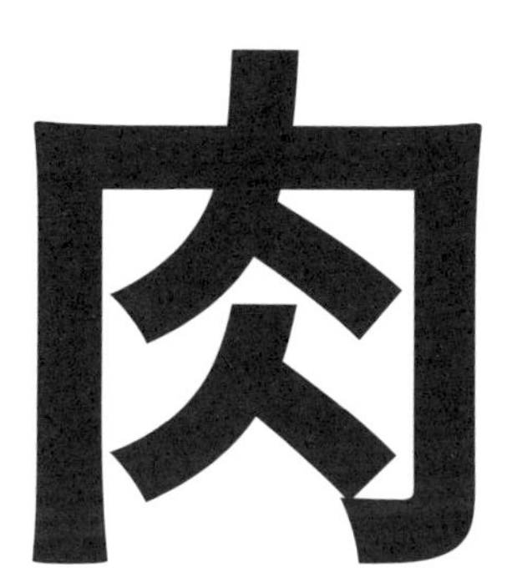

重啟新陳代謝、活化免疫、

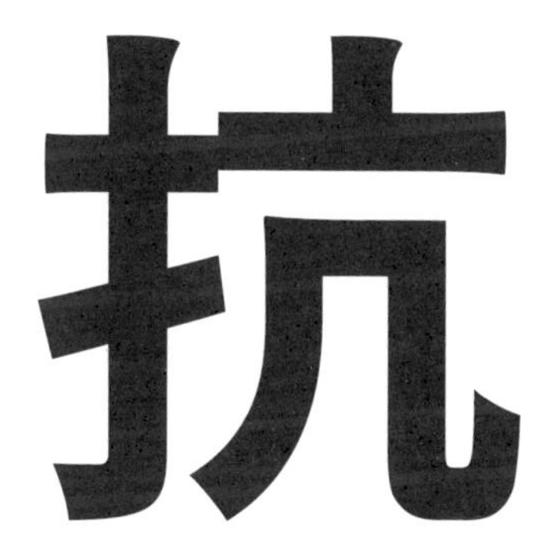 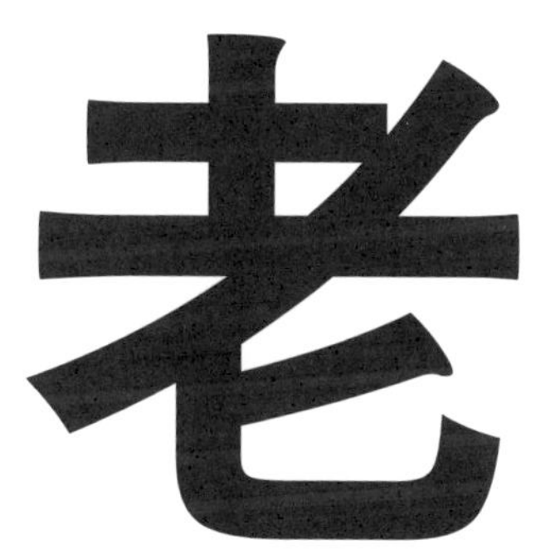

提高罹病存活率的健康科學新方法

Forever —— Strong

Dr. Gabrielle Lyon

嘉比瑞・里昂醫師——著　張韶芸——譯

高寶書版集團

CONTENTS

想要更健康，就應該關注肌肉，發展正向動能。

與其總想著要少吃點什麼，不如專注想想應該多吃點什麼。

前言

你正在讀的這本書，會帶來改變生命的力量。我提筆寫下這本書的理由，就如同創辦肌肉醫學研究所®（Institute for Muscle-Centric Medicine®）的初衷。我想重新詮釋傳統健康基礎的看法，希望帶著讀者好好了解身體體能的根本核心，運用快速有效的策略，讓身體更強健、看起來更健康，甚至讓壽命延長好幾年。

要活得長久，就要搭配健康飲食、規律運動、降低壓力。這類說法，我想大家都聽過吧？想要健康，這些簡直是再基本不過的辦法了，但是到底為什麼這麼難以實踐呢？我認為，真正的健康得從最關鍵的部分著手，那就是心態。在我完成醫學院的學業之後，我花了兩年研究精神病學，研究人類該怎麼做才能達到自己的最佳健康狀態。當時鑽研的思考模式和腦部病理學，後來成為我的寶貴資產，大大幫助我治好病患，並幫助他們發掘自己的潛力。不過，轉至家醫科之後，我發現許多青壯年病患已經出現第二型糖尿病、心血管疾病和肥胖的初期症狀。一般的建議治療效果有限，但卻沒有太多時間與病患討論預防疾病的方法。擔任住院醫師的這段期間，我剛好有機會為病患提供營養諮詢，特別是肥胖和體重管理方面的諮詢，這也因此為我打開另一扇窗，我開始研究不良生活型態對健康造成的損害。許多病患都覺得自己就像隻倉鼠，被困在滾輪裡怎麼也跑出不去。而主流醫學治療的侷限，也經常讓我感受到相似的挫敗。

住院醫師任期結束後，我到華盛頓大學（Washington University）參與一項老年醫學和營養科學研究醫學計畫（combined research and medical fellowship in geriatrics and nutritional sciences），並接著加入薩繆爾・克萊因教授（Samuel Klein）的先進營養研究實驗室，臨床代謝肥胖與第二型糖尿病是克萊因教授的專業。我花了兩年時間經營一間肥胖診所，幫助許多深受肥胖所苦的病患。在此期間，我觀察到許多病患在各種無效的減肥嘗試中深受折磨。我總想著：現在的醫學研究已經這麼進步，為什麼肥胖問題卻未曾消失？

我的臨床職務期間是專責老年醫學護理，這個問題又顯得特別急迫。每一天，我看著病患與其家屬因為失智症受到各種折磨與苦痛。老年患者的病痛也讓我感到苦惱，但與這些病患接觸的經驗，幫助我連結起過去經歷的所思所見。這些責任讓我明白，考量不夠全面的治療建議，可能會在營養攝取與運動的選擇時讓病患深感困擾。**我也更清楚地了解到其中問題都不是體重，這些難點的共通處在於：肌肉。**

在研究體重與腦功能的關聯時，我發現腰圍尺寸與腦容量大小有關。這個關聯的前提是肥胖會造成大腦內的胰島素阻抗，就像是一種腦部的「第三型糖尿病」，並且可能導致失智症。研究中發現，肥胖族群整體的認知反應受損，比方像是衝動控制、任務轉換與其他心理健康問題。我仔細研究相關受試者的情況，特別是一名 50 多歲的女子貝希。貝希是三個孩子的母親，她做事時總是優先考量到家庭和其他人。從她第一次懷孕後，貝希的體重增加了 7 到 9 公斤左右，好幾十年來，貝希一直很努力想要減掉這些多出來的體重。但是，她其實不應該只想著需要減去多少體重。對貝希來說，真正該注意的問題，在於她沒有建立正確的思維模式。我發現貝希的狀況與阿茲海默症患者非常相似，從她的腦部影像可以預想後續可能的發展。我意識到在未來十年貝希可能面對的狀況，這也因此讓我覺得崩潰。我認為貝希的健康沒有辦法改善，是我自己與主流醫學群體造成的結果。在我眼中，貝希就代表著許許多多身處相同困境的病患，對我帶來相當沉重的打擊。

這些病患的共通點是低肌肉質量與肌肉損傷。他們沒有足夠的力氣進行特定的基本運動（詳見第 8 章），體能張力較低，血液檢測也顯示，他們的肌肉健康狀態不佳。**我發現其中的問題不是出於體脂肪，而是缺乏健康的肌肉組織。**

無論是在醫界或是一般社會，大家總是在勸人要減肥。貝希與許多人一樣努力控制脂肪，可是無論她再怎麼努力，還是無法改善健康。我了解到這是因為我們弄錯了重點，這樣的錯誤恐怕會為無數人帶來不良的影響。

我認為一直拚命補救是醫界最大的失策。於是，我轉為致力推廣肌肉醫學®，並將這個任務視為自己的職責。我很感激有機會和大家分享這項科學創見。這項知識能夠引發一場徹底的變革，幫助我們在不同年齡階段都能維持健康長壽。

你是否深受反覆的菸癮、體能低落，或是血糖問題困擾？不知道該吃什麼？該如何運動？以及為什麼要注意飲食和運動？如果你不知道上述問題的答案，請放心，你一點也不孤單，很多人也都有相似的困擾。我年輕時，也一度非常執著於控制自己的飲食和體重。我總是覺得很餓，也無法克制自己的食慾。我試過了一連串當時流行的潮流飲食，從依照時令的長壽飲食，到全有機飲食、發芽穀物飲食和素食飲食，因為不夠瞭解營養的知識，那時我的飲食習慣重度偏向不均衡的碳水化合物飲食，包括糙米、大麥、小米、燕麥和玉米等這些大家視為健康飲食的全穀物。我也會吃當地的蔬菜、豆子、豆類製品（像是豆腐、味噌和天貝黃豆餅）還有海菜（如海藻、海苔和石花菜），想方設法增強自己的體能、健康和運動表現，但我其實都是依據錯誤的資訊在規劃一切。

我每天花好幾小時準備食物，每項小細節都不容出錯。我婉拒宴會聚餐，或是自備點心，動輒每週運動時間高達十四小時。我對飲食和運動的關注度近乎病態，因為我相信必須搭配高要求的飲食計畫與體能訓練，才能達到完善的健康標準。雖然一切的出發點都立意良好，但這樣缺乏健康認知的行為，卻徹底壓垮了我的身心。

持續兩年後，我把自己弄得筋疲力盡又營養不良。簡單來說，我無意間讓自己攝取不到身體需要的營養來源。長期的營養缺乏，最終引起身體的反撲，我開始暴飲暴食。好一段時間，因為無法遏制自己的飢餓，我與食物之間的關係變得極度混亂。即使我優先選擇原型食物（whole food），還是忽略了蛋白質的攝取量。而這也是多年來許多病患共通的毛病。我每天執行高強度的運動計畫，包含一小時的有氧運動與一小時的重量訓練。但是因為蛋白質攝取不足，讓我的身體渴望攝取其他熱量。當時我所吃的各種碳水食物都無法消除我的飢餓感，血糖也時不時忽然飆高或驟降。後來，我採取不同的策略，在飲食中加入優質蛋白質攝取，身體的痛苦才逐漸緩解，我終於重獲主控權，能夠控制自己的飢餓感。我攝取適量的營養，幫助身體在訓練後恢復，並能支持新的肌肉增長。我努力鍛鍊的成果終於開始顯現。肌肉逐漸成形，整個身體狀況提升，體態也隨之變化，更進一步改變了我的人生。接著，我沒有停下腳步，繼續遵照這些飲食和訓練，並且加強更多訓練。

努力調節生理狀況的過程，讓我感到又飢又渴，不只是對食物的渴望，還有我對知識的渴望。我開始投入有關碳水化合物、脂肪和蛋白質的研究，也很快發現營養學的知識層層遞進且相當複雜，很容易讓人混淆。每個我遇見的人幾乎都有自己的一套飲食信仰，一部分的人拚命調整營養攝取，多數人的狀況則令人擔憂，他們與飲食的關係混亂不堪，卻比任何一段交往關係都持續更久。

從學術面來尋找解方的過程中，發現我有很多同班同學之所以研讀營養學，也是源於他們自己對食物和飲食的挫敗感。究竟為什麼營養這門學問會變得這麼棘手呢？為什麼要選擇某些食物來吃？為什麼有些人終其一生都在為體重和飲食苦惱，卻幾乎沒有成效呢？

起初是這些疑問引導著我，傾盡心力投入這門學問的研究，治療與你我一樣曾為此困擾的人。如今，我想將所學分享給各位。我最大的心願是幫助大家獲得身體的自由，我知道很多人就像我幾年前一樣，苦苦追尋這些問題的答案。

《里昂增肌計畫》運作

促成《里昂增肌計畫》（Lyon Protocol）背後的動力，是希望更多人能了解肌肉健康的重要（詳情請見第 161 頁），以實作流程搭配營養建議和訓練指示，可以真正長久改善身體組成與整體健康。

肌肉醫學®提倡以蛋白質飲食為主，專注於肌力訓練的生活方式，以此為身體帶來大幅的改變。我的許多病患就是極佳的成功例子，顯示這些長期持續投入策略確實有效。

遵循我的建議，改變思維與方法，從只關注脂肪到以肌肉為核心目標，一個月後將能幫助肌肉增長，體脂降低，讓整個人更有活力。我會一一說明如何制定蛋白質為主的營養計劃，並把體能訓練重心放在肌肉組織健康，建立能夠執行且目標一致的思維指引。遵照指示，就能開始感覺身體有所改善。接著一路堅持這些方法，就可以逐步改善生活品質，達到健康長壽。

一次又一次，我觀察到病患的體能快速恢復，也逐漸戒除菸癮、減輕焦慮。最重要的是，《里昂增肌計畫》成為生活作息的一部份之後，幾乎所有病患都能立即感受到發自內心的自由。根據我的實際經驗，**一旦病患將骨骼肌視為重要的器官，就能獲得全新的健康認知。**

我的目標是幫助你達到極佳的健康狀態。想維持肌肉質量，根據不同年齡族群與活動程度，必須採取的策略也有所不同。無論年紀，一個人生存與成長的能力，都與肌肉組織健康直接相關。肌肉醫學®認為肌肉器官與長壽息息相關，影響著健康的未來。現在就是你的機會，你可以透過這些方法，反轉人生，改寫未來。

向前看

即使對健康的影響深遠，我們卻經常對一些關鍵營養訊息視而不見。接下來的內容中，我會解釋其中的原因。大眾認可的營養原則，背後尚有需要經過科學再次確認的部分，我們將會逐一檢視，也會探討幾項造成大量誤解的說法，是如何對健康造成不良影響。我會透過數據分項解釋巨量營養素和微量營養素的價值，並說明要達到健康該安排什麼樣的飲食和體能訓練、如何挑選適當的時機，以及該如何進行。

我們會一起討論如何運用測量指標（包含腰圍、血液中的三酸甘油酯、高密度脂蛋白和空腹血糖），採取簡單且具體的步驟，促進新陳代謝、管理體重並修正身體組成，像是肌肉量提升，自然消耗多餘的熱量，同時維持身體健康，不受發炎與疾病侵擾。

沒有錯，你需要的就是這本書

以下這些問題是不是覺得很熟悉？

1. 你是否曾經試過各種健身計畫、買下所有解釋健康節食的書，慎思熟慮、鎖定目標完成每一項建議，卻發現根本無法減輕體重？
2. 你是否積極又勇於創新，熱衷吸收資訊，卻因為資訊量過大，不知道怎麼運用？
3. 你是不是嘗試過各種排毒方法，買回來的營養品堆積如山，簡直能開一間藥局？
4. 你是否有天早晨醒來，發現自己開始認真思考：我的身體怎麼了？我的健康怎麼了？年過 40 歲，也許你得面對兩個孩子，還有接踵而至的高壓職涯，是否望著鏡子，幾乎認不得映照出的那個憔悴身影是自己？
5. 你有情緒性進食問題嗎？你是否覺得自己一直在退步，經常無法達到設定的健康目標？
6. 你是否苦苦努力卻難以改變不健康的體組成？（你也許覺得，「我只是骨架比較大大」、「我的新陳代謝比較慢」，或是「再怎麼運動和重訓，對我來說就是沒什麼作用」。）
7. 你是否看著父母老去，行動越來越不便，卻不知如何保護好他們，或幫助他們改善健康狀況？

8. 潛在疾病風險包括：肥胖、骨質疏鬆、消化道問題、認知功能不佳、糖尿病、癌症，或是阿茲海默症，醫師警告你要好好注意以上風險的時候，你是否感到焦慮？看著父母長輩面對的困境，是否看到自己可能的未來？內心深處覺得一定有更好的改善方法？
9. 你是否忙著搞定生活中的所有人事物，而無法優先考慮自己的健康需求？
10. 你是否安慰自己現況就很好很舒適了，卻沒能意識到自己其實還能變得更好？

無論是想要減掉更多體重、追求最佳表現，或希望健康老去，本書都能夠為你伸出援手，幫助你了解背後的原因、可改善的時機，以及應該如何付諸行動，來真正改善自己的身體和人生。

● 重整心態 培養成長心態

在更深入探討之前，我想先給各位一些基本概念，幫助你了解我所說的行為「驅動」是什麼。

第一個步驟，是重新建構你對健康與養生的看法。你的心理架構總一成不變嗎？還是會以成長為目標來調整？「成長心態（growth mindset）」一詞，由心理學家卡蘿．杜維克（Carol Dweck）博士提出，每個人有自己的心智彈性（mental flexibility），想完整發揮潛能也需要付出時間和努力。她解釋，「我們也許有很強烈的信念，但這些終究只存在你的思維而已，但思維是可以改變的。」了解自己的思維，能幫助你迎向新的挑戰，適應以肌肉為核心的生活方式。嚴謹的心理架構能夠幫助成長，同時加強運動與營養計畫。因為專注成長的心理架構，是能夠驅動進步的引擎。

守著既定思維的人，常常被自己的固有觀念困住，想著「我不是運動員」、「我不喜歡『健康』食物」、「我很怕上健身房」、「我從來沒有辦法堅持到完成健身計畫」。這些人也經常忽視自己可以改變的能力。另一方面，以成長思維方法行事的人，每個人都有學習新技能的潛力，並能實踐新的生活方式。杜維克博士強調，努力不是最終目的，而是「達到目標的方法……也就是要不斷學習和改進」。

來想想以下這些可能需要被替換的句子：

「我做不到。」

「這太困難了。」

「我不擅長做這種事。」

「我年紀太大了，學不來新東西。」

將以上句子調整成：

「這可能會花上一些時間和精力。」

「我還在學習，我還在嘗試。」

「我可以採取不同的策略試試。」

「練習越多次，對我來説就越簡單。」

如果你的女兒不會綁鞋帶，或是不會自己穿外套，你會放任小孩丟下一句「我不會」，就當場放棄不學嗎？這不可能。也許你會給她一些鼓勵，教她一個「做出兔子耳朵」的綁鞋帶技巧，或者想個穿外套的策略，先把外套放在地板找出袖子洞再穿上，然後堅持要小孩繼續嘗試。**為什麼我們明明很清楚，只要堅持下去就有各種可能，但我們卻總是低估自己？**

成長思維與內在紀律的搭配至關重要。我把這樣的整合稱為專注成長的心理架構。這個方式能讓你更想要學會如何改善健康，並享受過程。不是因為這很容易，確切來說，正是因為這不容易，才應該透過克服挑戰，獲得身心健康的改善，迎向有意義的人生。是時候該醒悟沒有什麼容易的事，所謂「容易」的人生只是一種幻象，參雜著未竟之夢與自我感覺良好。如果選擇了輕鬆的路來走，日子會越來越艱難；如果選擇了艱難的路，日子會越過越輕盈。我想在此書向大家解釋該怎麼做。

「最極致的人生建議，就是努力投入。」

——嘉比瑞．里昂醫師（Dr. Gabrielle Lyon）

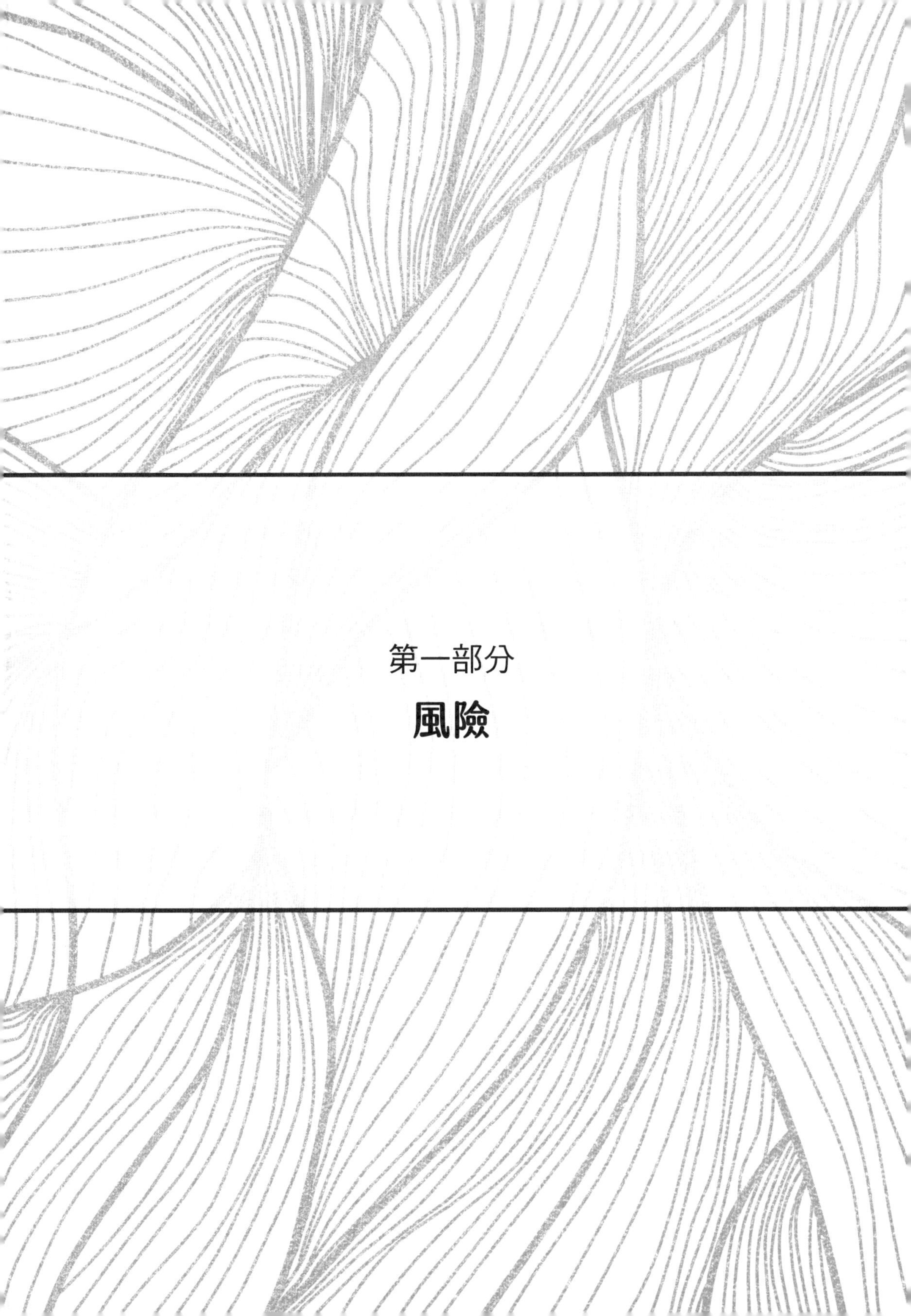

第一部分

風險

第 1 章
不再只關注脂肪

我的病患萊拉幾乎一輩子都在控制飲食，有天她覺得自己已經受夠了。萊拉是一名 46 歲的廚師，深受類風濕性關節炎所苦，經常疲憊不堪且全身痠痛。她開始接受我的療程時，體重達到 317 磅（約 143 公斤）。她服用藥物來幫助維持免疫系統，卻使體重節節攀升，更令她心力交瘁，幾乎想放棄一切。

許多人也面對與萊拉相同的困境，肥胖問題在美國相當普遍。如今，每十個人當中就有七人過重，而其中約有 40% 的人因此危及生命！根據美國疾病管制暨預防中心（CDC）預估，從生活因素著手，如不良飲食、運動頻率、吸菸與睡眠品質，能解決大多數的心臟病、中風以及第二型糖尿病問題。除此之外，處理好這些生活因素，能有助於降低特定癌症四成之多的罹癌風險。

不過，即使我們都知道要吃得更健康、要多運動，為什麼真正著手改變這麼困難呢？

75% 的美國人每週運動量不足，低於聯邦政府建議的每週至少進行 150 分鐘中等強度運動（或劇烈運動 75 分鐘），更少有人能完成美國運動醫學會（ACSM）建議的額外兩天全身肌力訓練。[1] 其中牽涉許多像是心理、生理、社會或甚至宗教等相關因素，這些影響都讓人更難維持健康體態，接下來會一一說明。許多陷阱絆住了我們，讓我們覺得自己精疲力竭、壓力重重，對自己的改變能力抱持錯誤看法，讓我們無力改善自己，無法為長期健康與長壽奠定基礎。忙碌了一整天之後，能犒賞自己的選項，只有蜷縮在沙發大吃大喝，狂嗑特大份的起士通心粉，再配上一大杯紅酒，或是縱情甜點狂歡。如果你發現自己已經淪落到這種地步，我想在這裡提供給你其他的選擇。

我的治療第一步，是幫助萊拉能在體重計上看到變化。為了在初期就可以看到一些成效，首先要做的就是讓她動起來。她開始在午休時散步，此外每天步行三次，每次 10 分鐘。接下來，我們讓萊拉開始進行阻力運動，搭配品質好的減重方法，減少脂肪組織也避免犧牲肌肉（詳參第 9 章）。

萊拉開始動起來之後，接著處理營養攝取。我們確保她每天第一餐與最後一餐都會攝取蛋白質，並戒除所有零食點心。

七個月內，萊拉的體重減少了將近 60 磅（約 27 公斤）。這樣的減重成果令人振奮，而且相當少見，不過這甚至不是萊拉最驚人的成就。她最引以為傲的是，在身體組成改變了之後，健康身體所帶來的種種好處。她的關節疼痛減輕，因此得以減少關節炎藥物的服用量。血液檢測的結果也都逐漸改善，包含空腹胰島素、血糖、三酸甘油酯，以及可評估冠狀動脈疾病風險的高敏感性 C- 反應蛋白（hs-CRP）。

不過萊拉的故事最振奮人心的部分，是她意識到身體本身想要變得更加強壯。對於自己的成功，萊拉大感訝異，她不再經常感到飢餓，也因此大受鼓舞。

她簡直不敢相信這麼簡單就能讓自己的感受大幅改善。一次又一次，我見證了幾百名病患的轉變，遵循《里昂增肌計畫》的營養與運動指示，他們幾乎立即瞭解到體力能夠從內而外地建立強化。

這本書會是你的絕佳機會，幫助你在一片混亂中釐清方向。接下來我分享的內容，希望可以幫助你達到自己定義的健康自適。**無論如何，老化都必然發生，但切實遵循本書建議，可以幫助你抵禦可能遭受到的挫敗，保持身體一生健康。**

開闢前進之路

無疑地，想達到健康、養生、長壽，我們需要一種截然不同的方法。除了先前提到的各種狀況，肌肉健康欠佳也可能導致阿茲海默症、肌少症、骨質疏鬆症、認知功能不佳、多囊性卵巢症候群、疲勞、免疫力差，甚至是癌症。不過，健康指南內容繁雜又互相矛盾，尤其是飲食與運動相關的內容，總是讓我們每個人感到困惑又挫折。

飲食和運動無法相互配合，造成心理與生理的壓力反覆出現。由於各種矛盾的指示，許多人努力節食又進行長時間連續有氧運動，根本無法幫助肌肉生長，也無法保護優質肌肉。有些養生療程過分注重有氧運動，犧牲阻力訓練，又沒有提供身體足夠的燃料來促進肌肉生長，徒然令人沮喪又疲憊。如果你只忙著跳 Zumba 舞蹈，卻不上健身房做重量訓練，降低體重的同時也會減掉脂肪和肌肉。這些常見但充滿誤導資訊的方法，只會減損幫助自己改善的能力，還會消耗能讓身體更強健的肌肉組織，然而，**對抗老化與疾病時，我們會需要肌肉來武裝自己。在適當的時機進行特定阻力訓練（詳見第 9 章），不只能夠改善身體組成，還能在維持日常活動的同時，促進新陳代謝健康。**

數據顯示減重相當困難，維持體重也很困難。即使是那些已經減重的病患，也依然還在努力維持。減少熱量攝取幾個月後，這些病患的體重下降，然而，過程中卻以不恰當的方式減重。這是因為，傳統的減重方法只限制熱量攝取，卻因此造成肌肉質量流失的不良結果。在此之後，體重又以脂肪形式再次重新堆積，許多人於是更加灰心沮喪。更糟的是，每次嘗試時下當紅飲食的反覆循環，都逐漸流失珍貴的肌肉組織，年復一年變得越來越難以恢復。

有些患者信奉植物性飲食，但這種做法不僅無法達到合理的營養均衡，更鼓勵他們吃下大量的高碳水化合物。這些人最後往往弄得腸胃出問題且疲勞不堪。

事實是，整個社會對脂肪過分執著，領著群眾走往錯誤的方向，卻忽視了骨骼肌。而骨骼肌可說是驅動所有身體內部系統的重要引擎。我觀察到過去十年各種成效不彰的健康方法，讓許多病患吃了不少苦頭。多數人的狀況都十分相似，他們最初對於骨骼肌只有極淺的認知，只注重體態、活動性或功能表現。許多人可能抱有成見，覺得肌力訓練只是一種虛榮的行為，或某種專屬男性的兄弟科學。但是肌肉在身體所扮演的關鍵要角，不只有改善外表或運動能力。事實上，肌肉這種動態組織約佔人體質量的 40%，是身體器官健康的重要基石。要維持身體功能，健康的肌肉絕對是必要的。這也是為什麼，無論內外，想要提升身體狀況，首要的關鍵步驟是修復受損的肌肉，並建立新的瘦體肌肉組織（lean muscle mass）。

能改變生命的神奇骨骼肌

骨骼肌，也就是能夠移動骨骼與控制動作的肌肉，不只架構出身體結構，也影響生理的基本構造。肌肉是一種被大大低估的身體資源，它能燃燒脂肪、促進新陳代謝、免受疾病侵害，還有許多其他作用。

- 增進肌肉健康，幾乎能立即看到成效（兩週內即可測量出來），例如改善血糖調節、控制飢餓、增強活動力。
- 能帶來各種長期益處，像是身體與骨骼更加強健，從血液檢測能看到改善，包含三酸甘油酯降低、新陳代謝受保護，且幾乎能提升所有疾病的存活率，並有助於情緒改善。
- 肌肉醫學® 透過這種強而有力的系統，治癒疾病、打造更好的身體組成，提升體能、增強活動力，並對抗各種老化徵狀。

可以把骨骼肌想成保護身體的鎧甲，《里昂增肌計畫》則是你的作戰計畫。

本書會告訴你該怎麼做，以及如何培養自己的思維去達成目標。透過營養、生活方式與適當運動，養成健康肌肉組織，這能帶來的健康益處不勝枚舉，也成為理想老化模式的關鍵。不是一味遵循社會期望，而是實現你自己想要的老化方式。養成的習慣越好，計畫執行越妥善，越能在個人領域中達到卓越。以正確方式照顧自己的肌肉，獲得的回報會令你驚豔。我想透過這本書向大家解釋該怎麼執行。

一切都與肌肉有關：長壽的器官

建立肌肉是守護健康的關鍵，因為這是能讓我們的生命更長久、更有活力且更圓滿的身體系統。

新陳代謝健康是其中關鍵。增加健康肌肉質量，不只能改變身體結構，也能引導身體善加運用營養與能量。運動訓練能增加肌肉粒線體的密度。粒線體是身體主要能量產生單元，存在幾乎所有身體細胞之中。如此一來，身體就能將碳水化合物與脂肪等養分轉換成供應日常活動的能量。運動訓練過程中，肌肉收縮會釋出胜肽（胺基酸組成的小分子），也能藉此增強身體免疫功能。身體中的關鍵胜肽能傳遞訊號，幫助抗菌並降低發炎反應。

反過來說，肌肉不健康身體會較虛弱，且新陳代謝效能不彰。事實上，建立肌肉相當於打造身體的鎧甲，全面保護身體健康。關鍵在於你所付諸的行動與生活方式，特別是飲食與運動，會大幅影響肌肉這個器官的系統運作，效果立見且影響深遠。藉由特定行為，你將能夠透過強化肌肉，讓身體能量處理與化學訊息系統以健康的方式運作，真正轉變自己的命運。

再上一堂生命科學課

讓我先花個一分鐘，分項解釋基本的細胞運作，並解釋肌肉如何運用食物提供的養分，我保證內容精簡易懂。首先，食物來源的主要糖分是葡萄糖，了解這點會很有幫助。葡萄糖是供應腦部、心與消化系統正常運作的主要養分，也是維持視力與肌膚健康的關鍵。研究顯示，肌肉代謝燃料偏好是葡萄糖而不是脂肪或蛋白質。[2] 相較脂肪和蛋白質，人體會優先燃燒與儲存葡萄糖，因為如果血糖水平長期過高，葡萄糖反而對身體有害。（注意：所有物質在特定濃度下都可能對人體有害，一切都取決於量的多寡。比方飲水過度也可能有害健康！）事實上，如同胰島素阻抗與糖尿病的情況，血糖降不下來會造成身體組織損害。

我們的身體會藉由各種機制，在兩個小時內處理攝取的過多葡萄糖。透過喝糖水的抽血檢測過程，試驗會呈現身體需要多少時間來代謝血液中的糖分。所花的時間越短，表示胰島素作用越敏感，或葡萄糖耐受性越佳。

稍後會再解釋細節，不過我希望各位了解一個健康關鍵：如何透過每日三餐適量碳水化合物攝取，減緩葡萄糖反應。我會說明，若你的目標是減重與新陳代謝健康，吃進高碳水化合物零食可說是背道而馳。代謝功能障礙是多數疾病的主因，會導致肌肉不健康且被脂肪滲透，看上去就像一塊有大理石油花紋路的牛排。這會導致慢性疲勞、體力流失、胰島素阻抗，並造成日常活動受限。

對抗這些影響，必須增加肌肉量，讓肌肉成為粒線體製造工廠。肌肉質量與粒線體減少，會減損身體儲存與燃燒葡萄糖的能力，胰島素系統不堪負荷，超時運作，並試圖找尋其他方式代謝葡萄糖。最重要的是，建立健康肌肉並善加維持，絕對可以幫助代謝功能最佳化或恢復正常。

除了促進葡萄糖被利用，肌肉組織也是最大的脂肪酸氧化場所之一。脂肪酸可分為四大類：飽和脂肪酸、單元不飽和脂肪酸、多元不飽和脂肪酸與反式脂肪酸。休息時，肌肉會燃燒脂肪酸作為主要能量來源。

目前有四千萬名美國人服用史他汀類（statins）藥物來降低代謝功能障礙引起的低密度脂蛋白膽固醇（LDL-C）。然而，少有人知道改善肌肉品質與總量，能夠促進代謝健康。身體擁有越多能處理脂肪與葡萄糖的健康肌肉組織，新陳代謝健康就越好，也就越不需要依賴藥物。

以肌肉為核心的生活形態

- 平衡血糖
- 增加能量
- 思緒清晰
- 體脂減少
- 改善身體組成
- 降低食慾

骨骼肌也是胺基酸的儲存槽，能在缺乏食物的情況下儲存體內的基本養分。這就是肌肉的代謝功能。生病或受傷的時候，身體會從現有肌肉組織中提取胺基酸進行自我修復與保護。許多研究顯示在健康出狀況時，肌肉越健康的人生存能力越佳。事實上，**人體能對抗惡病質（cachexia）這種消耗性癌症疾病的能力，與總肌肉質量直接相關。**

肌肉的代謝能力

想要更健康，就應該關注肌肉，發展正向動能，著重在應該加強的部分，而非光想著要減去什麼。由於肌肉有助延緩與老化引起的常見疾病，我們應該將肌肉視為新的健康目標。

典型的醫師診察包括測量生命徵象，像是血壓、脈搏和體重。不過，想更準確了解整體健康狀況，醫師應該在每次年度診察中測量肌肉質量，並進行肌力評估與其他測試。以上測試能立即提供資訊，幫助了解肌肉狀況的趨勢傾向。**因為整體健康狀況最終取決於肌肉的狀況。關**

鍵在於，在醫療體系出手幫助解決問題之前，你得自己負起責任，幫助自己健康長壽。

肌肉健康有兩大構成要素：身體與新陳代謝。身體的部分包含肌力與質量。代謝則會影響胰島素敏感度、葡萄糖調節、脂肪酸氧化與粒線體的健康。**粒線體經常被稱為細胞的能量工廠，將我們吃進去的食物轉換成細胞能運用的能量。粒線體的健康會影響人體組織與器官，而粒線體功能失調甚至可能危及生命。**

想理解肌肉如何促進新陳代謝，以及其影響為何重要，可以先掌握三大核心概念：

1. 血液中的葡萄糖在血液中停留過久，超過兩個小時以上，會對身體造成不良影響（一般稱為糖尿病）。
2. 胰島素是幫助降低血液中葡萄糖的主要身體機制。
3. 肥胖及相關疾病（例如第二型糖尿病、高血壓、心血管疾病與生育能力受損等其他狀況），其根本原因皆為胰島素敏感度降低，或可稱為胰島素阻抗。

接著，來談談運動的重要。有氧運動和阻力訓練的過程中，肌肉收縮能促進肌肉葡萄糖吸收，而且過程無需胰島素協助。這提供了另一種有效機制，得以不必依賴胰島素，也能降低血液中過量的葡萄糖。其他還有額外的好處：因為運動能改善胰島素促進葡萄糖吸收，特別是訓練後的兩天內，肌肉收縮所帶動的葡萄糖吸收，能為身體帶來益處。其中阻力訓練的效果更佳。

在運動後的窗口期，肌肉細胞膜中的葡萄糖運轉受體（glucose transporter）密度增加，且持續吸收多餘的血糖，期間依然只需要少量的胰島素。另一個好處是，葡萄糖被轉成肝醣儲存在肌肉組織中，既可為短時間激烈運動提供能量，也能為長時間的耐力訓練提供動力。也就是說，搭配適量的營養，運動後的肝醣再合成，可以提供能量幫助你持續訓練。如你所見，這個系統的運作方式是一種反饋循環。

運動不只可以控制血糖與胰島素，也幫助肌肉暖身，做好準備。運動會燃燒肝醣（葡萄糖），同時運動後的肌肉組織則為吸收葡萄糖做好準備。適量攝取營養能補充肝醣儲存，幫助身體能夠持續訓練，藉此為健康能量循環提供長期動力。了解這些交互作用機制，一生受用無窮。[3]從反面來看，肌肉若鍛鍊不足，會導致運動的效果大減。

拋掉包袱

試著將肌肉想像成一個行李箱，一直吃下錯誤的食物種類與分量，就像在行李箱中胡亂塞東西，直到箱子裝不下滿出來。肌肉行李箱一旦被塞滿，就無法容納葡萄糖、脂肪酸或胺基酸，這些受質全都會溢回血液中。然後身體必須得以某種方式處理這些額外的受質，形成某些疾病初期的開端。無論這些問題衍生成肥胖、糖尿病或是其它病癥，其中都存在相同的根本病因。肌肉是人體主要代謝器官，一旦被塞得滿滿且不堪負荷，就會形成脂肪，這些脂肪又持續造成低度發炎。若肌肉不健康，不當的飲食會在每次吃完食物後產生餐後的發炎反應，傷害肌肉的代謝調節，並引起成堆的其它問題。[4]

骨骼肌健康問題通常在年輕時就開始浮現。年輕的時候，我們看似非常健康，能夠容忍次優的選擇，甚至經常久坐不動。因為不管怎麼樣，腰圍大小都不怎麼改變。事實上，**根本沒有什麼所謂「健康的」靜止不動。一般人提到的老化疾病，其實都是受損肌肉造成的病癥。**

我將肌肉視為一個功能器官，此書提供的資訊徹底顛覆了主流觀點，為食物、運動、脂肪與肌肉間的關聯提出新見解。理解這些相互作用，你會學到一切所需，學著優先考慮肌肉健康來重新調整自己的生活。徹底提升肌肉健康，你的生活品質也會大大提升。

讓肌肉發揮神奇力量的五個方法

1. 每小時完成十到二十次徒手深蹲。
2. 站在桌前取代久坐。
3. 每天健走（brisk walk）十次提升心率，例如走到廁所或是飲水機。
4. 在辦公室放一條健身用彈力帶，在工作空檔快速做十次二頭彎舉（bicep curl）。
5. 穿上稍微負重的健身背心，稍微增加運動時的阻力。

找出問題點：胰島素阻抗

胰島素是一種胰臟分泌的肽類激素，能幫助葡萄糖從血液中進入體內細胞。胰島素過少可能致命，過多也同樣可能致命。

胰島素阻抗導致身體需要更多胰島素時，會造成代謝疾病與血脂異常。根據基特・彼特森（Kitt Petersen）的一篇重要論文，由於肌肉肝醣合成的影響（可以想像成那個裝得太滿的行李箱），骨骼肌中的胰島素阻抗能提升三酸甘油酯與低密度脂蛋白膽固醇，並同時降低高密度脂蛋白膽固醇。[5]

這些胰島素阻抗的影響，並不會造成腹部肥胖。如果胰島素阻抗出現的時候，沒有產生額外的腹部脂肪，就表示正處於代謝症候群的早期階段，脂肪組織與肥胖並不是造成胰島素阻抗的主因！

肝臟也是另一個扮演關鍵角色的器官。最有效阻止這種不健康發展的方法，就是建立骨骼肌。這是為什麼呢？因為我們不可能訓練自己的肝臟運動，至少在我最近一次查閱資料的時候是如此。此外，由於肌肉佔人體的比例龐大，以肌肉作為訓練標的會更有效率。

科學很清楚地告訴我們，若骨骼肌受到損傷，會導致身體其他部位出現胰島素阻抗並發展成第二型糖尿病。我自己最喜歡的幾位學者，用簡潔的論文標題表達出這個情況：「骨骼肌胰島素阻抗是第二型糖尿病的主要因素」。[6] 在胰臟中胰島 β 細胞衰竭（糖尿病的關鍵）導致空腹血糖升高的十年前、或是更久之前，骨骼肌中已經能檢測出胰島素阻抗。

因此，想要修正身體的胰島素阻抗，專注在身體中胰島素阻抗最大、最主要的部位，是相當合情合理的做法。如此一來，就能瞄準最具成效的目標去努力。要維持胰島素調節，首先需要像清空箱子一樣騰出空間，接著必須保持骨骼肌的健康。

肌肉是能穩定血糖的器官

肌肉不只能夠避免血糖過高，也能防止血糖一下子降得太低。飲食來源缺乏碳水化合物時，肌肉釋放的胺基酸會在肝臟中合成葡萄糖，直接維持血糖。這是肌肉能夠幫助血糖穩定的機制。

調整蛋白質攝取，並以運動訓練為優先，達到代謝目標，可以減緩老化的影響，如睪固酮（testosterone）等天然類固醇（即合成性荷爾蒙）的下降。睪固酮能刺激肌肉蛋白質合成與肌肉生長，同時對抗胰島素阻抗、保護身體。增加蛋白質攝取，也能保護身體組織的再生能力，同時刺激肌肉組織營養感應的能力，讓肌肉能最有效地運用飲食中的蛋白質。這些所有因子都能幫助你維持肌肉。

接著再深入一點，來談談我剛剛提到的營養感應能力。肌肉其實非常具有可塑性且能帶來反饋。我們已經討論過在生物化學上，收縮力量（例如運動）能讓骨骼肌產生正向反應。與其他器官不同，營養會對肌肉造成直接影響。肌肉能感測你吃進的蛋白質，並判斷是否有可用的胺基酸來刺激新組織增長。胺基酸就好比是蛋白質的搭建材料，這些生物分子建立出身體的物理結構，並促進生命需要的所有代謝反應。不過不用擔心！我會在第 5 章更仔細說明，解釋所有事實、數字與計算等式，將你的身體需求、現狀與未來目標納入考量，建立專屬於你的營養平衡。

代謝作用：揭開奧秘與誤解

好的，準備好要大吃一驚了嗎？

你應該聽過一種說法：肌肉能消耗身體熱量，並在休息時提升新陳代謝。但是可別被這種說法誤導了。雖然肌肉的確是影響代謝的關鍵角色，但背後的原因與你的猜想可能不一樣。

在健身房常常可以聽到這樣的說法：淨體重每相差 10 公斤，每天的能量消耗就相差約 100 大卡。這種說法表示，那些煞費苦心訓練得來的肌肉，在休息時每公斤只消耗大約 0.02 大卡的熱量。聽到這邊，應該很多人已經開始在想：等等，真的是這樣嗎？熬了這麼多訓練，結果只消耗少得可憐的 0.02 大卡嗎？事實上，即使相關說法一再被提及，但肌肉本身所消耗的熱量，並不是主要影響。

我們都知道運動可以消耗熱量，但肌肉的代謝能力指的是訓練良好的肌肉組織，能更有效率地消耗熱量且效能更佳。因此，健康的肌肉組織確實能夠促進新陳代謝，但可能與你之前理解的方式不盡相同。肌肉透過蛋白質轉換更新的能量，促進新陳代謝。擁有越多健康的肌肉，身體就越能保持體內恆定與平衡。

你肯定聽過一種說法：「攝取熱量與消耗熱量之間的多寡會造成體重減輕或增加。」這種計算方式，是用來描述影響能量消耗的要素，其目的是追求良好的健康與養生。但從肌肉為核心的觀點來看，我們必須重新思考這個計算等式的基礎，將熱力學定律的影響納入考量。這個簡單等式是根據使用了數十多年的二元思維，然而你會發現，這個等式卻讓我們看不清其中真正的重點。

內臟型肥胖（visceral obesity）與老化問題會影響肌力。[7] 這裡要澄清一個廣為人知的肥胖迷思，那就是多餘的脂肪其實不只會儲存在脂肪組織中，也會存在其他身體組織中，肌肉就是其中之一。對實際肌力（肌肉可產生的最大力量）與代謝而言，這不是什麼好消息，並且還伴隨許多其他負面影響。肌內脂肪組織（IMAT）不僅會損害人體活動力與新陳代謝，也是中風、脊髓損傷、糖尿病和慢性阻塞性肺病等疾病的重要預測因子。

這些事實讓人感覺很糟，不過還是有一些正向的部分。我們所有人都擁有強而有力的配備，能改善肌肉健康。即使不一定能恢復所有的肌肉，部分受損的肌肉是可以修復的。搭配適當的飲食與運動刺激，在任何年齡都能保持健康強壯，且不必擔心肌少症。

肌肉激素的魔法

如同甲狀腺釋放特定激素來調節體重、體能狀況與體內溫度，肌肉組織也會釋放一種被稱作肌肉激素（myokine）的小分子信號蛋白，能在局部與全身範圍內作用。骨骼肌能夠分泌這種類似循環荷爾蒙的蛋白質，因此肌肉組織也算是一種內分泌器官。簡單來說，這表示骨骼肌分泌的物質能在血液中傳輸，不只是單純的移動，而是能影響其他細胞，幫助調節多種身體功能。這種蛋白質能幫助所有身體組織調節新陳代謝，並針對不同組織發揮特定作用，能促進健康與抗發炎，也能改善免疫功能與新陳代謝。[8]

如果你從沒聽過肌肉也是一種內分泌器官，也不知道有什麼作用，那是因為這是相對較新的概念，對許多人來說仍然很陌生，就連許多醫療專業人員也不一定清楚。

前瞻研究證實，肌肉收縮透過刺激、生成與釋放抗病細胞激素（cytokine），能夠影響新陳代謝。同時，這意味著骨骼肌是一種內分泌器官。實際上，骨骼肌是人體最大的器官系統，[9] 能抵禦當前健康危機、恢復健康，並且幫助身體機能提升到極致。

肌肉的關鍵功能令我印象深刻，大大改變了我對食物和運動的看法。這項研究告訴我正確飲食與運動有多麼重要，像是讓身體儲存更少脂肪的飲食，以及能引發代謝變化的有效運動。生活品質與肌肉健康有著直接的關連。若擁有健康的肌肉，生活也會過得更好。

除了已經提到的好處之外，科學的新發現還指出阻力訓練能促進健康的另一個重大作用：產生並分泌更多的肌肉激素。肌肉激素是骨骼肌收縮時分泌到血液中的小分子蛋白質與胜肽。由於肌肉激素是促進下游代謝與荷爾蒙變化的化學訊號，因此不需要透過胰島素也能幫助身體代謝血液中的葡萄糖。這種效應對所有人都有益，而針對胰島素阻抗的患者則能有效矯正代謝功能。積極鍛鍊肌肉組織與增加肌肉負荷，不僅有助於調節荷爾蒙，還能調節血糖並改善身體組成。

肌肉激素甚至能提升幸福感與學習能力。研究顯示，運動能讓流向大腦的血液增加，促進新的腦部細胞發育，並能幫助清除毒素。[10] 運動過程中，肌肉會釋放組織蛋白酶 B（cathepsin B）與鳶尾素（cathepsin B）。這兩種肌肉激素能夠進入循環系統，穿過血腦屏障（blood–brain barrier），刺激腦源性神經營養因子（brain-derived neurotrophic factor, BDNF）生成。腦源性神經營養因子增加，能促進神經新生或形成新神經元，有助強化學習與記憶力。[11] 提升腦源性神經營養因子的濃度，可以降低情緒障礙發生率。此外，有氧運動能促進腦源性神經營養因子增加，研究顯示這與海馬迴的體積增加相關。海馬迴是大腦的一個區域，能促進學習、記憶能力與空間意識。[12] 值得注意的重點是，你會很驚訝還有很多肌肉其實還有機會好好鍛鍊。不論你正在設法對抗長期疾病，或是以為自己已經錯失了健康，你會發現好好鍛練肌肉，其實能夠發揮相當強大的作用，彷彿重獲新生。

接著看下去，閱讀更多內容來了解箇中原因吧！

增強肌肉的好處：

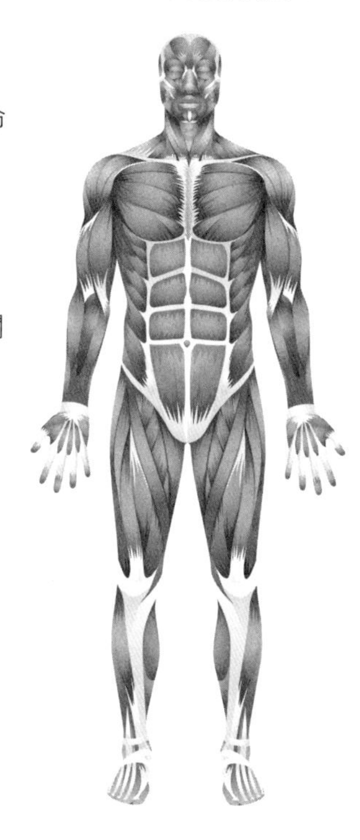

延長壽命

維持充實
生活的活動

降低年齡相關
的認知障礙

預防高血糖與
高膽固醇

修正
身體組成

超健康
超強壯

● 重整心態 駕馭思維

是什麼讓菁英軍事操作人員、高績效的執行長與其他成功人士脫穎而出，與其他一般人如此不同呢？心理架構是其中的關鍵。這些成功的人，不會因為任何內心的雜音分神，偏離自己的方向。關鍵是訓練自己的內心，讓心成為你的資產而不是負擔。前部隊指揮官馬克・迪范（Mark Divine）是我一生的良師益友，是他幫助我了解如何減少負面自我對話，駕馭自己的思維模式。

在臨床實務中，無論是運動員、經理、家長、海豹部隊或是任何人，我與所有做好準備想提升自我的人一起努力。是對健康的承諾將這些人帶進我的辦公室。但是，這只是一個開端。我們想一起努力培養的是更有意義的內在調整。醫學是讓人過上更好生活的一種途徑。我告訴所有病患，要鍛鍊的第一塊肌肉就是耳朵，要把這些知識聽進去。當然，我親愛的讀者們，這個建議對你們也同樣適用。建立組織性的架構，能夠引導你通往真正有效且持久的成果。我會分享自己幫助病患達成目標的經驗，來說明其中的要點。

想達成健康目標，必須留意兩個核心要點：「該做什麼」與「如何去做」。該做的是，學習有實證依據的健康指引，本書會分享飲食、運動與其他生活方式建議。至於應該怎麼做，指的不僅僅是技術上的步驟，像是規劃一餐或一項健身計劃（不過在本書第7章、第9章與我的YouTube頻道上，倒是提供了大量這些主題的詳細資訊）。這裡我想談的是達成目標要掌握的心理架構，在所有層面皆然。

我們該做的是，百分之百的掌控健康狀況，並且對自己的健康負責。我們唯一可以掌控的就是自己的想法，所以就讓我們從這一點開始努力。首先，可以先試著覺察潛意識心理因子。

核心要點中的「如何去做」，包括調整自己的內在思維。學習駕馭複雜的內心，去發現自己的專長與弱點，避開劣勢，並掌握自己的內在運作。這種方式關注的不僅僅是目標設定，而是標準的確立。這種標準能夠幫助面對隱藏的恐懼，克服束縛阻礙，引領你走向更好的生活。我們將採用同樣由內而外的方法，進行營養建議與身體訓練。持續增強的心理力量，有助於形塑持續強化的體能，反之亦然。心理與體能相輔相成，共同培養毅力與韌性。

試著思考以下情境：你是否經常肯定自己的表現，但卻在一場緊張的商務會議或與伴侶大吵之後，轉而作出自毀的行徑？你是否會對自己說：「我值得吃塊蛋糕休息一下」，或是「在漫長疲憊的一天後只想下班喝一杯」？這些模式，也許會讓你的體重節節攀升。也許到了最後，你會深信自己一事無成，卻沒有意識到你需要的其實是好好調整自己。請不要總是為挫折感到羞愧或自責，想想其中能讓你學到什麼樣的經驗。留意那些隱藏的陷阱。想想自己安全網的漏洞在哪裡？該如何為自己建立防護網，面對下次的挑戰？

第 2 章
對抗疾病

無論你曾經來來回回減重復胖過幾次，你還是能夠修復自己的代謝系統與肌肉組織。你可能很疑惑，心想連那些被脂肪層層包圍的肌肉也可以修復嗎？沒有錯！如同我在本書 161 頁所說明的，《里昂增肌計畫》可以幫助你原有的肌肉更健康，並鍛鍊更多肌肉。

評估健康的時候，很多人把重心放在立即的身體感受，每天或甚至每小時都想評估自己的感受。但是，我們卻很少時間，去連結各種症狀與長期影響之間的關聯。讓我們來看看這幾個例子：疲憊、記憶、心情以及血糖調節。你知道上述的共通點是什麼嗎？是由肌肉組織管理，並且可覺察的健康關鍵基準。

一般來說，西方醫療系統偏向著重引起疾病的原因，卻忽視了預防的重要。這讓許多醫師關注脂肪和血糖，卻忽視了骨骼肌，骨骼肌其實能夠修正這些身體的不平衡。因為搞錯重點，結果我們沒能治好疾病的循環反覆，根本只是在原地打轉白忙一場。為了避免這種疏忽，並凸顯肌肉在長期健康中的關鍵角色，我建議應該將肌肉質量視為本身的終極目標——視為評估整體健康的生物標記（biomarker）。[1]

真正的青春之泉

我的目的就是要顛覆現代醫學，帶領大家重新關注肌肉，說它是青春泉源也不為過。在現實生活中，不會有童話裡的神仙妙藥，也沒有奇蹟治百病的萬靈丹，但肌肉卻是具有神奇力量的一帖良方，能夠改變我們的健康狀況。

而且幸運的是，**肌肉恰好是我們唯一能夠自主控制的器官**。這樣的微小奇蹟，讓你能夠自主付諸行動，從現在開始改善自己的健康。

這邊有句行為準則也許能夠激勵你開始行動：**健康肌肉的質量越高，就能提供你更大的保護作用，有效降低全因死亡率與發病率。**

你的日常活動能活動自如嗎？是否整天都感到身體疼痛？你覺得自己健康嗎？你有體力做各種想做的事嗎？這些關鍵因素可以讓你好好思考，評估自己目前的健康狀況，並做好準備，改善自己的健康。預防與控制以下幾種常見疾病，是身體強健與保持青春最有效的方法。

肌少症

每一天，每個人都在逐漸老去，在我們能察覺歲月在外表留下的痕跡之前，看不見的身體部位早已悄悄改變。若不努力維持肌肉，很高機率會罹患肌少症。肌少症是一種老化造成的肌肉質量逐漸衰減，肌肉組織功能大打折扣。[2]

我們都親眼見識過肌少症的可怕。也許你曾看著長輩逐年消瘦，他們在大量相互牴觸的健康資訊浪潮中載浮載沉，有的人或者乾脆放棄，不再努力。

也許你見過自己在拆除石膏後，肌肉消瘦不少，顯得蒼白又虛弱，比起剛打上石膏時縮小了許多。我的肩胛骨曾經骨折，之後我的手臂被吊帶固定住了好幾個星期。康復後，我終於能夠再次舉行自己的手臂時，我的手臂尺寸縮小到簡直不敢相信自己失去了多少肌力。上述的各種情況，都顯示身體無法正常修復與更新組織時的嚴重後果。

肌少症通常發生在年老體弱的人身上，但也可能在 30 多歲開始造成影響，就像失智症與心臟病一樣。了解缺乏運動與蛋白質攝取不足的健康風險並且積極行動，這些都是對抗晚年肥胖與肌肉流失的關鍵。

肌肉流失和脂肪增加，哪個傷害比較大？答案是肌肉流失。針對老年男性，一項比較肥胖與肌少症的研究發現，比起高脂肪量，低肌肉量不僅會增加受傷的風險，而且對日常生活的負面影響更嚴重。這些研究結果，也呼應了以肌肉為主的長壽觀點，證實隨著年齡增長，鍛鍊肌肉保護自身的重要。[3] 肌肉質量流失，意味著失去肌肉的代謝優勢，特別是能量、肌力與粒線體。重要的是，無論任何年齡，一旦人體肌肉組織流失，都可能造成這些負面影響。**了解到肌肉是長壽的關鍵，並進一步採取行動，在肌肉增減的影響中重新取得平衡，就能夠延緩老化的過程。**

隨著年齡的增長，身體也會加速肌肉分解（異化代謝）。若不加以控制，身體就會陷入不斷的衰退。藉由轉換成更有利的增肌過程（同化代謝），可以盡可能長時間地保護自己不受異化代謝的影響。如此一來可以避免嚴重發炎的負面影響。肥胖所引發的嚴重發炎，會使得代謝更難以平衡，也更難維持健康肌肉。

患有肥胖症和輕度發炎的人難以增加肌肉，但想要改善並維持健康，肌肉正是他們所需要的。其中牽涉各種原因。首先，慢性發炎會造成運動反應遲鈍，而脂肪與久坐行為導致肌肉受損，肌肉因此難以感知營養，無法有效做出運動反應，也無法在運動後正常恢復。肌肉反應能力降低，會更難以恢復原先平衡的狀態。肌肉在平衡狀態下，能幫助預防阿茲海默症、心血管疾病與高血壓等疾病。

現在還為時不晚，還來得及改變飲食與運動方式（小提示：遵循《里昂增肌計畫》），減少肌肉中的脂肪，讓脂肪沉積的大理石紋消失，然後重獲健康。

以所有疾病來說，肌肉質量較少的人存活率都較低。受到感染、身體外傷和罹患癌症時，人體需要大量胺基酸。身體會從自己本身的庫存來獲取胺基酸，而肌肉組織就是人體的胺基酸儲藏庫。擁有越多能提取胺基酸的優質肌肉組織，就能夠生存越久。

讓我們試想一個極端狀況。身為醫學生，我花了不少時間研究燒燙傷重建。一般的燒傷要癒合（取決於傷口大小），患者需要的蛋白質量，是美國農業部營養建議中提到的三倍。[4] 必須攝取足夠蛋白質，才能有充足的蛋白質合成原料，幫助重建和構成新的身體組織。身體加速癒合期間，多數組織的胺基酸需求顯著增加，例如肝細胞和免疫細胞（極度仰賴一種叫做麩醯胺酸 [glutamine] 的胺基酸）。

燒傷癒合的例子似乎聽起來有點極端，但事實上，在應對各種壓力狀態的時候，身體也在不斷癒合與自我修復。這突顯各種身體修復的應用上對蛋白質的需求都持續增加。攝取足夠的蛋白質，以及相關維生素和礦物質，可以加快身體修復，同時保護珍貴的肌肉組織。

免疫系統基礎知識

免疫系統包含兩種不同的分支：先天性免疫與後天性免疫。先天免疫系統是抵禦各種入侵的人體第一道防線，包括免疫屏障（即皮膚、黏膜）、胃酸，以及非特異性破壞病原體的免疫細胞。相反的，後天性免疫系統會針對特定病原體產生獨特反應，並記住這些反應在下次遇到相同病原體時使用。

細胞與器官共同合作，保衛身體。吞噬細胞是一種白血球，其中包括對抗細菌感染的嗜中性球，嗜中性球的作用就像遊戲中的小精靈一樣，大口大口吞噬入侵的細菌或微生物。淋巴球能幫助記住入侵身體的病原，在下一次遇到相同病原的時候消滅它們。我認為 B 淋巴球（B-lymphocyte）就像是人體的軍事情報系統。B 淋巴球就像美國的中央情報局，會鎖定目標位置並發出防禦信號。就像被派去摧毀敵軍的士兵，防禦系統的 T 淋巴球（T lymphocyte，或稱 T 細胞）能夠鎖定並阻止外來侵略。

免疫系統仰賴 B 淋巴球定位並消滅外來物質（例如抗原）。收到身體的警訊之後，免疫系統會刺激 B 淋巴球產生抗體（也稱為免疫球蛋白）。抗體則鎖定特定抗原，對付並削弱外來物質。抗體生成後，通常會留在身體系統中，幫助對抗下一次的入侵。那麼這一切到底與肌肉有什麼關係？繼續看下去，你就會了解。

肌肉為免疫系統提供能量

許多研究指出，規律運動與體能活動非常重要，可以幫助提升身體長期對抗感染的能力。這是一項重大考量因素，不只是應對新型病毒疫情，也是對抗其他原有疾病的策略。由於我們能夠自主控制骨骼肌，因此阻力訓練可說是一項可以強化免疫系統的重要工具。

骨骼肌釋放的肌肉激素，對先天性免疫與後天性免疫都會造成影響。特別是運動後分泌的兩種肌肉激素介白素 6（IL-6）與介白素 15（IL-15），被證實能顯著影響免疫力。在穩定狀態下，有氧訓練時肌肉組織會分泌介白素 6，在進行阻力訓練與部分有氧訓練的時候則分泌介白素 15。[5] 雖然通常無法直接看見肌肉對免疫系統的影響，但透過實驗測試可以一窺這些作用過程。我們以血液檢測的方法評估骨骼肌作為器官系統的效能，特定的血液檢測結果，不僅能說明整體肌肉健康的幾個面向，還可以搭配其他健康生物標記一起使用，指引並量化運動訓練對免疫功能的具體影響。[6]

新的研究加強了從劑量反應關係來評估運動的新模式。我們早就知道白血球總數升高，罹患冠狀動脈心臟病與死亡的風險也可能提高，而有氧運動則能降低白血球總數。然而直至今日，特定數量或運動量的有氧運動，會對這些數據產生什麼影響，目前還沒有相關的檢驗研究。女性運動量反應實驗研究中，實驗對象為久坐、超重或肥胖的更年期後婦女，進行為期六個月的有氧訓練計畫。這些女性被分為三組，並要求每一組在每週進行不同運動。在運動期間，每週第一組每公斤體重必須燃燒 4 大卡，第二組每公斤體重必須燃燒 8 大卡，第三組每公斤體重必須燃燒 16 大卡。值得注意的是，這項研究的結果發現白血球計數呈現劑量依賴下降。運動中燃燒越多熱量的女性，效果也越好。這份研究是根據 2012 年的一項隨機試驗結果，試驗中解釋了增加身體活動，可以顯著降低心血管疾病風險，特別是對於患有全身性輕度發炎的女性。[7]

運動與自體免疫疾病

美國國家衛生研究院（NIH）的研究指出，共有八十多種自體免疫疾病，影響著總數兩千五百萬的美國人。[8] 這些疾病通常伴隨著自體免疫機能失常，身體開始攻擊自身組織，其觸發原因包括環境毒素、感染和基因因子。類風濕性關節炎和紅斑性狼瘡等疾病的診斷，大大影響人類的生活。許多情況下，影響生理與心理健康的常見臨床表現如疼痛、慢性疲勞與憂鬱，都是由於缺乏身體活動引起並加劇的。總體而言，美國有多達兩千三百五十萬人正受到這些影響，研究也表明這個數字還在持續上升。

試著在 Google 上搜尋自體免疫治療，就會看到一長串的處方藥物與外科治療建議。近年的醫學治療照護標準包含免疫系統抑制藥物，如類固醇與生物製劑。主要的治療方式，例如糖皮質素與免疫抑制藥物，通常只能幫助短期緩解，而經常伴隨像是損害骨骼肌的顯著副作用。但骨骼肌卻正是能夠幫助調節這類疾病的器官。長期服用這些藥物，可能造成骨骼與肌肉質量流失，甚至是心血管功能障礙，而這與我們努力想追求的健康長壽恰好完全相反！此外，這些藥物可能破壞提供保護的身體組織，因而無法有效抵禦疾病。

即使根據症狀的嚴重程度，某些病患還是需要藥物治療，不過其實大多數人都可以透過幾項基本調整大幅提升生活品質：

- 到戶外走走
- 開始重量訓練
- 單單只要讓身體動起來，也能幫助緩解疼痛和僵硬

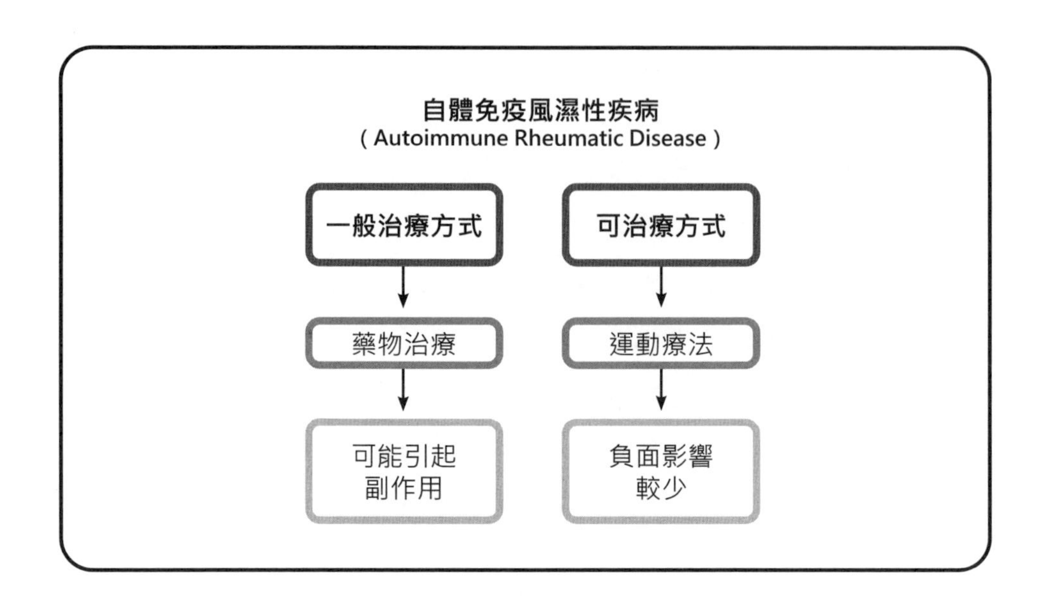

科學結果明確指出，不運動的人更容易患有自體免疫疾病。研究也發現，保持健康的肌肉與身體活動，可以增加調節性 T 細胞（regulatory T cell），促進抗發炎反應，幫助調節免疫健康，增強治療效果。[9] 請記住，持續的發炎是這些疾病其中一項病因，發炎讓身體的防禦長期處於高度警戒狀態。

研究清楚說明骨骼肌能調節健康免疫系統。根據我的實際經驗，相關疾病的病患，幾乎百分之百在運動後覺得大幅改善，比藥物治療的效果更好。當然，如果症狀相當嚴重，還是必須先與醫師討論治療方法。不過在此同時，也可以開始規律運動，你會注意到自己的身體因此逐漸改善。

總體來說，肌肉是一座生物時鐘，肌肉組織不健康時，會轉成生病狀態；肌肉維持良好時，則能協助修復。換句話說，根據不同的肌肉組織狀態，可能加劇疾病進程或矯正新陳代謝與預防潛在的疾病。我想，你也希望生病之前先努力預防吧？

癌症

癌症的一連串病程相當複雜，現今最好、最優秀的研究人員也還無法完全掌握。已知與未知的風險都可能讓我們患上惡性腫瘤。因為所有人的 DNA 都會受到某種程度上的損傷，而 DNA 受損的身體容易形成各種癌症。

誤解某些食物與癌症之間的關聯又讓人誤會並感到混亂，我們稍後會再討論飲食因素。現在我想先解釋癌症的基本機制，接著就能仔細審視流通在世界上的各種資訊。癌症每年影響數千萬人。[10] 根據美國癌症協會（American Cancer Society）的預測，2024 年全球癌症負擔將增加至兩千七百五十萬新病例，總計一千六百三十萬人死亡。惡性腫瘤的起始期是由於基因變異所導致，而基因變異的原因包含暴露於菸害、陽光、酒精與其他致癌因子導致腫瘤增生。我們知道癌症與肥胖有關，而身體脂肪是可調控的危險因子。其中一個原因，是過量脂肪組織造成的低度發炎，日積月累的造成 DNA 損傷。其他因素包括各種代謝異常，是因高比例內臟脂肪組織所引起。尤其是西方的飲食習慣，與幾種癌症密切相關，如肝癌、胰臟癌和腎癌等（而這只是其中幾個例子）。

我們知道，與健康體重的人相比，過重與肥胖的人更可能患有慢性局部發炎相關疾病或失調。[11] 治療危險因子的其中一種方法，就是建立、維持並優化健康的肌肉。肥胖可能導致罹癌風險增加，包含十三種不同癌症；這裡僅列舉一小部分：

- 子宮內膜癌：相較於肥胖與過重女性，健康體重女性罹患子宮內膜癌（子宮內裡層的癌症）的可能性明顯較低。成年後隨著體重的增加，子宮內膜癌的風險也會提高。[12]

- 食道腺癌：相較於體重健康的人，過重或肥胖者罹患食道腺癌的可能高出兩倍，而極度肥胖的人罹患食道腺癌的可能則高出四倍以上。[13]
- 胃癌：過重與肥胖者罹患胃癌的風險，大約是健康體重者的兩倍。[14]
- 胰臟癌：健康體重的人罹患胰臟癌的可能，比過重或肥胖者大約降低一點五倍。[15]
- 大腸直腸癌：身體質量指數（BMI）較高，罹患結腸癌與直腸癌的風險也較高，男女都會受到影響，而男性的幅度更大。[16]
- 膽囊癌：相較於體重健康的人，過重或肥胖者罹患膽囊癌的風險較高，每增加五個 BMI 單位，罹癌風險上升 5%。[17] 女性罹患膽囊癌的風險略高於男性。
- 乳癌：許多研究指出，更年期後的女性 BMI 較高，會導致乳癌風險稍微上升。舉例來說，BMI 增加五個單位，會導致罹癌風險上升 12%。[18] 相較於肥胖女性，體重健康的更年期後女性罹患雌激素受體陽性癌症（estrogen-receptor-positive breast cancer）的風險降低 20% 至 40%。[19]
- 卵巢癌：較高的 BMI 可能導致卵巢癌風險略為上升，特別是對於從未接受更年期荷爾蒙療法的女性。[20]

看了這麼多讓人頭皮發麻的統計數據，想知道接下來到底該怎麼做嗎？我可不是想要讓大家看了數據之後很喪氣，而是想激勵大家一起振作！我列出這些數據是希望大家能了解最能幫助降低罹癌風險的方法，就是保持體態健康。想達到這個目標，最有效率的方式是透過蛋白質為主的飲食，讓你能控制飢餓感，維持肌肉，同時搭配目標明確的身體活動來改善身體組成。

為自己打造身體鎧甲

談到癌症，我們的首要目標當然是藉由維持健康身體組成來預防。不過如果已經診斷出病徵，保有最佳的體組成也能提供強大的防禦力。美國紀念斯隆凱特琳癌症中心（Memorial Sloan Kettering Cancer Center）2016 年的一份研究指出，對於早期乳癌女性患者，運動能幫助降低心血管疾病的風險[21]。女性運動量越高，就能帶來更多益處，無論年齡、體重或是癌症治療的形式都大有幫助。我也聽過不同人的各種經驗與故事，也都說明了運動能夠降低癌症風險。好多年來，我看著許多病患接受腫瘤治療，並發現健康的肌肉質量，能夠加強治療效果。高肌肉質量不只能幫助病患撐過化學治療與放射治療，也能夠提高病患的生存率。

每提到癌症，多數人總先想到化學治療，也就是化療。然而卻很少有人提到，癌症會引起一種肌肉流失症狀：癌症惡病質（cancer cachexia，縮寫為 CC）。高達半數的癌症病患受此影響，癌症惡病質也在實證結果中擔任要角。惡病質影響了全球約九百萬人的健康。這種破壞性症候群主要是由於嚴重發炎所引起的。住院或癌症晚期患者有 80% 患有癌症惡病質[22]，且癌症惡病質是造成 22% 以上癌症病患死亡的直接原因。[23]

儘管許多證據指向完全相反的結果，美國臨床腫瘤學會（American

Society of Clinical Oncology）近期發布了癌症惡病質的建議指引，說明發病之後的運動對癌症惡病質無效[24]，因此不建議病患運動。這樣的建議指引不僅令人訝異，也十分危險，特別是因為這種說法並沒有任何試驗依據。即使是在動物的惡病質模型中，阻力運動訓練也會增加身體質量[25]與肌肉質量。[26]此外，針對具有特別侵略性的惡病質形式的癌症患者（例如胰腺癌），目前已經有相關的阻力運動訓練試驗。[27]值得注意的是，阻力運動訓練不僅幫助胰腺癌與肺癌患者保留肌肉質量[28]，甚至能增加胰腺癌患者的體重[29]與肌肉質量[30]。頭頸癌患者在接受放射治療後身體質量大幅下降（大於 8.5%）[31]，而阻力訓練也能幫助他們在治療後增加肌肉質量。這些研究指出，臨床上的惡病質患者在輔導下進行阻力運動訓練後，能大幅提升肌肉質量與肌力。[32]但要找出最有效的阻力運動訓練形式，以及哪些特定運動參數（即強度、運動量、肌肉受張力時間）能增加肌肉質量且降低發炎反應，還需要進行更多試驗。現在該是主流醫學認知到健康肌肉的重要，並應用在腫瘤學與其他領域矯正治療的時候了。

在疾病侵襲身體前，增加肌肉質量能為我們抵抗如惡病質等疾病，提供最佳防禦。**不過如果已經診斷出病徵，針對骨骼肌促進與維持的營養與運動計劃，也能立即提供協助，提高惡病質存活率，甚至有助於恢復健康。**飲食與運動能幫助預防和治療，然而存活和康復與否，則視惡病質的根本原因而定。食物與營養就像一帖良方，能提供強大的治療，並且既簡單又容易取得。談到真正健康與生存能力，結合關鍵營養素與身體活動能發揮關鍵作用。清楚認知到這點是必要的第一步。

目前已有的治療方式，會透由藥物介入來減緩發炎、刺激食慾與減少肌肉流失。但往往忽略了必須要搭配身體活動，來加強這些治療的效益。將身體訓練作為癌症患者的支持性照護，可說是好處多多，這點有不少文獻資料可以佐證[33]。不過，醫療界目前還沒有將這些建議納入標準治療計畫中。

病患應該有權運用所有可能的治療方式來防止肌肉退化，而不是僅有藥物治療而已。治療惡病質的重點，是增加自身促進生成肌肉的能力，藉由病患自身的體力與能力，推動生化過程朝有利的方向發展[34]。運動規劃必須像醫生開處方藥的時候一樣，謹慎小心並精確安排。

失智症與阿茲海默症

眾所周知過重或肥胖會對記憶力造成負面影響。大量的研究顯示，過多的脂肪組織與腦部容量偏低有關。現在有新的證據進一步揭露了脂肪對大腦結構的實際破壞。到 2050 年，全球失智症患者總數預計將增加至一點零六億。[35] 那麼在症狀顯現前，判斷出這種讓人逐漸衰弱的疾病前兆，是否能讓這個數字下降呢？最近的研究結果表明這很可能做得到。

在聖路易華盛頓大學進行研究與肥胖醫學訓練期間，我目睹了過量脂肪與腦部疾病的關聯。從 40 多歲的人的腦部掃描中可以發現，腰圍較寬與腦容量較低有關。近期的幾個研究也證實了這項研究結果。有項縱向研究在一段時間內量測六千五百八十三名受試者的腹部直徑，結果顯示，相較於腹部直徑最小的人，直徑最大的受試者罹患失智症的可能高出三倍之多[36]。這表示僅僅只是體重過重，記憶喪失的風險就會成倍暴漲[37]。

普世價值認為記憶問題理所當然與年齡有關。然而，比起與年齡的關連，我認為記憶缺陷與骨骼肌不足有更直接的關係。若我們不再覺得中年後健康狀況必然下滑，是否就能更清楚了解真正的有影響是什麼？

腰圍為什麼會影響大腦？

如同糖尿病、心血管疾病與高血壓，阿茲海默症在某些情況下是可以預防的代謝疾病。雖然阿茲海默症的成因有多種因素，且確實有遺傳因素牽涉其中，但在這裡我想著重討論的是代謝方面，例如體重與血糖控制的相互作用，導致大腦退化。想理解阿茲海默症，可以先把阿茲海默症想成大腦的第三型糖尿病。

根據最近一項統合分析，一百三十萬名受試者在診斷的二十多年前進行測量，因脂肪過多 BMI 上升，可能提高失智症風險。[38] 這表示在記憶變差的症狀出現的整整二十年前，就已經出現前兆。[39] 這些研究影響了很大一部分的人。到了 2030 年，預計將有十三點五億成年人過重，其中五點七三億人符合肥胖標準。值得一提的是，研究已證實，肥胖會增加罹患失智症的風險，甚至與第二型糖尿病無關。

腰圍大小與腦部疾病之間的關聯，代表漸出現的細小缺陷，比方說單字檢索、處理資訊，或是記住自己把東西放在哪裡，接下來要做什麼事。隨著這些變化越來越明顯，令人感到不安，擔心自己越來越脆弱，導致情緒低落且缺乏動力。這裡可以看到另一個可預測的健康負面影響，其根本原因是肌肉受損。記憶喪失與腦損傷，是少數幾個醫學上永遠無法修復的情況，因此最佳策略是採取預防措施。

如我們現在所見，健康的肌肉組織能一再擔任重要的身體鎧甲，抵禦各種使人衰弱的疾病，包含癌症與心臟病和其他病痛。這些疾病往往從骨骼肌衰退開始，引發不斷延續的代謝不平衡與不良健康循環。

我們都知道，中年時做出的決定，可能會加快老化速度。骨骼肌流失，代表細胞流失可以產生能量的粒線體。能量減低會導致疲勞，這點並不令人意外。疲勞再加上粒線體減少，造成消耗的能量變少，燃燒的熱量也更少。因此攝取的熱量會轉而以脂肪的形式儲存起來，導致體重過重。這也是為什麼病況會延續下去卻好不起來。藉由維持骨骼肌來保護粒線體，能幫助你保有身體的鎧甲，預防代謝失衡與老化。那麼，要為身體準備健康長壽這份大禮，該做什麼樣的準備呢？

● 重整心態 設定標準，達到應有的健康目標

我不會在所謂的設定健康「目標」這件事上面著墨太多。對我來說，這種框架只是讓失敗的可能性變高，讓很多人困在生病的循環中。然而，其實大家都應該享有健康的自由。因此我們該做的不是目標，而是設定必要的標準，幫助達到一個從內到外都充滿力量的未來。

社會心理學家艾蜜莉．芭絲苔（Emily Balcetis）博士，著有《決勝視角：紐約大學心理學家教你站在贏家角度，既能善用盲點，也能精準決策，達標事半功倍》（*Clearer, Closer, Better: How Successful People See the World*）。她提出一個能帶動改變的三項公式：（1）標出目的地、（2）具體計畫、（3）預想失敗。[40]

讓我們接著拆解每個步驟。

● 第一步：標出目的地

確定自己想成為什麼樣的人。想一想這些人有什麼樣的特質？他們體態健康嗎？他們是否很有紀律？他們很專注嗎？接著擬定一項行動，把想要的未來具象化。設定遠大的目標。去定義自己的成功是什麼。設想什麼樣的行動或習慣，能幫助你達成目標。

● 第二步：訂定具體計畫

制定幾項建議，比方說本書提到的幾個作法。把要執行的任務分解成幾個小步驟：

1. 安排購物行程。

2. 計劃好料理的時間。

3. 預先準備好當天的餐點。

確定今天需要完成的所有準備工作，逐漸建立習慣，縮小現在與未來之間的差距，走向未來想要的模樣。明天、後天，以及此後的每一天，都不斷重複執行相同的步驟。不積跬步，無以至千里。這些小小的累積不只能提升健康，也能逐步改善心理架構。

● 第三步：預先想像失敗

哪些體力的儲存槽會分散執行時的專注力？有什麼日常注意力與體力的陷阱，會讓你無法達到自己設定的標準？想回答這些問題，必須意識到自己的弱點是什麼。舉例來說：

* 無法忍受早上少睡40分鐘，因此決定放棄跑步嗎？這幾分鐘的運動，其實能幫助增強體力，讓你有更清晰的腦袋展開全新的一天。
* 工作疲憊不堪，只想著到螢幕前大放空追劇，因此錯過晚上安排的訓練嗎？把你的追劇神器帶到到橢圓機，邊看劇邊運動，可能是你需要的運動動力，幫助堅持執行自己的訓練計畫。
* 週五的下午，你是否放棄去健身房，覺得自己應該來場週五放鬆小酌？試著想想，週六早晨醒來，不再因為過度放縱而宿醉噁心，而是因為運動訓練迎來的暢快酸痛，應該會感覺好很多。

這些假設的情境呈現了各種人類天性的弱點，並提出避開陷阱的替代方案。屈服於慾望會阻礙行動，無法達成設定好的健康目標。因此，請選擇有意識地做決定。仔細想想可能面對到的阻礙，並做好準備。我們可以預期自己會遇到困難，但不要改變方向，而是在終於受不了而妥協之前，先想好新的解決策略。

讓自己達到更高的標準需要付出努力與妥善規劃。不斷提醒自己，持續不良習慣會付出什麼樣的代價，同時培養正向心態，讓正能量驅動自己的執行力。我們的最終目標，是熟練有益健康的行動，直到深植心中成為自然而然的反應，進而打造自己理想生活的願景。

說到願景啊，你知道嗎？訓練肌肉其實能夠幫助達到各年齡段的健康目標。

第 3 章
加強防護各年齡段的身體變化

我們每一天都在逐漸老去。每一個人皆然，沒有任何人能倖免於這個現實。不過我們基於了解的知識所做出的選擇，無論是當下或是未來，都大幅決定了我們生活的品質與軌跡。第一步驟是為老化建立健康的架構。身為受過完整訓練的老年醫學專家，從我的經驗來說，在未來數年能夠維持生活品質，是健康老化的重中之重。即使你沒有什麼重大病痛，談及日常生活的活動，最劇烈影響生活品質的莫過於肌肉健康。活動能力是其中關鍵，讓你保有自主，能做任何自己想做的事。代謝健康驅動了全身身體功能系統的肌力與活力。

隨著年齡的增長，我們的心理恢復力、問題解決能力、人際關係深度等方面，都會變得更好、更強大，但在此同時，我們的身體卻不斷由內到外地流失力量。透過妥善規劃，應對隨時間自然發生且可預測的變化，我們可以從營養和訓練策略著手，對抗各種衰退。覺得懷疑嗎？想想那些投入畢生職涯的運動員，他們 70 歲的時候，比起那些 30 多歲的人擁有更大量且更健康的肌肉。

認識會影響健康的先天生理過程之後，我們就能夠改變可掌控的因子，主導自己的健康長壽。第一步驟，是學習解讀自己身體的變化，幫助理解為什麼要採用我所推薦的策略。我們一般認為疾病是一種二元狀態，只分為生病和沒有生病。其實不然，典型的疾病演變，事實上更像一團微弱、悶燃的火焰，如果不加以控制，就會延燒成一場不可收拾的森林大火。火勢蔓延的時間越長，就越難從損害中恢復。老化並不表示所有人都會體能變差。但我們的確必須採取更聰明的作法，且更有企圖心，並專注於保持恆久強壯[1]。

從年輕時開始

請記住，生命的遊戲規則就是強者生存。營養與身體素養，也就是知道該吃什麼以及如何運動，兩者都不可或缺，而且開始永遠不嫌早。社會對成人肥胖的執著，連帶影響我們擔憂起兒童健康。但是只關注脂肪而忽略肌肉則是偏離正確方向。建立並維持健康肌肉組織，對年輕人也一樣非常重要，儘早建立肌肉能打好長壽健康的基礎。

美國疾病管制暨預防中心表示，過去三十年來兒童肥胖率成長三倍，2 至 19 歲的兒童有 20% 受到影響，總計約一千四百七十萬人。根據美國疾管中心數據，2001 年至 2017 年間，20 歲以下第二型糖尿病的患者人數增加了 95%。[2] 美國兒科醫學會表示，不良飲食會導致兒童糖尿病風險增加，而糖尿病相關的疾病包含高血壓、睡眠呼吸中止症、脂肪肝病和憂鬱症，此外，糖尿病也是最常見的一種兒科慢性病。[3] 與此同時，根據 2021 年全美兒童健康調查的數據，調查的一週時間內，有 32% 的兒童沒有每天吃水果，49% 的兒童沒有每天吃蔬菜，57% 的兒童每天至少喝一次含糖飲料。根據我們知道的所有資訊，正確飲食能夠支持身體最佳成長與健康，怎麼會讓孩子的營養標準降得這麼低呢？

就像銀行一樣，在肌肉健康的早期投資，隨著時間過去會獲得複利成長的回報。阻力運動與營養豐富的食物，可以幫助年輕人充分發揮身體與心理的潛能，更可以提高身體意識，幫助他們更有自信且更加強大。當然，運動對年輕人的心血管健康非常重要。雖然兒童與青少年經常忽視這點，但同樣相當重要的還有肌肉適能，好處包括肌力、力量與局部肌耐力。[4] 每個人從出生就具有一定數量的肌肉纖維 [5]，不過是否發揮肌肉的潛力，增長肌肉纖維與透過衛星細胞（satellite cells，一種幹細胞）生成新肌肉纖維，都取決於身體健康的投入程度。身體具有肌肉記憶，因此儲蓄肌力幫助很大，對於肌肉適應阻力運動的關鍵調控基因，能帶來正面影響。[6]

對兒童和青少年來說，阻力訓練是安全有效的方法，美國兒科醫學會表示，阻力運動能改善健康、體適能、降低傷害與促進修復，並且能幫助培養身體素養。[7] 阻力運動並不是只有舉重，還包含多種自體重量動作（body-weight movement），包括青蛙跳（frog jump）、熊爬（bear crawl）、螃蟹走（crab walk）、袋鼠跳（kangaroo hop）或單腳跳等有趣的運動。過時的迷思認為小孩不能重訓，但恰恰相反的是，任何年齡層的人都可以進行阻力訓練。

搭配適當指導，著重趣味性且強調正確技巧的訓練，能確保安全並讓人更有動力持續運動下去。兒童肌力訓練能提高運動神經元的徵召能力，帶來的益處一生受用無窮。關鍵是先建立好穩固的基礎，確保孩子能夠成功執行必須的基準動作，之後再試著增加負荷重量。更嚴謹的舉重如超過 2 到 5 公斤重的啞鈴，可以從青春期開始訓練。

由於年輕人正處於深受荷爾蒙影響的成長階段，因此肌肉組織的反應會更顯著。在發育的合適範圍內進行安全的肌力訓練，能幫助建立終生有益的基礎健康。雖然本書不太算是寫給兒童的專書，但重要的是你可以透過《里昂增肌計畫》的建議，思考如何訂出合適的飲食和運動原則，讓全家人的健康都有所改善。體能上越活躍的孩子，蛋白質就能為他們的成長帶來越多益處。[8]

所有我們能夠掌控的因子當中，嬰兒期與童年初期飲食的影響最為深遠。為孩子提供營養豐富的原型食物，含有均衡的巨量營養素，可以幫助他們奠定良好基礎，包括健康發展、瘦體組成，以及培養從青春期一路陪伴他們到成年的好習慣。[9] 在成長的關鍵時期進行低蛋白飲食會阻礙生長，並讓孩子在運動與動態遊戲的時候感到疲勞。另一方面，青春期的飲食以蛋白質為主，可以為孩子提供所需要的能量，可以盡情學習、成長、茁壯與挑戰自我，並有助於預防日後的代謝問題。我們知道健康肌肉的效果是逐步積累而成的。這也是為什麼必須在給孩子的健康標準計畫中，加入初期的肌力訓練。

你知道嗎？在學著爬單槓，或是在攀岩牆上撐住自己的時候，孩子正在改變自己肌肉細胞的性質和能力。我們常常拿「肌肉記憶」來做比喻，不過根據近期的研究結果，運動能讓肌核（myonuclei）數量增生，從細胞的層級來看，肌肉確實能真正獲取並保留記憶。[10]

研究表明，曾訓練過的肌肉，肌肉核的數量更多，這表示儘早開始阻力訓練，可以透過肌肉核的增加，讓肌肉組織獲得「細胞記憶（cellular memory）」。擁有較多肌核的肌肉纖維，生長得更快，未來進行阻力運動後效果將更為顯著。[11]

現在就著手開始吧！

我們在談論的衰老，是肌肉與整體身體組成無可避免的生理變化，從 30 多歲就開始產生變化，這與一般人以為的情況完全不同。年輕時就開始鍛鍊肌肉，能幫助你打造好生物儲備庫，所帶來的益處將能夠陪伴你一生。畢竟，除了肌肉流失的速度，肌肉流失的起始時間也會影響老年是否能維持肌力與肌肉質量。而流失的起始時間，正是指年輕時的肌肉質量頂點。[12] 預先選定的訓練方向，會影響體力、活力與持久力。重點是，開始的時機永遠不嫌晚。也許不會一下子就有正面影響，但我保證你會在未來看到改善。你今天踏出的每一步將會改寫自己的未來，沒錯，就是今天！總之，肌肉質量越健康，就能活得越加健康強盛。

20 到 30 多歲的目標

在 20、30 多歲的時候，你可能覺得試試速效潮流飲食（fad diet）無妨，喝點排毒果汁沒什麼大不了，忙著趕上每個最新的營養趨勢，買一堆營養保健食品、吃下大量所謂的「超級食物」、決定成為純素者，又或是走向極端，只吃全植物飲食而忽視蛋白質攝取。但是有時候資訊太多可不是什麼好事。我的建議，是把注意力放在長期的科學建議，而不是讓自己陷入各種短暫的風行熱潮。

來點劇透警告：號稱速效的修復絕對不會起作用。

該做的是，跟著《里昂增肌計畫》的建議，一步一步建立紮實的基礎，建立充滿肌力、健康與長壽的未來。青春期與成年初期時採取積極運動的生活方式，能帶來的不單單只有身體健康。越來越多證據指出，運動能為心理帶來正面影響，包括認知發展、社交、減輕壓力與整體心理健康感。成年初期荷爾蒙達到頂峰，如睪固酮、生長激素與類胰島素生長因子 -1（Insulin-like growth factor-1, IGF-1）都為身體成長做好準備。表面上看來，這些荷爾蒙達到高峰時，也許可以不用太嚴格遵循營養計畫。無論攝取什麼營養，身體都能夠發揮最大作用。但仗勢身體年輕的免死金牌為所欲為，可能會養成長期不良習慣。另一方面，勤奮且專注的投入，可以幫助建立良好的行為模式，現在未來都能受用無窮。

儘管 20 或 30 多歲的身體看似頗有餘裕，但以下一些提醒資訊，應該可以幫助你導正方向，邁向健康。一生的骨量高峰大約落在 25 歲到 30 歲之間。大致而言，肌肉力量與器官系統之間的溝通，會決定骨骼健康。除脂肪體重（lean body mass）與骨質密度之間呈現明顯的正相關。[13] 大家應該都知道峰值代表什麼，對嗎？峰值意味著一旦達到山頂，就從那個頂點開始走下坡。那我們何不做好準備，在下坡時盡可能保持好狀態呢？

｜辛蒂的故事｜

辛蒂是我的病患，她是一名生物學家，一直都熱衷於健身，卻苦於無法順利增肌。她很瘦，肌肉量也少，有些人會形容這樣的狀態是「泡芙人」或瘦胖體質。她從在外的田野調查工作轉到辦公室，整天坐在桌前，疲勞不堪。她控制自己的熱量攝取，結果吃的大都是經過高度加工的且營養密度低的「科學怪食物」。此外，她的健康也受到環境暴露的影響，水質與室內外空氣品質變差，對健康造成損害。辛蒂遇到的狀況，還有美國日常生活中經常接觸到的有毒黴菌，讓她家中的黴菌情況更糟。

辛蒂可能覺得吃飽了，但還是營養攝取不足，這是因為她的飲食中缺乏纖維與原型食物。鐵和鋅的攝取量不足，導致她的頭髮與指甲變得脆弱且容易斷裂。她在健身房進行長時間恆速有氧訓練，花費了大量時間，但效果卻微乎其微。辛蒂的狀況陷入了一個再常見不過的陷阱。就像許多女性會擔心自己「練得太壯」，她從沒有認真考慮過進行肌力訓練。

為了幫助她改善生活，我為她安排飲食計畫，訂定出清楚且一致的用餐時間。我提高她的蛋白質攝取，讓她不再只吃低熱量包裝食品，而是轉而以營養豐富的食物為主。她的轉變就像是枯萎的花，忽然被充分澆水一樣。她的肌肉開始增加，還創下個人最佳肌力的新紀錄，她的體能從二級躍升至十級。她不再長期依賴咖啡因攝取，而能將每天早上的咖啡攝取量從四杯減少到一杯。她的血液檢測指標有所改善，比方像是血鐵的儲存量。頭髮、皮膚和指甲開始有光澤。她專注追求整體的健康，因此能夠克制自己對食物的欲望。她不再每到下午三點就覺得無法忍受，並且簡直不敢相信自己能夠擁有充滿能量的新常態。

給了她清楚的指示之後，辛蒂就成了我的明星病患，成為一名實踐女王。透過一系列悉心調配均衡且清楚的飲食策略，修正自己的飲食營養密度之後，她變得越來越健康。我也調整了她的運動策略並提供方法，讓她的睡眠能夠重回正軌。這些改變帶來的影響相當深遠。現在，她的「身體箱子」可說是貯滿了所需的巨量營養素和微量營養素，讓辛蒂的體能飛速提升。生理期時，她不再情緒低落，也不再像許多年輕女性一樣，吃碳水化合物時總是戰戰兢兢，戒慎恐懼。她不為設下各種限制，而是好好為身體補充營養。她的肌肉增加了，但並沒有變重；她減掉身體脂肪，但沒有過瘦，還參加了她人生第一場比基尼秀，充滿自信地穿著比基尼走到台前。減重並不是她的目標。這是全面的調整轉變，而她實現了這樣的轉變。

生育能力

討論肥胖與過重的議題時，也越來越多人留意生育能力，不只在西方國家，而是世界各地皆然。很多人經常以為生育能力不過是荷爾蒙的問題，但實際上，生育能力與男女的飲食與生活方式，都有著密切的關聯。因此，體態精瘦是相當獨特且重要的關鍵，會影響生育力的最佳狀態、決定能否發揮極致，同時也是客觀的健康指標。

女性不孕症

一般不孕症的定義，是在嘗試自然受精十二個月以上後，依然未能懷孕。而根據世界衛生組織（WHO）的預估，不孕症影響了總計五千萬到八千萬名女性。[14] 最常見的育齡女性不孕原因是排卵失敗，有生育問題的女性，原因是排卵的比例佔了 40%。[15] 大家都知道肥胖會影響女性的生育能力，甚至只是輕微過重也可能降低懷孕率。[16]

美國高達五百萬名女性（約佔育齡女性的 6% 至 12%）受多囊性卵巢症候群（PCOS）所苦，這種症候群與胰島素阻抗和肌肉組織差異有關，且經常導致晚年的肌少型肥胖症（sarcopenic obesity）。[17] 多囊性卵巢症候群會直接影響肌肉組織，導致胰島素介導的葡萄糖攝取減少，有時甚至導致胰島素訊息傳遞缺陷。一般認為，多囊性卵巢症候群與肥胖有關，但病患有明顯的胰島素阻抗症狀，則與身體質量指數（BMI）無關。即使患有多囊性卵巢症候群的纖瘦女性，也有較高的肌內脂肪，這可能是因為胰島素敏感度降低的緣故。與肥胖無關，多囊性卵巢症候群患者處理葡萄糖的能力較差。骨骼肌是治療的一大重點。這突顯高強度運動相當重要，能夠改變胰島素阻抗的問題。[18] 提高生育能力的取決關鍵，一是降低脂肪過多的影響，二是從分子層面來處理胰島素問題。運動與營養能增強細胞訊號傳送，對兩者都能帶來正面影響。再清楚不過，現在我們必須聚焦肌肉，去了解這個造成女性不孕症最常見的一種原因。[19]

懷孕

骨骼肌是健康懷孕的關鍵要角。骨骼肌是極佳的器官系統，能針對女性懷孕時發生的正常變化調整適應，讓胎兒能獲取必需營養，同時減緩這些變化對母親的影響。健康懷孕會改變新陳代謝、荷爾蒙與血液循環，同時也特意形成某種形式的胰島素阻抗。研究顯示，懷孕期間由胰島素調控的全身葡萄糖利用減少了 50%。[20]

我們稍早討論過胰島素阻抗的風險。會預期在妊娠期過程中發生是有明確原因的。懷孕期間為了提供胎兒營養，會增加母親的血糖與游離脂肪酸。這表示，懷孕初期血糖就會升高。葡萄糖耐受量正常的健康女性，能藉由增加胰島素來應對血糖轉變。但是，當母體無法生成和運用所需要的胰島素時，葡萄糖就會留在血液中，造成高血糖症，並最終導致妊娠糖尿病。美國每年有將近 10% 的孕婦罹患妊娠糖尿病。[21] 雖然可以治療，但卻會讓母親罹患高血壓的風險增加，並可能影響到嬰兒健康。妊娠糖尿病可能導致嬰兒出生體重過重（超過 9 磅重，即 4,000 公克以上），並增加分娩複雜化的風險；早產可能造成呼吸窘迫與其他問題，如嬰兒出生時低血糖，日後也可能罹患第二型糖尿病。

對母親與寶寶而言，預防這些狀況最好的方法，就是在懷孕期間保持健康。如果在懷孕初期經常久坐，或骨骼肌已經出現胰島素阻抗的現象，這樣的健康狀況便是處於不利的起始點。[22] 隨著肥胖率不斷上升，越來越多女性在懷孕期間體重超標、身體不夠健康，並因為已經代謝受損，她們面臨的風險也逐漸上升。[23]

健康的骨骼肌其實能保護母親和嬰兒，人們卻往往忽視了這點。懷孕期間的胰島素阻抗增加是正常過程，但妊娠期糖尿病則不然。[24] 健康的骨骼肌可以幫助母親預防妊娠糖尿病，研究更清楚解釋了阻力運動與有氧運動能夠改善血糖濃度值。[25] 關鍵是在週產期的運動計畫中，增加更多肌肉訓練活動。

男性不孕症

含有過多脂肪的組織與帶油花的不健康肌肉中，脂肪細胞會將睪固酮轉化為雌激素，來降低脂肪中的睪固酮。

如先前所說，過多脂肪會導致血糖問題，增加皮質醇濃度，並降低男性的生育能力。從好的方面來說，肌肉收縮可能對繁殖帶來正面影響。透過改善荷爾蒙的分泌與反應、改善身體組成，以及調節體內發炎反應，肌肉健康可以提高生育能力。越來越多證據顯示，透過不同類型的訓練介入，能成功改善生殖功能的多種面向，正常生育力與低生育力男性都能獲得改善。[26] 事實上，已經證實運動可以提高精子的存活數量與品質，並使精液量增加。[27] 若脂肪造成生育能力下降，試著訓練更多健康的肌肉，能夠幫助改善新陳代謝。

30 歲的尾段到 40 歲初

「里昂博士，我不知道發生了什麼事。我跟平常一樣吃飯與運動，但是現在體重卻越來越重。」幾乎每天，我都會從這個年齡層的病患那聽到類似的話。這絕對是可預料的、一種普遍能想見的情況。30 多到 40 歲的人，已經達到了新陳代謝的極限轉折點，身體以及血液檢查可能會開始出現一些端倪。可以確定的是，看得見的外在改變，表示內在骨骼肌可能更不健康。如果還繼續照著 20 多歲的習慣，飲食和運動都不做任何改變，你會發現脂肪開始累積，甚至造成肌肉健康每況愈下。還好遵照實證原則，你可以修正自己的行為，避免加劇隨著年紀增長的代謝變化。**也許你年輕時錯失了良機，但此時此刻就是你的黃金關鍵時機。好好運用這十年的時間，專注建立你需要的身體保護。**

今天開始為健康而努力，享受健康的好處不需要等到遙遠的未來。當然，身體組成的修正，會讓血液檢查重新取得平衡。但日子一天天過去，你也會感覺越來越好。新陳代謝的健康，能帶來更好的睡眠品質並增強體力。當荷爾蒙達到高峰時，健康的肌肉能讓你的心理狀態更強大，大大增強你的能力，讓你工作表現出色，多數人在這個年紀時也往往最重視職涯發展。以肌肉為核心的生活，能讓身體變得更柔軟有彈性，不穿衣服體態也很好，甚至可以為你的感情生活推一把。此外，運動也被證實了可以增強性慾。

所有的這些影響，都會擴散出去觸及身邊的其他人。您知道嗎？研究顯示，社群網路會將肥胖「傳染」到朋友圈（2007 年的一項研究顯示，如果一個人在一段特定時間內變胖，另一個朋友也變胖的機率會增加 171%）[28]。而同樣地，也能夠讓健康在人與人之間「感染」出去。你選擇的執行方式，也會提升身邊親友的健康標準。

面對年齡造成的身體衰退，你能猜到保護自己的關鍵是什麼嗎？當然了，就是蛋白質（還有阻力訓練）！從高中到大學或進入職場的轉換時，你的舊習慣可能會繼續一路跟著你，像小狗一樣尾隨著你。身體成長期一結束，我們就需要加以調整，幫助身體組成維持最佳狀態並保持健康。這是相當重要的時刻，去了解肌肉，並盡力提升肌肉感知營養的能力，這是促進肌肉生長與健康最有效力的一種方法。

40 歲中後期

老化無可避免。每天，我們所有人，都一天一天在老去。將肌肉比擬作青春的泉源，並不是要否認或是貶低老化的現實。其實正好相反，我想幫助各位直接面對時間造成、無可避免卻能夠預測的轉變，這麼一來就能妥善利用這樣的變化。

厭倦了體重總是只有 5 公斤在增增減減嗎？想要完整的睡眠一覺到天明？希望自己能撐到下午三點，但不必靠硬撐拖著自己過完這天的剩餘時間嗎？你總忙著與腦霧搏鬥，絞盡腦汁苦苦搜索合適字眼，或是覺得意志消沉嗎？我在這裡想告訴你，眼前就是你的機會！就是此時此地，你有機會掌控自己的健康，而不是放任老化奪走你的自由。

我們知道肌肉感知營養的能力會隨著老化而減弱。一旦肌肉對蛋白質（尤其是低劑量的胺基酸）的反應減弱，組織就會發生改變。這些變化發生時，肌肉組織的代謝能力會大幅下降，增加疾病、疲勞與肥胖的風險。一旦組織開始破壞（任何年齡都可能發生，但通常在 40 多歲可以檢查出來），對抗不可避免的體重減輕與健康問題就變得更困難。

肥胖症在肌肉中造成毒性代謝環境，損害肌肉。一旦有害的脂肪副產品塞滿我們的骨骼肌行李箱，我們會變得虛弱、身體彈性變差，且無法有效處理吃下的食物熱量。骨骼肌中的脂質堆積，會損害肌肉收縮的能力，同時干擾胺基酸合成新的健康肌肉組織。體脂肪蓄積不只在脂肪細胞中堆積，也會擴散到肌肉中。因此，運動或受傷後會更難以恢復，同時影響了增肌能力。

由於受損肌肉對蛋白質的反應較弱，40 歲以上的成年人需要訂定營養計畫，可以先從肌肉蛋白質合成作用（muscle-protein synthesis, MPS）著手，把胺基酸轉換成骨骼肌。不必擔心，在第 5 章我會更仔細解釋整個轉換過程。因此在那之前請放心，我的建議計畫中也考量到老化所導致、無可避免的代謝影響，能夠幫助你長期保持健康。

《里昂增肌計畫》也解釋了肌肉胰島素阻抗的變化。雖然再生能力下降的確是事實，但這並不代表不能藉由可控制的變動來改善健康。這會是影響成敗的關鍵十年。剪出這段時期的精選短影片，大概會是一個又一個身體脂肪的畫面，因為從外觀上能直接看到這些脂肪。然而，在視線之外，藏著一種更難察覺的影響：緩慢而安靜的肌肉破壞。

沒有搭配適當的飲食與阻力訓練，從步入 30 歲開始會出現骨骼肌質量降低的肌少症，以及肌力與體力下滑的力弱症，一般會在 50 歲時變得越來越明顯。每年衰退的速度大約分別為 0.8% 至 1%，以及 2% 至 3%。這樣的變化導致肌肉減少且體脂肪增加，造成同時罹患肌少症與肥胖症，也就是肌少型肥胖症。肌少症和肥胖症兩者都反映出代謝健康不佳。因此肌少型肥胖可能會帶來更大的風險，引起代謝失調與致命性心血管疾病。[29]

這也是為什麼運動訓練並不是一種單純追求虛榮的行為。一旦停止運動，肌肉就會開始萎縮。根據一項研究，老年人只要臥床七天後，腿部肌肉組織就會減少約 3%（天呀！）[30]。雖然你可能認為臥床休息只會對病人或老人造成影響，但任何人只要生病、不活動，或單單只是停止肌力訓練，都會面臨肌肉組織大幅衰退的風險。光是只有臥床休息並非毫無副作用的良好治療方法。事實上，臥床造成的潛在影響是弊大於利。儘管幾乎所有醫院都會建議病患臥床休息，但 1999 年的系統性回顧結果已經發現，臥床休息對研究中的十七種病症都沒有太大幫助[31]。多數情況下，臥床休息可說是已經過時了。在這裡我們看到，肌肉的完整代謝能力，在主流醫學中被普遍忽視的另一個後果。多數人的瘦體肌肉組織已經普遍不足，若是建議病人繼續待在床上不動，是一種潛在有害的「治療」，需要更仔細的評估。

除非你是終身運動員，並且視蛋白質與肌肉鍛鍊為優先要務，才比較可能有更多健康的肌肉質量。最近的研究估算結果，肌少症患者中 60 歲以下的人佔比為 8% 至 36%，60 歲以上則佔了 10% 至 27%。60 歲以上嚴重肌少症的比例為 2% 到 9%。[32] 過了 50 歲之後，想改善新陳代謝會變得更困難，但追求健康的機會之窗還沒有被完全關上。在這個年齡，你可以透過攝取適當分量、高品質且分配均衡的蛋白質，並積極運動訓練（請參閱第 5 章與第 9 章），治療並增強肌肉，調整代謝功能障礙。並根據目前的身體指標，在幾個月內有效增肌。所以是時候該開始努力了！

把「永遠健康強壯」為目標開始永不嫌晚。

「請記住，年齡可說是最佳等化器。你的習慣將會決定自己如何邁向晚年。」

50 歲

年齡漸長，會賦予我們成熟與洞察力，甚至可能變得更有智慧！此外，根據一項歷時二十年的研究，隨著年紀增長，許多人感受到的壓力也會逐漸減輕。[33] 不過，歲月也帶來了骨骼肌質量流失的艱難挑戰。大約 50 歲之後，肌肉質量會以每年 1% 到 2% 的速度減少。[34] 流失的肌肉通常會由身體脂肪取代，因此降低肌力與活動力，同時也打亂了新陳代謝。

肌力的下降幅度甚至更大。摻雜了活動量銳減、營養攝取不足、荷爾蒙下降、受傷和發炎等多種因素，共同造成的一場狂風暴雨。然而，肌肉不像天氣無法控制，我們可以做出改變來減緩衰退的力道。聰明選擇膳食蛋白質，再搭配阻力運動訓練，可以減緩肌肉質量與肌力的流失。正如我提過的，老年人需要攝取更多膳食蛋白質來支持身體健康、促進疾病康復與維持身體功能。

高蛋白質攝取對老年人的好處

- 提高骨骼密度
- 漸緩骨骼流失
- 減緩肌肉流失
- 增強韌性

搭配攝取足量蛋白質與阻力訓練，可維持肌肉健康，並有助於飲食失調、脂肪肝病、肥胖、高血壓、高血糖與高膽固醇，並預防其他許多疾病。透過讓更多人了解蛋白質的力量，我制定出能夠有效帶來改變的營養建議。一次又一次，我幫助病患成功在生活中做出改變。

醫療專業人員可能會提出意見，認為在年輕時或中年時應該少吃蛋白質、多吃蔬菜，但這些爭辯都該結束了。沒有任何受敬重的老年醫學專家，會認為低蛋白飲食或是犧牲肌肉質量對成年人影響不大。肌少症會導致骨骼肌質量逐漸下降，增加罹患慢性疾病的風險，也預示了未來可能的失能障礙。我們的目標，是必須增加肌肉質量並設法維持，越多越好，為不可避免的衰退做好準備。幸運的是，即使是老化的肌肉，依然具有可塑性，表示總會有方法可以改善。

更年期

幾乎所有正值更年期或接近更年期的女性，都能證實這段時期的身體脂肪分布變化。隨著更年期，雌激素與黃體素的分泌量減少，相較於皮質醇的分泌相對失衡，進一步加劇了胰島素阻抗。各種荷爾蒙變化加上能量消耗減少，於是可能導致體重增加。但只是「可能」，不代表「一定會」增加。脂肪過多與肌肉健康下滑的狀況，並不是無法避免！

黃體素與雌激素開始減少時，可以透過飲食介入與目標明確的有氧運動和阻力訓練，來抵消這些激素衰退的影響。能夠緩解更年期變化的配備，就掌握在你的手中，可以直接自己控制。是不是很棒呢？

轉變過程中女性最常遇到的困難，是明顯可以看到脂肪大幅增加且肌肉質量減少。對自信、情緒健康與整體生活品質造成影響。我數不清自己聽過多少女性放棄的例子，她們說：「我已經老了。以後我的身體就只能這樣了，再試什麼都沒有意義了。」然而事實其實相距甚遠。

一旦了解荷爾蒙變化帶來的轉變，就可以訂定計畫，應對任何荷爾蒙變動的狀況。臨更年期或更年期前期是很好的時機，可以真正調整心理架構、執行高強度間歇訓練（HIIT，更多資訊請見第 235 頁）、攝取適量蛋白質，以及調控碳水化合物消耗，特別是在運動後與就寢前。遵照這些步驟，能幫助建立強大且健康的瘦體肌肉組織代謝基礎，幫助應對接下來的身體變化。

更年期導致雌激素迅速下降，睪固酮轉而主導身體。停經後卵巢繼續分泌雄性激素，製造出大約佔人體 25% 的睪固酮。這並不代表停經後會分泌更多的睪固酮，而是雌激素減少之後，對雄性激素的反制作用較小。雌激素將體重分配到女性的臀髖部，而睪固酮則促進腹部周圍脂肪增長。這種轉變包括肌肉質量與骨質密度的驟降，並增加軀幹肥胖的風險。研究顯示，女性體內的雌激素會影響骨骼肌的功能與造成骨骼肌肥大、肌肉質量增加。[35] 隨著雌激素減少，過去仰賴年輕雌激素濃度支撐的骨骼肌器官系統開始逐漸走下坡。由於雌激素為肌腱和韌帶提供重要支持，因此更年期的激素衰退，會使得受傷與關節疼痛的風險上升。

從服用抑制荷爾蒙避孕藥的女性身上，也能觀察到相同的效果。這段時期不穩定的飲食攝取，會導致身體更加脆弱。我見過許多女性拚命吃哈密瓜當午餐、晚餐吃小份雞胸肉沙拉和一杯摩卡咖啡，再加上步行、Zumba 舞蹈或皮拉提斯來訓練。但這些對於鞏固更年期婦女的日後健康並沒有太大的幫助。

另一方面，以肌肉為核心的生活，包括均衡巨量營養素並嚴格計算熱量的高蛋白飲食，加上精確的阻力訓練，將蛋白質轉化為肌肉，確保更年期期間維持健康強壯、充滿活力。

| 金的故事 |

63歲的時候，金非常活躍。多年以來她都遵照生酮飲食，也規律進行重量訓練。十年前開始進入更年期後，金開始接受荷爾蒙補充療法。她通常會斷食到中午，然後堅持只吃嚴格的低碳水化合物與生酮飲食。即使已經做到這種地步，她的腹部脂肪依然增加，也有脫髮的狀況。雖然每週去重訓三次，卻還是很難順利增肌。她於是請我協助調整她的訓練計畫。

「我把你們所有的訪談都聽遍了，」她說，拿出她依照《里昂增肌計畫》整理出的巨量營養素筆記給我看。「請帶著我一一了解全部的細節，確保我做對每件事，讓我即使變老也還是維持很好的狀態。」來找我幫忙的時候，她的整體肌肉健康狀況相當好，不過需要稍微調整運動與膳食蛋白質之間的平衡。

我們首先從她的飲食著手。因為生酮飲食的營養攝取，她吃進過多脂肪卻蛋白質攝取不足，無法應付老化帶來的代謝變化。這導致她的肌肉生長無法觸發，於是我重新調整她的飲食計畫。我建議她停止斷食，並從生酮飲食轉向高蛋白飲食。

我們一起調整她的蛋白質攝取量，增加到每天80公克（約體重每公斤攝取1.6公克），以此補償她的肌肉損失。在她的飲食中，也加入肌酸（creatine）和支鏈胺基酸(branched-chain amino acids, BCAA)，並且定時飲用乳清蛋白。這些營養補充目的是保持低熱量飲食，且同時運用肌酸維持大腦和肌肉健康，並以支鏈胺基酸促進肌肉合成。另外，由於無法再像40幾歲時那樣拚命訓練，我也在金的飲食中添加了必需胺基酸飲料，不僅能幫助她增加蛋白質攝取量，也不會吃進額外的熱量需要上健身房消耗掉。她完全照著計畫走，第一個月內她增加了3磅肌肉（約1.3公斤）。

增加訓練量與專注度，也相當有幫助。我減少她的有氧運動量，這段時間讓她進行能夠訓練到肌肉疲勞和力竭的運動。金試著督促自己進行兩天的全身肌力訓練，再加上一天的上半身訓練，以及一天的下半身訓練。她也體會到不懈的努力所帶來的滿足感。我們得以阻止肌肉流失，讓她大概每兩個月都能增加半磅肌肉（約0.23公斤）。透過停止斷食、減少脂肪攝取、適當補充營養、專注於蛋白質並且提升訓練強度，金的身體狀況得以顯著改善。

男性更年期

到了一定的年齡，並不是只有女性會經歷荷爾蒙變化。在男性的老化過程中，睪固酮減少是自然且可預期的結果，這會導致肌肉減少與脂肪增加，並因此造成身體組成不平衡，以及肌肉衰退引起的疾病。

睪固酮能改善肌肉蛋白質合成，有助避免肌肉組織分解，並預防心血管疾病。隨著年齡增長，這些功能越加重要，在健康出狀況的時候也至關重要。作為肌肉質量與肌力增加的一部分，睪固酮能使衛星細胞數量上升，促進正常生長、修復與再生。若沒有阻力訓練的刺激，這些細胞就會進入「暫停」或休眠的狀態，細胞不活動狀態的時間維持越久，就更難以重新活躍。透過運動刺激這些細胞，能防止細胞休眠，並減緩肌肉衰退。[36]

換句話說，隨著年齡增長，著重阻力訓練可以預防衛星細胞「暫停」活動，因此肌肉會有更強大的自我修復能力，肌肉尺寸與力量也會進一步增加。反之，在老化過程中久坐不動，肌肉將無法再生與增長。最後肌肉會變得更虛弱無力，也更容易產生胰島素阻抗。

這樣的後果可能導致後續其他問題。不同於女性更年期停經有明顯的終止，男性更年期（睪固酮低下）會持續數十年之久。除了透過檢查結果，該如何知道自己是否有睪固酮低下的狀況呢？你可以留意是否有性慾低下、增肌困難或是腹部脂肪增加的情況。這些都可能是男性更年期的跡象。請記住，雖然變老是必然的結果，但肌肉質量造成的健康衰退卻不然！以肌肉為核心的生活，結合營養與運動的調整，能夠徹底改寫你的人生。

60 歲以上

60 歲以後，過去培養的肌力與堅持運動的習慣，會為你帶來豐盛的獎賞。肌肉具有細胞記憶，神經系統經過良好運動訓練後，於是能做好保護身體的準備。也許到目前為止，你還沒有打造出理想的健康習慣，那麼，顯著的肌肉質量下降和其他身體組成變化，就是提醒自己該認真改變的警告——那從今天開始吧！在這個年紀，慢性廢用（chronic disuse）與受傷，可能會突然發生並限制行動能力，因此採取行動從內到外強化自己，是建立健康基礎的一大重點，這些訓練也能在未來生活中繼續支持你。

對 60 歲以上的人來說，生活品質是所有飲食與運動計畫的首要考量。容我再強調一次：保有自主行動力最好的方法，就是保護骨骼肌質量。美國疾管中心表示，每年有三百萬老年人因為跌倒而被送進急診室治療。每一年，65 歲以上的成年人中每三位就有一位曾經跌倒。髖部骨折患者，有四分之一會在隔年死亡，而 65 歲以上族群最常見的事故死亡，是肇因於跌倒相關的傷害。[37] 我想沒有人會希望自己也被計入這些數據之中！

研究顯示，妥善計畫每週二到四天的阻力訓練，能夠幫助 65 歲以上老年人提升最大體能、肌肉質量、肌肉力量與身體功能。其他研究則強調，有氧運動與阻力訓練也能夠提升認知功能，促進激素分泌，讓人感覺良好。研究中也說明，這些運動有益大腦功能與身體意識。[38] 雖然不會像年輕時一樣能迅速看見改善，但即使晚年才開始，完整的運動計畫依然能帶來各種好處。

失足身亡的實際人數並沒有很多，因此從官方統計的死因來看，墜落死亡的人數似乎只佔少數。然而事實上，肌肉健康與活動力問題，至少佔了十大死亡「原因」中的九項。更客觀一點來看，根據美國疾管中心的說法，肥胖也沒有被列為主要死因。然而肥胖卻是導致心臟病、癌症、糖尿病、呼吸壓力、阿茲海默症等疾病的根本原因。肥胖、肌肉健康和活動能力都是死亡率的主要因素，但疾管中心無法將這些關聯量化統計，只有醫師寫在死亡證明上的內容才會被放入報告中。

跌倒後，主要健康問題在於維持「日常生活活動」，從認知與情緒健康到代謝健康等，各面向都會受到影響。美國每年有超過三十萬名 65 歲以上的成年人，因髖部骨折而住院。這種跌倒傷害，很可能埋下禍根，引發幾年後的分解代謝危機。美國每年被判定死於「心臟病」的人數大約三十八萬人。另外三十二萬人則死於心臟停止跳動（原因不明）。如果從分解代謝來檢視跌倒傷害，會發現跌倒已成為 65 歲及以上的老年人受傷與死亡的主因，也是全球事故死亡的第二大原因。[39] 骨骼肌會是在對抗這些挑戰時你身體的最佳鎧甲！

我絕對不會去美化讓受損肌肉修復的實際科學過程。但我會斬釘截鐵地告訴你，改善肌肉健康永遠不會太遲！

即使生病、受傷或平淡的老年生活，讓活動量降到比應有的標準還低，你還是可以幫助自己更強壯、更健康，並達到嶄新的體能高峰。

即使受傷正在接受治療，也有數不清的安全可控方式能幫助增加身體活動量，並有助避免情緒化。無論是第一次或再次嘗試訓練計畫，你該做的就是告訴自己，就從今天開始，今天就是你開始訓練的日子。當然，一開始可能沒辦法立刻看到成效，或是馬上拾回過去曾有的肌力與靈活反應，但請不要讓失敗主義擋住你的去路。你要做的是，從可行的任務著手，讓自己保有好的感覺。這麼做的目的是避免一有挫折就責怪自己，而是鼓勵自己繼續前進。

● 重整心態　克服當下偏誤

我們記錄自己的時間、自己的金錢、自己的熱量攝取，但卻很少費心思記錄整理自己複雜的想法。與生俱來的天性一直影響著人類的健康。我想在這裡提供一種可行的模式，可以幫助心理上的組織與管控，來打造自己應有的健康身體。先搭建好架構，我們就可以去迎戰那些即將到來的困難。其中最困難的一點就是克服當下偏誤。

人類會遇到的當下偏誤，就是經常優先考慮眼前的慾望，卻忽略長期的個人目標。本質上來說，我們做選擇的時候，會更傾向當下的自己，而沒有顧及未來的自己。現存偏見具體呈現出拖延掙扎，今天該做的事，卻偏偏要拖到明天才做。在臨床上我見過太多當下偏誤的例子。儘管極度渴望減去脂肪、增加精實且健康的肌肉，有些病患還是難以堅持一致的飲食，即使他們明知這些做法可以帶來好處。他們不在意自己的行為會影響長期健康目標，而在面對餅乾、美酒或一袋薯片時，屈服於當下的慾望。

當下偏誤是一種本能傾向，導致人類屈服於短期慾望，卻犧牲長期結果。這種現象涉及兩方不同的行為者，也就是現在的自己與未來的自己，兩者之間的鴻溝可能極為龐大。現在的自己和未來的自己，都是自己的一部分。越是偏重一方，就越能夠支配另一方。

這邊有個例子。我的一名病患瑪莉亞，是三個孩子的母親，生完孩子後她覺得自己的身體再也沒有恢復過。三年來，她努力減掉20磅體重（約9公斤）。她說，「我真的很想減肥，而且我白天很注意飲食。但是，晚上女兒吃餅乾時，我也會跟她們一起吃，我總告訴自己明天我會做得更好。」

但瑪莉亞這個所謂的明天，至少已經有三年沒有到來了。這就是讓現在的自己勝過未來自己的一個典型例子。我們來分析一下這究竟是怎麼發生的。這種扯自己後腿的狀況，表示她選擇了享受美食的短暫小獎勵，卻放棄維持良好身形的更大未來報酬。瑪莉亞藉由向餅乾的誘惑低頭，試圖藉此在做不想做的事情時，緩解過程中的不適與壓力。

從心理學上來看，背後可能有很多原因。也許她的自我價值感很低。（請參閱第222頁來評估自己的自我價值。）也許她覺得自己不應該減肥。也許她習慣從食物獲得情感上的安慰。

不管瑪莉亞的行為是出於有意識還是無意識，她現下的所作所為，正在一步步侵蝕她未來的夢想，並且毀壞她的人生。從根本上來說，這並不是她的錯。我們都必須與現在的自己，進行一番天人交戰，才能獲得人生真正想要的東西。

針對瑪莉亞現在的自己對未來的自己造成的傷害，我們真誠地好好談過，雖然過程非常艱難，最後我們還是達成了共識。首先，我讓瑪莉亞了解未來自己可能的模樣：未來的她自律且體態健康，並知道要達到這樣的自己，必須首先努力縮短現在與未來之間的距離。她必須讓未來的自己，變得比現在的自己更健康強壯。這才是真正的訓練，不光是重量訓練，而是心智的訓練。

我們一起弄清楚她想成為的模樣，並擬定每個步驟的藍圖，帶領她往目標邁進。然後為自己設定偏離軌道的後果，作為一道防護網。比方說瑪莉亞的方法，是她每次放任現在的自己吃餅乾，就會抓起一把餅乾，大概有整整二十塊，然後通通扔出車窗外。這簡直讓人痛心。她很討厭浪費，這麼做是因為她當下辜負了未來的自己導致的後果。猜猜看，她讓自己承擔了幾次浪費餅乾的後果？一次。她花了好一段時間才徹底改變自己的習慣。透過建立適當的防護網，並且與瑪莉亞未來的自己建立緊密連結，我們成功讓現在的她與未來的她不再有分別，終於實現瑪莉亞的健康目標。

未來預測

大家經常建議你把想要的東西具像化，並想像自己得到時會有什麼感覺。不過我發現一種更有效的方法：預測看看，如果繼續保持現在的壞習慣，未來會付出什麼代價。結果這方法非常有效，強調了繼續消極不作為，會導致最後不得不放棄特定事物的下場。

在一處安靜的地方坐下來，好好想一想，現在的壞習慣長此以往，將會帶來什麼樣的後果？兩年後呢？你會因此失去什麼？四年呢？二十年後呢？

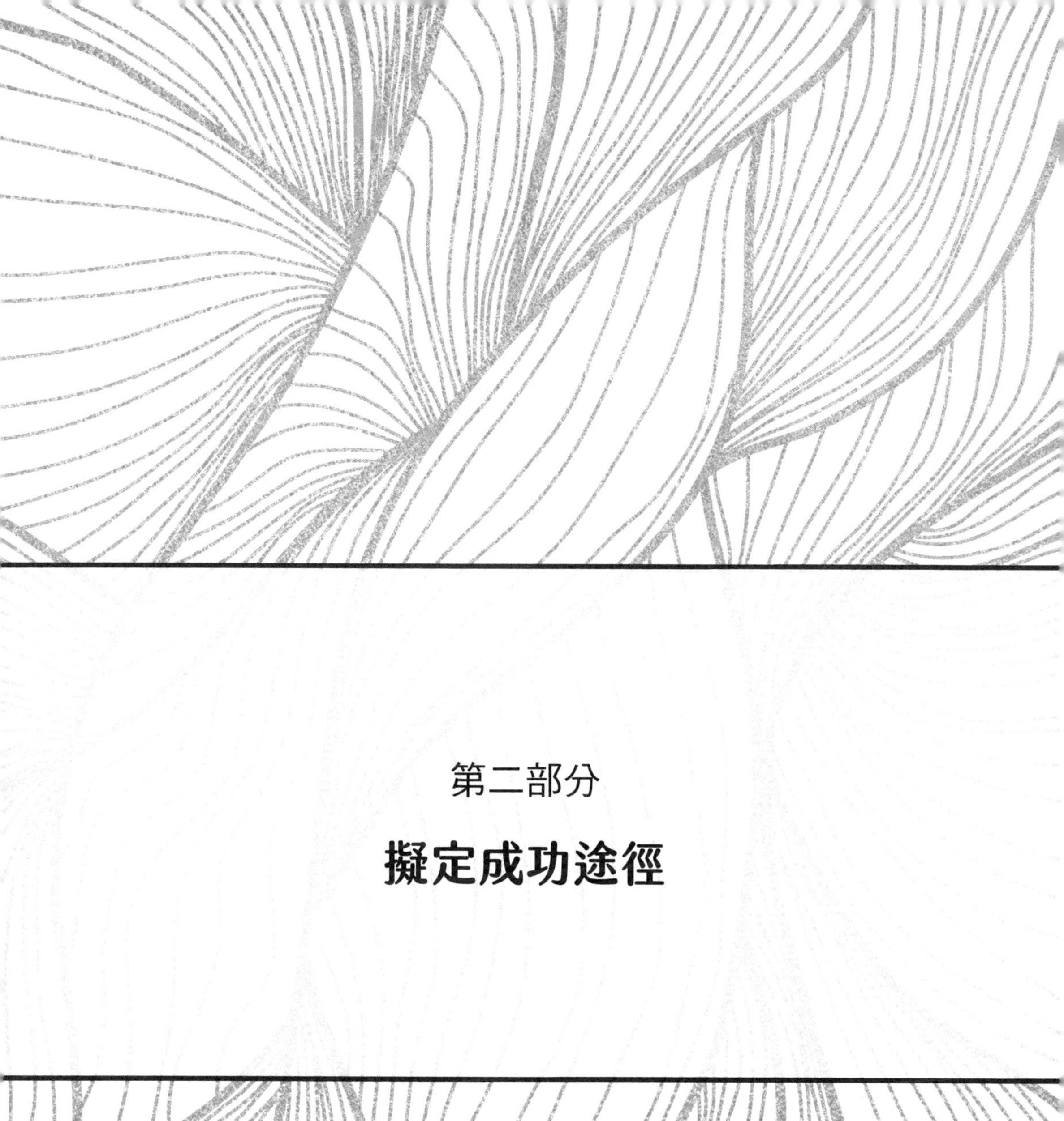

第二部分

擬定成功途徑

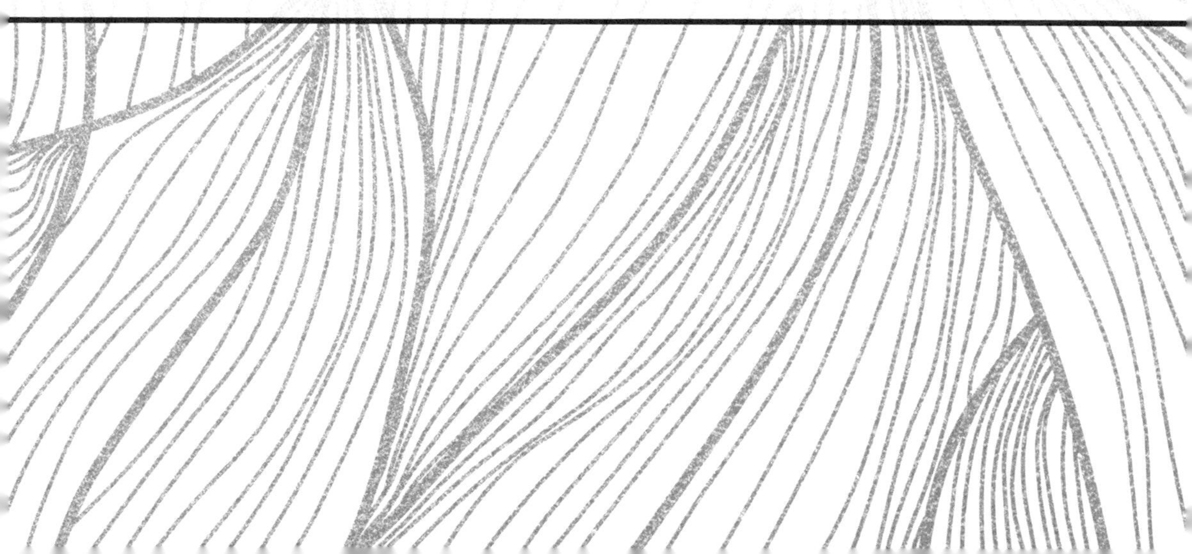

第 4 章 運用營養科學達成目標

在深入討論我的建議行動計畫之前，我想先解決一個問題。許多人試著讓自己更健康時面臨的一項最大阻力，就是眼前有這麼多相互牴觸或根本不正確的資訊，我們要怎麼判斷該遵循哪些營養指示？經過臨床驗證且公開的數據，能幫助我們，避開混淆或誤解，並找到可行的方法，通往更健康的生活。

《里昂增肌計畫》的營養策略扮演要角，指引你邁向健康之路。想要訂定萬無一失計畫，關鍵在於蒐集能讓自己專注於目標的正確資訊。要讓自己保持動力，重點是要了解所有選擇的真正後果，無論好壞。這表示要正面處理可能接觸的任何醫療保健偏誤。

由於許多廣為人知的營養「知識」，大都建立在一套錯誤前提之上，因此，大部分你所接觸到的「科學」，品質內容都很可能需要好好提升。知道要做什麼，只是計畫的一部分。另一個重點是，學習如何看待營養，如此一來日常選擇時就能更有識別能力，並能檢視遇到所有健康新資訊。我很榮幸有機會在此為你提供協助、糾正誤解。這也是項繁重的工作，需要從一些科學和歷史角度來解析。但是不用擔心。我會將這些資訊拆分成幾個小部分，更易於吸收。

現代飲食科學是一門相對新穎的學科。在二十世紀初，人類營養研究，主要是由化學家檢驗食物的蛋白質、脂肪與碳水化合物。直到 1926

年，科學家才首次分離並識別出維生素。這也開啟了後來長達五年的研究，致力鑽研預防營養缺乏的疾病。最近則轉移重心，聚焦營養對心血管疾病、糖尿病、肥胖與癌症等慢性疾病的影響，尤其是在西元 2000 年之後的研究。[1] 即使有部分已經被最近的研究推翻，我們依然在過去的優先順序與發現中生活著。

我常常在想，最早開始與大眾分享新資訊的營養科學家會是什麼樣子。在我的想像中，整個過程大概跟現代一樣，許多人發表自己的觀點，其中也有當時具影響力的「網紅」，他們的聲音更容易被聽見，訊息也因此能傳到最遠的地方。說完這段被我極度縮簡的歷史，本章節一部分的目標，是強調科學如何反映出每個歷史時刻的觀點。為了幫助你在大量食品科學資訊洪流中辨別方向，我想特別強調營養建議與文化運動兩者間密切的合作關係。我也想透過解釋證據品質的基礎知識，讓你了解閱讀頭條新聞的技巧，於是能評估最新營養新聞的正確性。

營養科學與飲食指南的起源

來點劇透警告：政府的飲食指南建議在設計時，並沒有考慮到你個人的需求。

打從一開始，政府的營養建議就受到政治與政策考量影響[2]，並不會優先考慮個人的最佳健康，意即不可能考慮到你本人的狀況。錯誤訊息就像一池混濁的泥水，導致許多人過胖、肌肉不足且摸不著頭緒。翻開飲食指南的歷史，我們得以看清楚這些錯誤訊息的源頭。飲食選擇一直以來都牽涉政治、社會議題、道德與宗教，但你知道，這些外部因素對營養科學的影響有多大嗎？

身為一名注重事實與結果的醫師，我試著了解外部政治與社會力量隨時間對飲食造成的巨大影響，並發現內容相當有趣。談到飲食與道德的複雜關係，十九世紀中期有個有趣的例子，一名長老會傳道士席維斯．葛拉罕（Sylvester Graham）被稱為「素食主義之父」，全麥餅乾（Graham crackers）就是以他命名。葛拉罕擔心肉類與酒精引起暴飲暴食，損害個人、家庭和社會健康，於是推崇「更簡單、樸素、自然的飲食」，主張不食用肉類、白麵粉、調味品與烈酒，並多吃新鮮水果和蔬菜。葛拉罕提倡健康的食物可以讓人更健康[3]，並發起美國最早的植物性飲食運動。他建議的飲食方式，被認為是能夠治癒社會、精神與身體上腐敗的解方。葛拉罕的追隨者，約翰．哈維．家樂氏（John Harvey Kellogg），更進一步推動素食運動，鼓勵從動物性蛋白質轉向攝取碳水化合物。是的，這位家樂氏醫師，就是麥片品牌家樂氏的創辦人，他於1878 年研發出「granola 穀麥」麥片。因為這兩位人物對標準美式飲食（Standard American Diet, SAD）的影響延續至今，且影響極度深遠，讓我覺得頗為有趣。

戰時考量

宗教因素並非影響美國飲食方式的唯一一種社會力量。戰爭也一直扮演著要角。實用上如何為戰力供應最適當的飲食，已經引領科學研究的發展方向，長期投入相關研究。1917 年，美國總統伍德羅．威爾遜（Woodrow Wilson）成立了美國食品藥物管理局（US Food and Drug Administration, FDA），以確保一戰期間供應海外作戰部隊有充足的糧食。赫伯特．胡佛（Herbert Hoover）擔任美國食品藥物管理局局長，主張「糧食將贏得戰爭」，該機構致力管控糧食供應、分配與保存，部分方式是在戰時的指定幾天中，大後方不供應肉類、糖、小麥與非豬肉製品。

第二次世界大戰前，科學家仍致力研究並辨識食物中的維生素與礦物質。後來在美國即將介入大戰的突來壓力之下，健康飲食的組成衍生出地緣政治影響。大蕭條期間，經濟困境造成大部分美國人陷入低蛋白飲食與營養不良。因為無法募集足夠的健康士兵，使得軍隊部署困難時，政府尋求帶頭的營養科學家協助並資助研究中心。這些研究中心，在日後也成為營養學作為健康研究學科的重要支柱。

美國參戰後，糧食消費就受限於配給制度，因為大多數營養密度高的食物與蛋白質都被運往海外。[4] 胡佛於 1943 年 1 月根據美國肉類供應狀況提出警告。他表示，「在這場戰爭中，肉類與脂肪，就如同坦克與飛機一樣，都是軍事必需品」[5]，藉此強調戒絕肉食，以民用供應軍需的愛國主義精神。

接下來的三十年，營養研究進一步擴張，顯著促進食物、生理學與食品加工的發展。不過從特定觀點來看，這都是為了實現一項特定目的：強化兵力。當時進行的研究，一直延續到今天。儘管主要研究對象是針對年輕男性，而非女性、兒童或老年人，但研究結果日後形成飲食指南的基礎，依然影響了所有人。政府資助的研究，著重在預防營養缺乏，明顯只注重促進短期表現，而非增進長期健康，因此制定出來的飲食指南至今依然影響著我們。

時時追蹤營養趨勢，能幫助增進新知，更了解影響健康的各種外力。只要想想，因為戰時配給的限制，人們難以獲取搶手的肉類與其他動物性食品；而在四十年後的 1980 年代，低脂肪與低膽固醇熱潮盛行，人人卻開始自我限制蛋白質攝取。這一次的轉變，不是出於配給或愛國主義，而是因為輿論壓力與誤導訊息所致。一度被認為極具營養價值的蛋白質，為了供應戰時軍需，大後方的百姓甚至必須被迫放棄，又是什麼原因，讓這些明明相同的優質蛋白質，最終被我們妖魔化了呢？這樣的發展，又是怎麼在後來發展成現今的植物蛋白「仿肉」（imitation meat）熱潮？

讓我們來看看前因後果……。

再強調一次，重點是要認清，政府所資助的營養指南，目標從來都不是要協助個人達到極佳健康。相反地，政府設定最低攝取量，目的是為了避免營養缺乏。正如我們所見，早期的研究，著重微量營養素，也就是生存所需的維生素與礦物質，而這是相當正確的研究方向。微量營養素缺乏從短期來看可能致命。

以壞血病、軟骨症與腳氣病為例，這些病症都肇因於缺乏特定營養素。例如在英國皇家海軍與美國海軍開始在配給口糧中添加維生素 C 之前，在十六世紀至十八世紀間，由於缺乏維生素 C 引起的壞血病，導致兩百萬名水手喪命。[6]

縱觀歷史，為了回答「我們要為士兵供應什麼？」這個問題，再以答案為基礎來制定營養標準，而後把這個標準套用在所有人身上。有趣的是，如今主流的飲食建議是少吃蛋白質、多吃穀物，在某方面算是模仿了大蕭條時期的飲食，而這種飲食習慣卻曾導致許多人營養不良。直至今天，這種飲食習慣才以不同的方式呈現。

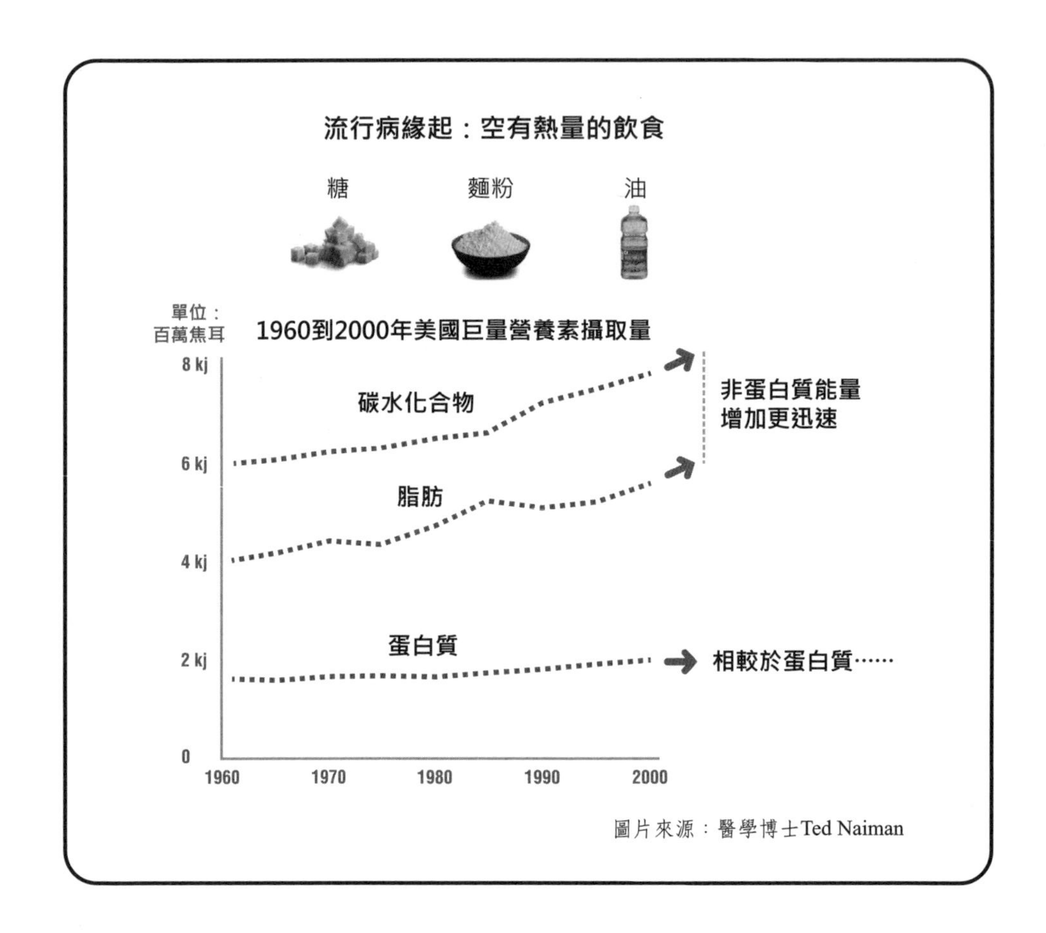

圖片來源：醫學博士Ted Naiman

從歷史上來看，肉類一直都是人類珍視的食物來源。但在過去的幾十年裡，肉類卻開始失寵，取而代之的卻是「理所當然經過加工」的植物性「肉類」。可惜的是，這並非新的科學證據與嚴謹標準的所得出的結果，而是偏向由產業、政策與學術討論出來的說法。

營養科學的問題，向來是源於過度簡單化、認定脂肪是健康問題根源，以及無法根據新科學資訊調整適應。忽視蛋白質與健康長壽之間的重要關聯，會導至嚴重後果。在深入探討營養科學背後的政治和宣傳之前，我想先提供一些工具，幫助評估充斥媒體的所有健康建議。

實證品質

品質好的研究討論，奠基於品質好的證據。

為了避免被流行的健身熱潮捲入，讓我們來談談該應用什麼樣的證據來指導你的健康決策。在評估營養指南的時候，我們得先知道，並不是所有能獲取的食物資訊都一樣重要。大家往往忽略隨機對照試驗與其他高品質的證據，反而偏好根據關聯性所得出的結論，而不是從因果關係推導出的結論。隨機對照試驗後來不受青睞的其一原因，是因為這種試驗通常只有少數受試者參與。這是因為很難去控制人類生活的方方面面，除非讓受試者直接在代謝研究病房裡生活，但裡面的環境與一般人的日常生活差異極大。

在代謝研究病房中，每間密封的小室只供一人居住，房間內打入事先計算好比例的氣體組成，也是唯一的空氣來源。人在裡面呼吸會消耗氧氣，並呼出二氧化碳。房間內的感測器會監測氣體交換，能夠精確計算出所消耗的能量。氧氣對二氧化碳的比值，能用來確認人體主要是燃燒碳水化合物或是脂肪維生。為了測量蛋白質氧化率，研究人員對採集的尿液進行分析。這聽起來完全不像正常的生活，對吧？

類似的各種研究難題，使得證據品質不良的「研究」越來越多，情緒反應與觀點被誤以為是事實，甚至成為頭條向大眾傳播。這也難怪消費者與外行人難以取得高品質的資訊。這種現象也是為什麼我想花點時間來說明如何評估接收到的資訊。第一步是了解實證醫學證據的品質。

可細分如下：品質最差的證據，通常缺乏能夠佐證的背景資訊或是專家個人意見。比方說，如果我告訴你蛋白質能幫助減肥，是因為我「看過」蛋白質的減肥成效，請你不要相信我——至少，在我提出證據並解釋作用機制之前，先不要相信我。如果沒有可信的科學佐證，專家也只能提出個人的主張（幸運的是，我致力讓所有我提出的建議，都以高品質且可驗證的研究為依據。若我分享根據臨床經驗的自身觀點，也會好好說明）。證據品質的下一個層級是觀察性研究。這些證據包括病例研究與報告、世代研究以及病例對照研究，所有這些研究都在無其他干預的情況下，進行長期觀察或追溯觀察。由於無法證明其因果關係，這類發現被視為證據薄弱，但能夠針對值得進一步探究的概念提出見解。此方法的關鍵是建立假說，並使用如隨機對照試驗的高品質研究進行測試。

雖然觀察性研究在優質科學發展上相當重要，但其實本身並稱不上好的科學研究方式。這是因為觀察性研究只仰賴相關性而無因果關係，所以不應該被使用於健康建議中。儘管如此，因為取得相當容易，當前的健康和營養狀況極為仰賴相關數據。由於無需實際干涉，由研究人員控制的變項數量非常少。此外，因為只有單一個案為依據，個案研究構成的證據薄弱。

請記住，許多高相關性的因素可能根本沒有實際的關聯。來看看一個荒謬的例子。十年期間，人造奶油在美國的人均消費量，與緬因州離婚率相關性高達 0.99（相關係數最高為 1.00）[7]。然而，可以推測出兩者之間並不互相影響。

發現到這種思考方式有什麼問題了嗎？隨機對照試驗可以得出有力證據的標準。科學家運用由觀測數據產生的假設，打造能夠控制外部（混雜）變數的實驗環境。觀察性研究沒有這些優勢。但隨機對照試驗可以分離假設，連結原因與效應。評估研究時要考慮的其他標準，還包括樣本量、排除條件與相對風險。

我們所獲取的最佳健康和營養數據，是來自從大量知識整理出來，設計良好且可重複實驗的隨機對照試驗研究。針對特定主題的多項隨機對照試驗研究結果，透過系統性回顧，也能進行審查與分析。雖然不比隨機對照試驗完善，由於整體研究結果品質取決於每個原始隨機對照試驗的品質，系統性回顧能提供極富價值的資訊。統計方法能得出統合分析，這是一種有效、客觀且合乎科學的方法，能分析並組合不同結果。

現在你可能會想問：「那我到底該如何處理所有這些實證資訊？」上述的內容，其實就等同提供了合理科學與廣告炒作的區分準則給你。我想讓你具備評估數據所需要的方法，而不是僅僅被動接受一般的營養建議。

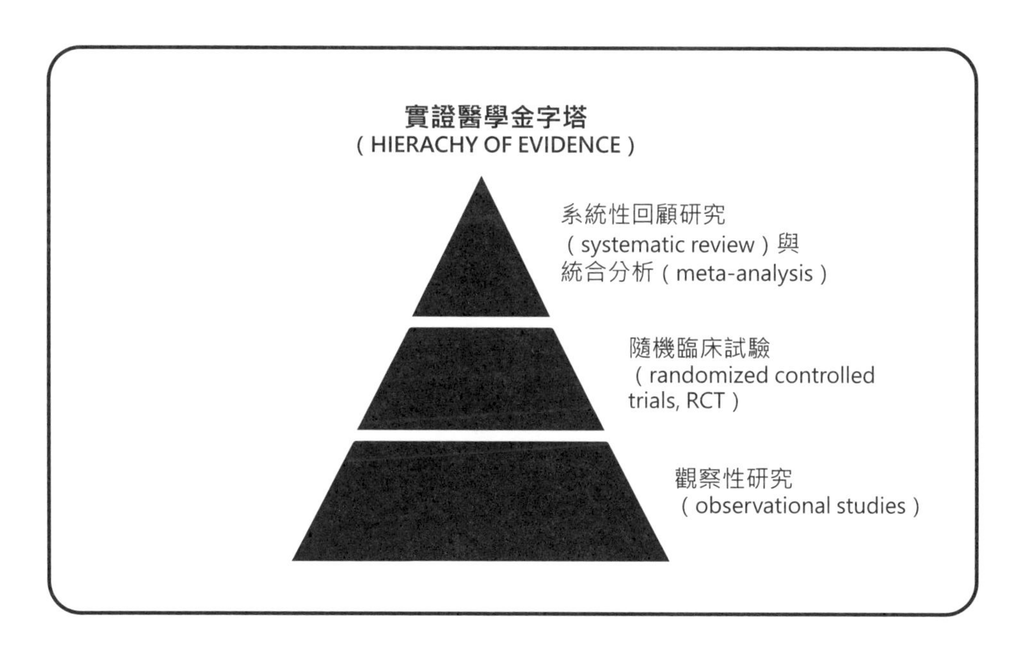

下次看到你的 Google 餵給你的新聞標題時，請再深入探討一下真實與否。首先問問自己：這個新聞來源是根據研究結果或是個人觀點？

如果資訊來源是已發表的同儕審查論文，請詢問研究對象是針對動物或人類。接著根據實證醫學金字塔的層級，查看研究的證據強度。如果是屬於金字塔底層研究，那麼你就知道在檢驗資訊時要更加有識別能力，而不是只接受表面提供的訊息。

不久後你就會注意到，健康與養生領域中，幾乎所有極端的資訊，來源都是帶有情緒的低品質資料。這是認識資訊的第一個步驟，應該由你自己判斷，而不是照著所謂「專家」的意願，一旦發現數據資料不符合他們的說法就草草略過。

現在你已經了解不同類型的研究資料是如何被解釋，又如何使用於健康建議，或許就更清楚了各方之間為什麼會產生分歧，尤其是在捍衛自己說法的各方之間。實際情況是，打從第一份營養指南發布的那刻起，一直都存在其他優先事項和考量。

我相信只要取得清晰、可靠且可以驗證的資訊，人人都有辦法做出良好且健康的選擇。好好記住這些資訊，你會從這個章節得到以下幫助：

（1）了解改變既定範式的事實，並能（2）參與要達到長期真正健康目標，所需要的透明對話。

參與人員

提供營養建議的人是誰？

為什麼各方飲食建議總是讓人困惑又彼此矛盾？快速解答一下這個疑問：因為那些提供營養建議的權威機構，乍看之下簡直就是一鍋難以理解的字母湯，像是：USDA（美國農業部）、NIH（美國國家衛生院）、WHO（世界衛生組織）、NAS-FNB（美國國家科學院食物營養委員會）。所有的這些機構不只負責提出實證營養科學公共建議，也會考量到食品業，這讓一切變得更加複雜。請記住，制定這些營養標準背後的權威，讓營養標準往往不僅僅只是表面上的建議而已。美國農業部（USDA）與國家衛生院（NIH）所制定的《飲食指南》，美國政府根據這份指南訂定公共政策，這些政策會影響到收公共資金辦事的各機構。

學校、安養院、醫院、監獄、托兒所等等，所有的機構都必須根據這份指南規劃飲食。於此同時，雖不具執行權，美國國家科學院食物營養委員會（National Academy of Sciences Food and Nutrition Board, NAS-FNB）以科學為依據，嚴格制定國人膳食營養素參考攝取量（Dietary Reference Intakes, DRI）。

食品健康宣稱與限制的真相

美國軍方在營養科學上投入的研究資金，不僅促成基礎飲食建議的提出，也刺激了食品加工領域的重大變革，這讓包裝食品公司對於哪些營養訊息該傳達給消費者的影響力上升。由於包裝食品與商品受不同機構監管，因此花費在促銷包裝與加工食品的營銷資金遠超過商品（或農產品）生產商的營銷資金。2021 年，百事公司（PepsiCo）在美國的廣告投資總額為 19.6 億美元。[8] 這樣驚人的數字還僅僅只是一個國家的其中一間公司的花費。在這個市場上，多方巨頭都在大展財力，所有商品的集團共同努力擴大 7.5 億美元的預算。主要貨幣失衡造成的影響相當顯見。

哪些是商品？

以幾個美國常見的廣告台詞為例：「Beef. Its what's for dinner（吃晚

餐，就吃牛肉）」；「Pork. The other white meat（豬肉，白肉的另一種選擇）」；「Got milk?（來點牛奶嗎？）」請注意這些廣告的目的，都不是在宣傳某一特定供應商或品牌，而是涵蓋範圍更廣的一種產品類別。這類的資訊由政府批准，製造商出資贊助，目的在於增加農產品需求。[9]「商品」一詞指的是基本農產品，例如大豆、玉米、小麥、咖啡豆、糖、棕櫚油、雞蛋、牛奶、水果、蔬菜、牛肉、棉花與橡膠。

「商品」與「品牌」的意思不同，一個品牌背後代表有一家公司、各項預算與專業團隊，致力發展創意行銷與宣傳，以區分市場，與競爭對手做出區隔。比方說罐頭湯品金寶湯透過廣告，與另外一間公司浦氏的市場做出區隔。現在來看看牛肉這邊的情況，市面上有多個品牌可供選擇，但出售的產品仍然是以牛肉本身為主，牛肉來源可能是同一間牧場或其他牧場（也可能是生產鏈上的其他供應商）。這些生產商行銷手段不足，無法讓自家生產的牛排勝過其他牛排。因此，為了在市場上競爭，農民與牧場共籌資金，向消費者推銷整個商品類別。「代扣會費計畫（checkoff）」是一項自助計畫，生產商可以把資源集中，共同提高市場對雞蛋、牛奶和牛肉等產品的需求和認識。美國農業部會監督過程，確保「代扣會費計畫」公平對待所有生產商。對一般大眾公開的健康宣稱，該機構也加以限制和規範。

商品生產方可以表示自己的產品是一種健康飲食，但他們不能用特定說法宣稱，例如「牛肉是生物可利用的鋅、鐵與蛋白質的優質來源」。這其中的差異，說明了包裝消費品與普通商品的行銷或促銷能力之間，存在著少有人知的細微差別。根據《營養標示及教育法案》規範，包裝消費品必須貼上標準化的營養成分標籤。但是與標籤規範相比，美國農業部對商品溝通的要求更為嚴格。商品不能與其他食品比較，例如強調牛肉和豆類之間的蛋白質品質差異，因為可能會被解讀成在貶低豆類。生產商可以提出事實，例如「牛肉含有九種必需胺基酸」或「牛奶有益骨骼健康」，但生產商不能聲稱牛奶中的鈣比杏仁奶中的鈣更具生物利用度。這是因為集體銷售的商品，不能互相打壓來彼此競爭。看到其中的差別了嗎？

生產方在行銷產品時，不能使用主觀或性質上的敘述，例如「因為牛肉含有所有必需胺基酸，所以更能幫助增強並維持肌肉」。就算這種說法符合事實也不行。[10] 有別於加工食品公司的做法，每項商品的市場聲明（特別是與健康營養相關的部分），都必須遵照「代扣會費計畫」進行嚴格的科學審查。不管如何，嚴格審查的優點之一就是可以增強消費者對商品聲明的信心。

加工食品的標準遠沒有那麼精確，也因此給了包裝消費品公司更多誇大其辭的餘地。加工食品生產商不受美國農業部監管，而是由聯邦貿易委員會管轄。生產商不能聲稱某種產品可以治療疾病，但可以提出概括的健康聲明，包含建議不要吃某些商品，例如放出消息稱「雞蛋對你有害」，並聲稱自己公司生產的燕麥片「有益心臟健康」。於此同時，雞蛋生產商沒辦法反駁這類造假的聲明，也沒有資金支持長期的實證公共教育。雖然包裝食品銷售商與生產商，會因為誤導聲明而受聯邦貿易委員會起訴，但聯邦貿易委員會不可能一一監管所有市場上的胡說八道。在加工食品與未加工食品間的競爭下，還有一股強大的新力量是植物性「肉類」生產商。這類食品製造商採用精明的行銷技術，這很可能會踰越界線，造成誤導性訊息傳出。因此從行銷的角度來看，包裝消費品與商品的競爭條件並不平等。

正如你所見，結果讓商品就像帶著麥克風的老鼠四處亂竄，試圖讓掌握多數資訊的幾間包裝食品公司聽到消息。從市場到軍方，背後隱含的影響在流行的營養敘述中扮演關鍵要角。因此，無論是醫師或外行人，都不知不覺獲取了可能造成致命決策的錯誤資訊。醫師在醫學院學習的基本營養資訊，是以議程為基礎的醫學產物，而不是以實證為基礎。這影響日積月累，形同為醫生與病患拴上了健康限制手銬。

蛋白質毋庸置疑的效益

當然，體能、金錢、注意力，都是有限的資源。專注於科學的某一領域（如脂肪與心血管疾病），卻忽略了另一個領域（如蛋白質，曾在營養科學領域被大大忽視了好一段時間），可能會造成獲取的資訊有所偏頗。有趣的是，儘管蛋白質的益處較少被強調又經常被低估，然而，不同於脂肪與碳水化合物，蛋白質的益處一直都毋庸置疑。在過去幾十年中，碳水化合物的相關建議已經多次反覆。不同種類的脂肪曾經受到各方批評，然後又被平反。同時，蛋白質被完全忽略，因此並沒有受到太多質疑。

出乎意料地也許令人驚訝的是，研究人員對脂肪的關注漸漸改變，轉而將蛋白質視為最重要且最被低估的巨量營養素。在今天，經培訓的專業營養師一旦確定了客戶或患者的總能量需求，最先計入個人飲食的關鍵營養素之一，就是蛋白質。只有在確定蛋白質攝取量之後，營養師才會以碳水化合物與脂肪來補上其他所需的熱量。

這是否表示政府的飲食指南終於跟上腳步，確立了以蛋白質為核心的飲食呢？政策規定每五年就必須審查營養建議一次，所以現代的飲食準則必須跟科學發展同步，沒錯吧？如同你猜想的一樣：結果不盡然如此。即使蛋白質對維持健康與長壽至關重要，但在 1980 年至 2010 年這段期間，公共健康指南幾乎對蛋白質完全置之不理。在過去三十年中，蛋白質相關的飲食建議始終沒有變化，皆小於最低應攝取量。消費者可能會因為缺乏重要資訊如陷五里霧中，這些資訊卻會大大影響他們的健康。事實上，儘管所有營養師都受過基礎培訓，但目前政府的飲食指南，依然以碳水化合物和脂肪為優先，接著才分配蛋白質的攝取量，根據其他巨量營養素的比例，來決定蛋白質攝取量百分比。這可說是重大的失策，將造成實際影響。原因在於，一個人消耗的熱量越少，消耗熱量來源為蛋白質的比例，就應該要越高。

但是，由於蛋白質是絕對必須的身體需求，將蛋白質視為總熱量的百分比，可能會造成誤導。這是因為，如果根據總消耗熱量來安排飲食，很可能會吃得不夠多。接著來看看這是怎麼運作的。如果我們遵循飲食指南的建議，也就是讓蛋白質佔熱量攝取總量的 15%，一名 70 公斤的成年人每天攝取 2,500 大卡的熱量，其中蛋白質攝取量為 93 公克。但是，如果按照低熱量飲食，同一個人每天攝取熱量降至 1,400 大卡，蛋白質攝取量就會只剩下 52 公克。要維持肌肉健康，這樣的攝取量已經太低了。

在第五章，我們會更深入討論蛋白質的攝取量、品質與攝取時機，在此因為與討論的內容相關，會先快速帶過一些簡短介紹。動物性產品是高品質與高營養密度的蛋白質來源。由於我們吃進去的其實是胺基酸，而不是蛋白質本身，這一點尤其重要（接著看下去，會有更多詳細資訊幫助你了解如何正確攝取胺基酸）。你當然可以從植物性飲食中獲得充足的蛋白質，但從植物的碳水化合物、熱量負擔以及營養密度來看，這可能不是最理想的飲食策略。

正如方才討論的內容，蛋白質的建議攝取量是避免營養不足所需的最低值，已經維持三十年沒有更動。現有的所有可靠科學研究都清楚指出，目前的建議攝取量都遠低於最佳攝取量，特別是蛋白質。**目前的建議攝取量為每公斤體重應攝取 0.8 公克的蛋白質。然而，我自己是建議應該以每公斤體重攝取 1.6 公克的蛋白質作為基準，並且優先考量個人的需求與健康。**（這個建議是根據一項開創性研究，探討觸發肌肉蛋白合成所必需的白胺酸閾值，在本書第 122 頁有更詳細的內容討論。）簡單來說，**我建議成年人以每磅理想體重為單位計算，每天至少應該攝取 1 公克蛋白質。（約每公斤體重攝取 2.2 公克蛋白質）**特別是一天中的第一餐與最後一餐，至少應該攝取 30 公克的優質蛋白質。食品政策的一部分壓力來源是世界衛生組織（WHO），世衛組織致力於制定低度發展國家也能達到的營養標準。就像其他的營養指南一樣，世衛組織的建議並不是以個人最佳健康為主，而是著重在顧及經濟發展並維持貧困人口健康的最低標準。世衛組織設法建立一體適用的標準，因此致力讓世界各國都能通用其健康政策。其中建議各國調低蛋白質攝取量，所考量的出發點並不是增進健康。說得更直白一點，由於世衛標準考量到全球整體健康，因此要採用世衛國際標準，就必須降低國內的標準，才能讓所有人都適用。

我的建議則是：如果你本身有足夠的資源可以維持最佳健康，就不要虧待自己的健康。我們當然都生活在全球食物體系之中，但即使你今天決定捨棄法蘭克牛排，也不會因為你不吃就送到地球另一端的餐桌上。因為世界向來就不是這樣運作的。反之，我倒希望你好好想想，降低飲食品質會造成什麼樣的非預期後果。你猜想，健康問題相關的成本會大增，也許吧？如果要維持相同的指標，卻選擇吃品質較低的食物，那麼其中一定會有所取捨。這樣的取捨犧牲掉了什麼？優先考慮蛋白質，可能得付出身體與環境上的代價。就算設法抵銷掉這些代價，但是最終造成的身體與環境成本也很重要，也該一併考量進去。

與今天多數人的認知恰恰相反，比起像 Twinkies、Lucky Charms 和 Impossible Burgers 這類品牌推出的植物性超級加工食品，一份豐盛牛排的餐點反而更有益健康。根據最近的一項美國蓋洛普調查[11]，超過一千兩百萬的美國人已經完全不吃任何肉類。[12] 也有數千萬人選擇少吃牛排與漢堡。[13] 美國農業部的數據指出，從 1970 年到 2020 年，美國人均牛肉消費量（每人每年消費磅數）平均每年下降了 34%。儘管如此，從健康或環境層面來看，都沒有帶來什麼益處。可是，許多人仍然把紅肉是為幾乎所有健康問題的罪魁禍首。身為一名醫師，這點讓我感到非常害怕。

高品質動物性蛋白質是原始的超級食物，對健康至關重要。《營養學期刊》近期發表的研究結果表示，成年人所攝取的總蛋白質，必須有 45% 至 60% 為動物來源，才能確保其他營養素攝取足量。[14] 如果繼續避開紅肉不吃，反而選擇低品質植物性食品如穀物、麵包、糕點和披薩等，罹患慢性病的機率將持續攀升。可以確定的是，動物性蛋白質來源包含其他重要營養素，例如鐵、鋅、鈣與維生素 B_{12}。

一旦減少動物性蛋白質攝取量，也會影響到整體飲食的營養充足程度。許多人選擇吃少一點紅肉時，通常會為了填飽肚子，另外多吃一些高度加工的方便食品。目前美國人的飲食，超級加工食品已經占了超過六成的比例。他們避開動物性食品不吃，結果吃下更多超級加工食品，主要是商業製作的麵包（精製和全麥麵包）、即食早餐穀物、蛋糕、甜點、披薩、薯條、軟性飲料（汽水和果汁飲料）還有冰淇淋。[15] 這些研究反映了我在多年實務經驗中看到的趨勢：一般人減少動物性食品攝取之後，不會大吃菠菜來補齊不足的部分，而是選擇吃垃圾食物。另外還有一個關鍵點是：一般人最常食用的兩種蔬菜是馬鈴薯和蕃茄。有將近70% 的馬鈴薯都經過加工或冷凍過程，然後才製作成薯條、馬鈴薯泥或薯片供人食用。被吃下肚的蕃茄之中，有 60% 為罐裝蕃茄，而且通常是作為蕃茄醬或披薩醬汁。[16] 顯然並不是所有素食或純素飲食都有益健康。慢性病機率上升，很大一部分得歸咎於忽視個體差異、概括建議飲食以植物為主而一律反對動物性飲食。

| 席琳的故事 |

我的病患席琳今年25歲，在她身上可以看到植物性飲食主張造成的傷害。展開活動策劃師職涯的同時，席琳試著遵照「淨食」的飲食潮流，來平衡步調緊湊的紐約生活。席琳幾乎只吃純素飲食，大多喝新鮮果汁與果昔。她規律運動，但卻發現很難保有足夠體力來完成整套訓練。席琳很瘦，肌肉量也非常少，也經常血糖過低。她的生理期不規律，也經常掉髮。

我遵照《里昂增肌計畫》幫助席琳慢慢調整飲食，因為她幾乎有十年沒吃過任何動物性產品了。我們建議她減少果糖攝取，先替換成植物性蛋白飲，然後慢慢以乳清蛋白取代。在每週飲食中，僅僅加入一次紅肉，就帶來驚人的變化。三個月後，她整個人煥然一新。她不再頻頻掉髮，生理期也變得規律。甚至連她的眼睛顏色也出現變化，變得更清澈了。在短短十二週內，席琳增加了1公斤肌肉，減少了4公斤脂肪，大約佔體脂肪的3.2%。考量到她的年紀，目前她可以承受比我通常建議的攝取量稍低的蛋白質攝取，不過仍然可以看到顯著的成果。席琳想改善健康的本意是好事，只是一直都被錯誤資訊影響。有了清楚指示與實證介入的幫助，讓一切大為好轉。

肉類迷思

動物性產品總被形容成不健康、不永續且不人道，特別是在近幾十年來的西方社會中飽受批評。令人驚訝的是，儘管肉類其實營養豐富，能為健康帶來顯著益處，這類訊息還是被大幅散布出去。你知道減少動物性蛋白質攝取，與女性腰圍增加有關嗎[17]？許多人試著降低動物性蛋白攝取，卻經常以碳水化合物取代。綠色蔬菜如羽衣甘藍或青花菜等所含的碳水化合物的確有益健康，但許多人通常選擇的是白麵包、義大利麵、薯片和炸薯條等，這些食物提供的營養價值相當低。根據美國塔夫茨大學（Tufts University）1999 年到 2016 年的研究，將近 4.4 萬名美國成年人中，每日熱量來源有超過 40% 為低品質碳水化合物。[18]

轉向植物性食品的趨勢已經持續了幾十年。在 1990 年代，美國營養學家認為脂肪是所有健康問題的根源。SnackWell 宣稱自家餅乾為健康的「無脂」食品，美國人可吃了不少，當年 SnackWell 的銷量甚至超過了奧利奧餅乾。儘管產品包裝標示「健康」字樣，但消費者吃下的熱量幾乎跟傳統餅乾一樣多。這是因為這些餅乾雖然不添加脂肪，但卻由糖取而代之。

時至今日，歷史正在重演，這次則是人群對植物性仿「肉」的狂熱。速食連鎖店紛紛推出植物性替代肉品，如漢堡王的 Impossible Whopper，試圖用仿肉製作出 4 盎司牛肉漢堡，但其中的蛋白質含量較真肉少、加入五倍多的鈉、飽和脂肪更多，熱量幾乎與真正的牛肉漢堡相當，但卻有一長串的添加劑。[19] 可以說在任何情況下，這些超級加工的仿肉產品，都不會比真正的牛肉更健康，也根本不環保。美國人要以植物性食品取代肉類之前，還是應該再好好想想。從動物取得食物最大的優勢，就是動物性營養成分有較高的生體利用率，這些營養要單從植物食品取得相對困難許多。動物性產品能提供獨特營養化合物，這些營養對各個年齡階段的發育、身體功能與生存，都有著非常關鍵的影響。

一塊 4 盎司（約 113 公克）的牛排，可供應 28 公克蛋白質，這大概是避免營養缺乏最低攝取量的一半（目前美國的每日蛋白質建議攝取量，男性為 56 公克，女性為 46 公克）。比起大豆或小麥中的蛋白質，我們的身體處理紅肉的效率更佳。各種長鏈脂肪酸（例如二十碳五烯酸和二十二碳六烯酸）、礦物質（鋅和鐵），以及維生素（維生素 D 和維生素 B_{12}），多種營養素幾乎無法從植物中獲得，或者在植物中的生物利用度較低，其中的抗營養因子可能使身體更難以吸收或利用 [20]。事實上，比起雞肉或魚肉，紅肉的營養更為豐富。

紅肉是蛋白質加上所有其他維生素與礦物質的組合，因此紅肉特別容易被生物吸收利用，並能支持肌肉健康。雖然所有動物性蛋白質都具有高生物利用度，但紅肉是鐵與維生素 B 群最好的一種膳食肌肉來源。許多肉類內臟含有更多維生素與礦物質，不過美國的飲食通常不會吃大量的動物肝臟、心臟或腎臟。一如往常，我們應該將食物類型視作一個整體，而不是僅強調一部分的營養價值。快速查看一下飲食金字塔，可以看出，事實上美國推崇植物性飲食已經有好幾十年，但這卻傷害了我們的健康。我們可以看到這些延續至今的營養傳統，如何帶來錯誤資訊，導致錯誤決策。如果能回到過去……如果過去幾十年都依循正確的飲食方式，會帶來很大的不同。我們本來可以解決問題，許多誤導訊息造成主流健康與營養的觀念，澄清迷思、錯誤資訊和造成誤導的訊息非常重要，如此才能努力培養以肌肉為核心的生活計畫。

肉類偏見

關注脂肪的趨勢對主流健康建議的影響，只是目前營養科學界對動物性食品存有偏見的原因之一。還有涉及其他複雜因素，是針對吃肉類與乳製品可能造成道德或倫理上的疑慮。這個主題相當複雜，牽涉及多種考量。動物與植物性食物的分歧存在已久。在本世紀中葉，素食社會開始出現的時間點，是在食物鏈基本架構開始變動的時候。這些變化造成小型家庭農場減少，還有家畜飼養工業化，人類脫離直接養殖與屠宰動物為食的過程。

如同大家所見，從道德層面來考慮食物選擇並不是什麼新鮮事。千年以來，世界各大宗教都有各自的飲食律法。近代在 1971 年，《一座小行星的飲食》（*Diet for a Small Planet*）一書，對社會影響甚鉅，此書改變了所謂「好」飲食的觀點，強調飲食應該同時考慮營與環境。[21] 這引起全新二分法的討論，例如人工合成之於自然產物，以及動物之於植物而言。[22] 越來越多人認為以動物為食是不道德的行為，且對人體健康與地球環境都會造成傷害。今天有些人主張完全不吃或者只吃極少量的動物性食品。有些人甚至呼籲停止飼養牲畜，並支持生產植物性「肉類」

和「乳製品」的加工食品公司（植物燕麥奶公司 Oatly 的核心目標，就明訂了「盡力提倡植物性營養優於動物性營養」）。食品生產的確與全球環境相關，而且氣候變化確實存在，這點也沒有錯。但事實是，光靠改變飲食方式根本無法解決氣候變遷問題。

根據目前的說法，你可能會認為拯救地球的方法就是停止吃肉。全球暖化的議題越演越烈，圍繞這項議題周遭的各種雜音，很可能會混淆可行的步驟，使人看不清真相。近年來，牛隻已經普遍成為這項議題的代罪羔羊。美國國家環境保護局的科學家，將美國畜牧業生產的影響量化計算，結果其影響佔了所有溫室氣體排放的大約 4.2%。其中的 2.2% 來自肉牛，1.37% 則來自乳牛。[23] 從全局綜觀來看，這些佔比都相當小，因此我們不能把化石燃料造成的惡果通通推給牛隻。

| 從數字看環境衝擊 |

幾個廣為人知的模型特別強調，如果在食品生產流程中排除所有動物性食品，將減少全球溫室氣體28%的排放。[24]然而，實際數字其實並沒有那麼多。美國所有農牧業活動的僅佔所有溫室氣體排放約10%，其中以植物農業佔多數。[2]減少畜牧業，全美總溫室氣體排放量也僅僅下降3%，從全球來看則下降0.5%。

這些模型還顯示，從美國飲食中剔除動物性產品，會導致必需營養素（即胺基酸與脂肪酸）大量缺乏，而且因為人們依然會試著滿足最低蛋白質需求，這會導致總熱量攝取上升。[26]如我們所看到的，這些調整只會加劇肥胖與代謝症候群。

在今天動物與植物的爭論中，經常被忽視的另一部分是畜牧業該如何配合永續發展倡議。像牛羊這樣的反芻動物，能夠重新利用無法處理的農業廢棄物，轉化為富含必需胺基酸與微量營養素的肉類，包括肉鹼（carnitine）、肌酸、鋅、血基質鐵（heme iron）與維生素B群。[27]

從土壤表土維持與恢復到碳循環，這些動物都扮演著不可或缺的角色。[28]美國現代工業化農業活動造成表土侵蝕，預估造成約十億噸的碳排放[29]，大約佔了全球年度溫室氣體排放的20%。將反芻動物有意識地納入土地管理的一部分，也可以減少對合成氮肥的農業需求，合成氮肥是溫室氣體一氧化二氮排放的主要來源。[31]

如果沒有意識到反芻動物對土壤保護與恢復的正面影響，我們將會錯失良機，失去能在下個世紀大幅減少溫室氣體總排放量的大好機會。優先考量以上的目標，不僅能減少溫室氣體排放，也會大大影響水質與空氣品質[31]，這兩者也是環境問題所關注的主要領域。

停止美國的畜牧產業，對整體溫室氣體排放的會帶來名義上的影響，而飲食中停止攝取動物性產品，則會使代謝健康惡化，在美國這樣一個逾 40%成年人有肥胖問題的社會中，這樣的問題尤其嚴重。[32]

多年以來，我看著病患對各種陷入苦惱，掙扎著要做出符合身體健康、社會與地球的正確選擇。這些人往往處於一種無盡的挫敗循環，陷入各類資訊相衝突的混亂之中。這樣危險的狀況，肇因於有一派科學家在營養論述中的立足點更穩固、更有分量與影響力，尤其是影響涉及全面公共政策的時候。如今，這類曾不可撼動的論述出現了裂縫，越來越多人意識到動物性蛋白質的重要。

我的導師唐諾・雷曼博士曾這麼解釋，「蛋白質品質是植物性飲食論述無法站穩腳跟的一項因素，從生物學上已經證實，這不過是純粹的數字而已。」從流行病學或被曲解的全球暖化統計來看，以植物為核心的飲食優勢充滿主觀和謬誤。這些方法衍生出了許多有趣的標題，但沒人能真正提出論點，解釋動物性產品能提供更優質的蛋白質。是時候別再以植物或動物的二分法來區分營養，而是要從整體飲食來考量。紅肉是最古老的食物之一，有著最豐富的生物可利用蛋白質與胺基酸來源，可說是超級食物的教父級角色。

• 重整心態　設定標準（不只是目標）

軍事菁英都會遵照一套原則行事，我們可以從中學習並應用到生活中，真正且長久地改善健康。

就拿我的一名病患布萊恩的狀況來說，他對於一場重大事故的反應，體現了他的韌性和適應能力。布萊恩從小在德州的農場長大，身形像大樹一般魁梧，身高約182公分，肌肉量達到260磅（約117公斤）。他曾在美國海軍海豹突擊隊服役了十五年。他通常是被派去負責破門的隊員。布萊恩因為戰鬥部屬，多次前往地球上最危險的地區出任務，但他從來沒有受過傷，一直到他從海外回到家鄉。

布萊恩約時速8公里的速度騎著摩托車，卻被一名開車時一邊發簡訊的青少年撞倒。摩托車被撞得面目全非，布萊恩則失去一隻從膝蓋以下的一條腿。後來的幾個月裡，由於難以承受的疲勞與疼痛，他四處尋醫求助，然後他來到我的門診。通常我「熊媽媽式」的醫師風格，對多數軍人病患來說都還算不錯。（他們通常能容忍我嘮嘮叨叨的問題，還不至於揍我一拳，哈哈！）我一走進門，就立刻朝著關鍵點展開攻勢。

「布萊恩，我知道這對你來說一定很不容易。你這麼是高大、強壯的傑出Alpha男，參與那麼多次軍事部署，經歷過許多真正的生死考驗，但卻因為一個不負責任的青少年而失去一隻腿。你有什麼感覺或想法嗎？」如果他想好好抱怨抒發一下，我已經很明確地幫他架好了舞台。

結果他的回答是「嗯，醫師，就像我剛剛提過的。我覺得相當疲憊，截肢部位一直感到幻肢疼痛。」

「我的意思是說，你是怎麼去面對這發生的一切混亂？」

他露出困惑的表情，真摯地說：「醫生，你是什麼意思？噢，是在說我的腿嗎？那已經是六個月前的事了。」

你看出來了嗎？布萊恩六個月前才剛失去一條腿，然而他已經克服了這點，並且繼續向前看，面對下一個問題。換作是你，你有辦法在六個月內重新振作嗎？我們多數人可能都做不到。正如精神科醫師維克多．弗蘭克（Viktor Frankl）所說，疼痛無可避免，但是否要繼續因此受苦，則是自己的選擇。[33]

不少人會因為內心狀態影響而受打擊，而布萊恩則設法好好穩定自己的心態。他並沒有讓自己的思緒一閃而過，而是好好善用自己的思緒，作為一種輔助工具。布萊恩讓我明白，我們有能力培養自己的心態，並幫助自己脫離有害的內心雜訊。他主動出擊，努力適應我為他設計的營養計畫，保護他受傷後的骨骼肌。

為了恢復健康，布萊恩著重蛋白質攝取，飲食以高營養密度的天然食物為主。這能幫助防止肌肉質量流失，我們也重新調整了他的訓練計劃，以符合他身體現狀的需求。

布萊恩從不為自己找藉口，或把「我做不到」掛在嘴上，這是善用心理架構的絕佳例子。他知道抱有受害者心態只會將自己推離目標，所以他堅定地按照計畫前進，努力促進肌肉生長並保護肌肉，不被自我設限的思緒困住。

根據自己的生活經驗與大腦運作，我們每個人都以不同的方式處理資訊。世界上沒有兩個人會完全相同。這個概念雖簡單卻影響深刻，也因此帶來生命高度個體差異的結果。

與自己對話的重要

別讓內心的聲音主導一切，而是要好好掌控主導權，好好善用這些自我對話來鼓勵你，而不是貶低你。這麼做能幫助提升自我價值。一開始，內心的自我批判可能非常大聲，而且不怎麼支持你。不過一旦學會重新調整這些喋喋不休的聲音，努力讓它們一起朝你的目標努力，這種聲音就會成為一種助力，而不會阻礙你的進步。

自我對話的潛在影響，最終將會體現在你對自己的看法上，決定了你對待自己方式。自我價值會引導行動。把自我價值想像成你夢想豪宅裡的奢華裝飾。在家裡每天醒來眼前所看到的，都是你自己精心挑選佈置的華美帷簾。而自我內心的直接反射，也是同樣的道理，每天都會在你眼前呈現。

擁有一間漂亮的房子讓你開心嗎？你值得擁有自己想要的華麗屋子嗎？擁有嶄新的健康身體，是否讓你覺得自在開心又舒適？為了擁有夢想中的房子，你會願意投入多少資源、時間和金錢？自我價值會決定你願意為此走得多遠。你能否好好掌控自己的行為，取決於你對自己的看法。

一旦把計畫的優先順序看得比內心否定聲音更加重要，就會看見成果。培養習慣時時注意自己的思維模式非常有幫助。列出一份清單。寫下各種內心的負面循環。接著，你就可以開始一項一項解決這些阻礙。以下是我最喜歡的幾個例子：

- **悲觀主義者**

總是把每件事小題大作，只想著最壞的情況。如果要出發去旅行，肯定會在去機場的路上遇到大塞車。排隊安檢時，腦海中就充滿了飛機失事的畫面。又該做年度健康檢查了？那就會很確信這次醫生會診斷出致命疾病。

- **被恐懼限制，裹足不前**

「一切都讓人無法忍受；我什麼都不做了。」大肆發洩自己的壓力，以被擊垮的藉口當作掩護，壓力等級落在在9到10左右。從來不吃營養保健食品，因為要先採買還要分配一週吃營養品的時間簡直太麻煩了。上健身房？這可做不到，那麼多複雜的器材設備，根本不知道該做什麼訓練。基本上一切都不可能，早在開始之前就把失敗的藉口都都準備妥當了。

- **自怨自艾**

「我就是永遠都不會有健康好身材。這種是對別人來說比較容易」、「我出生的時候就過重，我父母身體也太不健康」、「我有童年創傷，食物是我唯一能依靠的情感支持來源」。有成千上萬種不同版本的說法，都在不停忙著與其他人做比較。由於大腦擅長一再重複曾習得的內容，所以也就不斷陷入負面循環。

我發現負面思維模式會造成三大後果，分別是憂鬱、焦慮與不健康的身體。你目前身陷其中的負面循環，很可能就包含會造成這些後果的想法。與其讓那些負面聲音不斷縈繞在耳邊，不如直接與它對話。只要列出了自己主要的負面循環清單，就會知道如何在它們下次出現時辨別出來。負面聲音一出現，就能直接處理問題。把內在獨白轉成對話形式，能幫助你掌握對話的主導權。

拿「自怨自艾」的循環為例，內心有個聲音冒出來一直說：「我身材糟透了，我永遠都不會健康苗條。這好難，對別人來說比較容易。」這時你應該如何回應？回應方式也許是：「嘿，我可以搞定。我會做我該做的努力，專心投入並執行計畫。」我們的目標是，每次又開始自怨自艾的時候，都要這麼回應自己。促進改變最容易的方法，是時時提醒自己，內心的負面聲音無法定義你自己，也不是只有你有這種困擾。實際上，自我對話的聲音會以某種形式不停出現，其中有些可能總是很令人厭煩、很負面，或者是根本是種侮辱。不過，面對這些聲音，你所採取的行動將會決定掌握主導權的是你自己，還是那些想法。一切都操之在己，由你去決定實現目標應該採取的步驟，並付諸行動。而我可以在此提供協助。

第 5 章
蛋白質：不僅是巨量營養素

身體組成約有 60% 是水，剩餘的 40% 則有一半由蛋白質所構成。骨骼、韌帶、肌腱、肝臟、大腦、皮膚與指甲，都是由蛋白質所構成的。這種重要的巨量營養素不只負責身體結構，也負責身體的主要調節，控制所有組織與器官的功能，其中包括肌肉功能。酶也是一種蛋白質，一種能催化體內所有化學反應的蛋白質。蛋白質也能幫助產生能量與促進細胞間的通訊。

蛋白質強化了關鍵細胞功能，例如能幫助平衡激素，同時也是重要的免疫系統調節媒介。正如我們在第二章中所提過的，對抗病原體的抗體是一種蛋白質，包括胰島素在內的許多激素也是一種蛋白質。由蛋白質提供胺基酸所組成的甲狀腺激素，能調節血糖與代謝率，並影響生長激素分泌與骨骼健康。大腦運用富含蛋白質的食物，來產生神經傳遞物質（neurotransmitter），例如腎上腺素（epinephrine 或 adrenaline）、去甲腎上腺素正腎上腺素（norepinephrine 或 noradrenaline）、多巴胺和血清素（serotonin），這些物質對腦細胞間的通訊都十分重要，且直接關係到神經發育、睡眠與情緒調節。

蛋白質為主的飲食好處

- 平衡血糖
- 增強體能
- 心緒清晰
- 降低體脂
- 改善體組成
- 降低食慾

希望你現在已經清楚了解到，蛋白質的重責大任可不只是建造肌肉而已，而是在整個身體系統都扮演關鍵角色，這也是為什麼蛋白質會大幅影響壽命、代謝功能與生活品質。科學方面已經大幅進展，認知到膳食蛋白質的重要性，但一般大眾仍然不太清楚。此外，如我們先前討論過的，即使過去一些資訊早已被研究推翻，卻依然根深蒂固，甚至還有部分醫師仍會提供過時的建議。現在就是好時機，你終於能透過近期的最新研究，好好了解身體運作所需的適當蛋白質攝取量。依據蛋白質的攝取量、品質與分配來設計飲食，以達到肌肉最佳化的需求，能提供豐富胺基酸，供身體重要功能運作，例如大腦細胞通訊、食慾調節與激素分泌。透過以蛋白質為主的飲食方法，其他所有營養也能一一到位。

攝取量

讓我們先來談談攝取量。美國目前的蛋白質建議攝入量，設定為每公斤體重 0.8 公克。依此計算，對體重 150 磅（約 68 公斤）的人來說，相當於每天需攝取約 54 公克的蛋白質（女性的蛋白質建議攝取量為 46 公克，男性為 56 公克）。這些數字背後的依據，是過去用來發展畜牧業的氮平衡方法，明顯低估了實際需求。[1]

我在診療中發現多數人的蛋白質攝取量都不足，許多人甚至根本不知道自己吃了多少蛋白質，一直到他們開始試著追蹤攝取量，才得以量化吃進去的蛋白質。這就是為什麼要著手調整蛋白質攝取，第一步就是要記下飲食日誌，並使用磅秤來確認實際吃下多少食物（更仔細的說明請參閱第 7 章）。即使你目前沒有蛋白質缺乏的狀況，除非你已經開始特別注意自己的蛋白質攝取量、品質與分配，否則也很可能還沒有讓蛋白質攝取達到最佳化。

| 破解迷思 |

你可能聽說過高蛋白飲食導致腎功能障礙的迷思，但數據呈現的結果其實不然。

著名蛋白質研究學者斯圖亞特．菲利普（Stuart Phillips），曾進行一項統合分析，研究高蛋白質飲食，以及該飲食對腎功能的影響（高蛋白質飲食相當於每公斤體重蛋白質攝取量≥1.5公克、≥攝取熱量的20%，或每日攝取量≥100公克）。使用的指標是腎絲球過濾率（glomerular filtration rate, GFR），會反映出腎功能效率的所有變化。

相較於正常飲食或蛋白質含量較低的飲食（每天從蛋白質攝取的熱量減少≥5%），高蛋白飲食的影響不明顯，並沒有顯著提高腎絲球過濾率的數值。研究人員的結論是高蛋白攝取並不會造成健康成年人的腎功能負面影響。[2]

根據凡・艾斯維克（Van Elswyk）等學者的隨機對照試驗與流行病學研究，他們從系統性回顧中發現，相較遵循美國蛋白質建議攝取量（每日攝取量為每公斤0.8克，或熱量攝取的10～15%）的組別，高蛋白攝取（蛋白質攝取量≥20%但<35%的熱量攝取，或超過比較攝取量≥10%）的組別，幾乎不影響腎功能的血液檢測指標（例如血壓）。[3]

為什麼不該忽視蛋白質

- 對細胞功能至關重要
- 影響新陳代謝
- 可建立身體結構
- 影響睡眠與情緒
- 大腦、骨骼、韌帶、肌腱、肝臟、皮膚和指甲組成都需要蛋白質

預防肌肉與組織分解

身體所有的組織皆由蛋白質組成。在一年的時間內，幾乎所有蛋白質都會經過更新，這些蛋白質的重大任務，就是確保身體有足量且適當的營養來供應需求。低蛋白飲食的情況下，身體會優先確保肝臟、心

臟、大腦、腎臟與腸胃道的正常運作。由於身體處於不斷更新與修復的循環，器官對胺基酸的需求很高，身體會一直努力優先照顧好主要器官。如果只攝取剛好足夠的蛋白質來供應基本功能運作，身體會因胺基酸不足，無法支撐骨骼肌的生長與修復；但如果是為肌肉健康進食，就能同時滿足所有主要生理需求，同時也能改善身體組成。

身體仰賴你攝取必要的成分以供應修復與重建。那些成分到底都是什麼呢？原來，我們歸類出的膳食蛋白質其實包含了各種特定胺基酸。

蛋白質品質與胺基酸有關

我們通常將蛋白質視為一種巨量營養素，但它其實只是二十種不同個別胺基酸的運輸系統，這些胺基酸有兩種功能：合成蛋白質與生成新的生物分子和（或代謝訊號）。這表示所有胺基酸都有兩大主要作用：

- 支撐身體結構。
- 輔助生理功能，如神經傳遞物質與抗氧化物生成，以及蛋白質合成。

必須了解的重點是，進食本質上並不是為了蛋白質，而是為了胺基酸。膳食蛋白質只是一種載體。將蛋白質視為單一特性是一種常見的誤解，導致胺基酸攝取量難以達到。這表示要從飲食獲得高品質的蛋白質，需要攝取足量身體無法自行生成的個別胺基酸。可以查看自己常吃食物的標籤，看看碳水化合物這類的巨量營養素，是怎麼分為糖、纖維與總碳水化合物？注意脂肪也再細分為幾種亞型，包括飽和脂肪、反式脂肪與膽固醇。現在來談談蛋白質。蛋白質一直以來被誤導成……就只是蛋白質。

但並非所有的蛋白質都能夠劃上等號。不同的蛋白質來源，胺基酸組成也不同，二十種胺基酸的不同組合在人體中各有其特性與功能。食品包裝要求上卻完全忽視了這點。就連每日的建議攝取量，也沒有指出飲食中對於不同胺基酸的需求。難怪有那麼多人並沒有完整攝取身體所需的優質蛋白質。

二十種胺基酸之中，有九種被定為「必需胺基酸」，由於人體無法自己合成這些胺基酸，必須透過飲食或營養品攝取。我們需要攝取足夠的胺基酸，才能促進蛋白質的合成。計算膳食蛋白質攝取量時，重點是確保適當平衡，透過不同食物來源吸收胺基酸，以確保有足夠基礎，為前述所有身體系統提供能量，同時幫助肌肉組織的維持與生長。

身體需要三種不同胺基酸維持整體健康：

- **非必需胺基酸**：只要攝取充分的總蛋白質，身體可以自行合成。
- **條件性必需胺基酸**：受傷或生病時，身體無法合成足量，必須依賴飲食來源攝取。
- **必需胺基酸**：此種胺基酸的來源為飲食。雖然被稱為必需胺基酸，不過即使同是這一類的胺基酸，必需的程度也不是完全相同。這是因為如果不攝取動物性食品，會更難獲取足量特定胺基酸，例如亮胺酸（leucine）、甲硫胺酸（methionine）與離胺酸（lysine）。

稍後會更仔細討論必需胺基酸，不過在此之前先來看看以下列出的十一種「非必需胺基酸」：

- 丙胺酸（Alanine）
- 精胺酸（Arginine）
- 天門冬醯胺酸（Asparagine）
- 天門冬胺酸（Asparatic acid）

- 半胱胺酸（Cystein）
- 麩胺酸（Glutamic acid）
- 麩醯胺酸（Glutamine）
- 甘胺酸（Glycine）
- 脯胺酸（Proline）
- 絲胺酸（Serine）
- 酪胺酸（Tyrosine）

如果你覺得這看起來很簡單，那正是時候讓我提醒一句，部分「非必需胺基酸」有時也會成為必需。意味著這些胺基酸恰好有機會暫時被歸類為必需胺基酸。在一般情況下，身體能夠自行合成非必需胺基酸。不過一旦健康出問題、代謝需求增加，身體可能因此無法滿足製造胺基酸的生理需求。

感染、手術、癌症、胃腸問題、壓力與劇烈長期身體活動，有時可能會導致缺乏以下胺基酸：

- 精胺酸
- 半胱胺酸
- 麩醯胺酸
- 甘胺酸
- 脯胺酸
- 絲胺酸
- 酪胺酸

一旦身體無法自行產生足夠的這幾種條件性必需胺基�，就必須從飲食攝取。

以麩醯胺酸為例來看，麩醯胺酸是含量最豐富的一種胺基酸。在數種條件性必需胺基酸之中，麩醯胺酸具有多種功能，是維持多個器官系統功能的一大關鍵，包括胃腸道、腎臟、肝臟、心臟以及神經元，並能提供快速分裂的細胞能量。這些轉換更新快速的細胞包括免疫系統中的淋巴細胞，以及腸道內壁的腸細胞。因此，對於免疫健康與維持腸道屏障功能而言，麩醯胺酸非常關鍵。超過 70% 的循環麩醯胺酸來源為骨骼肌。由於支鏈胺基酸（BCAAs）是唯一在骨骼肌中進行代謝的胺基酸，因此要增加身體中的麩醯胺酸，最好的方法就是是攝取豐富的支鏈胺基酸。支鏈胺基酸存在於高品質（動物性）蛋白質中，是麩醯胺酸的前身。

必需胺基酸

接著我們從科學角度來討論一下必需胺基酸，不用太擔心，我沒有要開始講整堂生物化學課。不過，我確實想介紹一下這些胺基酸的一些顯著特色，人體的設計是為了從環境中攝取這些胺基酸，而不是單憑身體自行製造。這些是我們透過進食攝取的胺基酸。

想想看，所有的蛋白質都是由僅僅二十種胺基酸組成，這點實在非常令人訝異，其中一些胺基酸是由身體自行製造，另一些則必須透過食物來攝取。為了達到最佳健康狀況，有的必需胺基酸一定要達到足夠攝取量（例如白胺酸）。

雖然每種必需胺基酸對身體功能都很重要，不過在判斷食物品質時，有三種必需胺基酸特別重要：白胺酸、離胺酸和甲硫胺酸。

必需胺基酸：記誦口訣「PVT TIM HALL」

想記住各個不同的九種必需胺基酸，取首字母的記誦口訣「PVT TIM HALL」可以幫上忙。

- 苯丙胺酸（Phenylalanine）
- 擷胺酸（Valine）
- 蘇胺酸（Threonine）
- 色胺酸（Tryptophan）
- 異白胺酸（Isoleucine）
- 甲硫胺酸（Methionine）
- 組胺酸（Histidine）
- 離胺酸（Lysine）
- 白胺酸（Leucine）

這三種胺基酸一起攝取時效果最佳，三者中又以白胺酸對肌肉健康最為重要。前面的部分我談過肌肉蛋白質合成以及攝取足夠蛋白質的必要，能幫助促進關鍵反應。現在是時候來介紹我的導師唐諾・雷曼博士在 1990 年代的科學發現，mTOR（哺乳動物雷帕黴素靶蛋白，mammalian target of rapamycin）機制科學原理。

這項突破的關鍵在於，mTOR 對肌肉蛋白質合成的效應具有二元性。簡單來說，**一餐中的蛋白質攝取量，若不是足以觸發肌肉蛋白質合成，就是攝取不足。只要飲食無法達到攝取量門檻，就會缺乏能優化肌肉與代謝健康的關鍵要素。**

mTOR 機制仰賴白胺酸，是一種支鏈胺基酸（BCAA）。每餐攝取一定的白胺酸，能啟動肌肉組織的蛋白質合成機制。白胺酸能夠活化mTOR訊號複合體的一部分，此作用對細胞內啟動並維持蛋白質合成極為重要。可以把白胺酸想像成轉動的汽車鑰匙（或按下的按鈕），是啟動汽車引擎的關鍵。mTOR是引擎，身體所有可用的胺基酸則是提供的燃料，整個系統供應能量，驅動蛋白質合成。雖然mTOR是一種二元機制，只有觸發或不觸發肌肉蛋白質合成，但這個系統中還是有細微的差別。

其中一項mTOR閾值的主要決定因素是年齡。年輕且正值成長期時，mTOR受到激素（如胰島素、生長激素、IGF-1）的調節，但是隨著年齡增長，骨骼肌會逐漸出現「合成作用阻抗現象」。這表示身體對激素的反應減弱，對飲食品質與白胺酸則更加敏感。

隨年紀調整的蛋白質需求

隨著時間過去，蛋白質是唯一一種需要依據不同年齡調整攝取量與品質的巨量營養素。對身體來說，碳水化合物並非必要，但卻終其一生有不同的必需胺基酸需求。身體不斷變化，透過特定的蛋白質攝取量來改善肌肉健康，是運用飲食作為健康治療的最佳方法。白胺酸是長期正向生理變化的關鍵驅動因子。

因為兒童年紀小，對營養和荷爾蒙的反應較敏感，所以每餐只需要攝取5到10公克的蛋白質就可以達到mTOR閾值。根據數據資料，在20多歲或直到30多歲，健康活躍的一般成年人每餐只需要攝取1.7公克的白胺酸，就能達到強大的肌肉蛋白質合成反應（不過攝取量更多可能效果會更好）。[4] 幾項針對老年人的研究顯示，老年人每餐攝取至少2.5公克的白胺酸，有「恢復」肌肉蛋白質合成的效果。想要達到這個恢復的標準，每餐需要攝取至少 30 公克的優質蛋白質。然而只透過攝取植物蛋白來達到白胺酸閾值的話，需要攝取更多植物蛋白質，大約需要多攝取 35% 至 45%（取決於攝取來源），當然這也因此造成更多熱量攝取。

肌肉蛋白質合成的恢復潛力非常重要，尤其是從早期介入的觀點來看。正如我們現在所知，就算大致上看不出變化，人體其實從 3 ～ 40 歲就開始老化。從肌肉蛋白質合成能恢復的證據來看，早期採取的行動不僅可以保護肌肉組織，甚至可以幫助恢復肌肉。這項發現指出迫切之處，越早了解並實行適當的蛋白質攝取，幫助也越大。此外，還有其他附加的益處：研究顯示，將富含白胺酸的蛋白質加到飲食之中，不僅能觸發肌肉蛋白質合成，也有助穩定血糖值。

現今多數美國人的白胺酸攝取量遠低於理想攝取量。根據美國國家健康營養調查的數據，51 至 70 歲的女性之中，只有大約 25% 的人達到。而相同年齡區段的男性，僅有 10% 的人達到建議攝取量。根據學者伯納（Berner）等人的研究，71 歲（含）以上則只有一半的女性以及約 30% 的男性，達到建議的蛋白質攝取量。[5] 這些偏少的百分比，顯出 50 歲以上的人口之中，少有人的蛋白質攝取量能滿足最低肌肉需求。

儘管科學告訴我們，年齡較大或處於壓力下的族群，應該攝取原先蛋白質建議攝取量的約莫兩倍之多，但是很多人根本沒有達到每日最低蛋白質攝取量，更不可能加倍攝取。這絕對是我們有能力修正，且必須修正的問題。

請記住，傳統建議攝取量指南是基於營養缺乏的模型所制定的，內容明確列出維持生存所需的最低要求。這些數字規定了促進基本組織修復所需的最低要求，但除此之外並沒有其他考量。建議攝取量所提供的數字，也沒有考慮到主動積極的生活方式，或是隨著身體衰老設法保護肌肉與延年益壽。想要參考更適合的攝取評估標準，我建議你遵循本書建議攝取量。根據三十年來的科學文獻，以及雷曼博士在白胺酸閾值的研究發現，我建議成年人每餐應該攝取 30 到 50 公克的優質蛋白質。這聽起來很多是嗎？不必擔心，我會告訴你能達到攝取目標的確切方法。請記住，在這裡並不是只是為了短暫求生存而已（如建議攝取量的用意），我們的目標是達到長期茁壯（本書建議攝取量能夠提供協助）。知識就是力量。持續接收新知，持續學習，將讓你更有能力做出好的決定，迎向長壽、強壯且健康的人生。

品質影響攝取量

現在，大家應該都瞭解了為什麼必須留意不同食物的胺基酸組成，才能達到最佳健康狀態。比方說豆類或藜麥中的蛋白質，與牛肉或雞肉中的蛋白質，其中的胺基酸組合明顯不同。如果選擇較低品質的蛋白質來源，就會需要攝取更大量的食物，或是額外補充其他來源。整體而言，由於動物蛋白質擁有最高含量的必需胺基酸，因此是最適合提供所需的胺基酸，供給仰賴蛋白質運作的身體系統，肌肉也是其中之一。蛋奶素與純素食者並非無法透過飲食攝取到這些胺基酸，但就是會受到一些限制，必需另外補充營養保健品。

這些都是必需胺基酸的討論，但可以從哪裡攝取這些營養呢？下一頁的圖示呈現出各種食物中的不同胺基酸重疊情形。在重疊處的食物富含所有三種關鍵胺基酸，稱為限制性胺基酸。你會發現在這些特定胺基酸之中，動物來源佔的最多。

再來看看食品標籤。可以看到由於不同蛋白質的複雜胺基酸組合，一種食物所列出的蛋白質克數，與另一種食物所列的克數並不相當。

每盎司食物	甲硫胺酸（Methionine）（公克）	白胺酸（Leucine）（公克）	離胺酸（Lysine）（公克）
火雞絞肉	0.140	0.385	0.455
牛肉（內側後腿肉）	0.260	0.793	0.843
雞胸肉（去皮）	0.179	0.485	0.549
鮪魚（黃鰭鮪魚）	0.194	0.584	0.635
豬排（瘦肉）	0.189	0.584	0.635
硬豆腐	0.350	0.210	0.182
低脂瑞可塔起司	0.800	0.346	0.379
巴西堅果	0.282	0.323	0.138
白豆（大）	0.980	0.533	0.449
海軍豆	0.270	0.179	0.256
大顆雞蛋	0.106	0.305	0.256
天貝	0.490	0.400	0.254

如需要更多食物種類，請至美國農業部網站搜尋白胺酸

也就是說，6 公克的大麻籽蛋白含量與一顆雞蛋中的 6 公克蛋白質並不相同。可惜的是，現在的分類食物的標籤，並不是根據蛋白質的品質，或是身體吸收消化蛋白質的能力來分。

不過不必擔心！我會教你怎麼解讀標籤，將胺基酸分成多組來達到最佳蛋白質攝取，制定營養策略，確保攝取足夠的優質蛋白質，並適當分配一天中的攝取量。

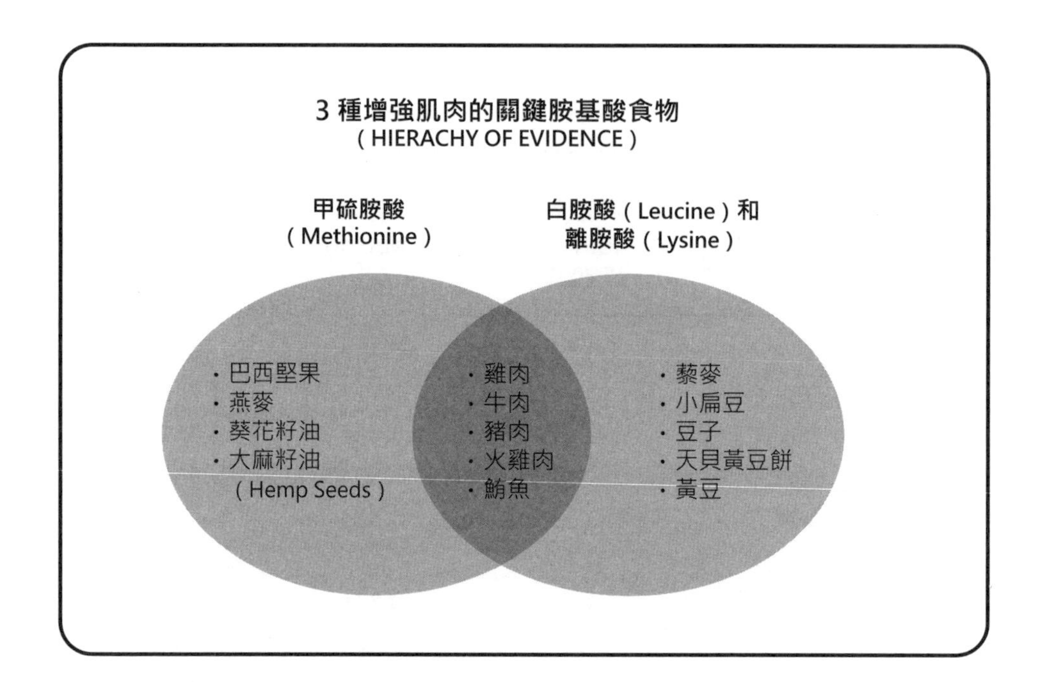

完全蛋白質與互補蛋白質

你也許聽過「不完全蛋白質」，這個詞指的是食物缺少一種或多種人體健康不可或缺的必需胺基酸，或者其中必需胺基酸的含量有限。豆類蔬菜是個很好的例子。

雖然豆類含有離胺酸、蘇胺酸與色胺酸，卻缺乏甲硫胺酸。至於穀物則含有甲硫胺酸，但所含的離胺酸有限，通常蘇胺酸或色胺酸的含量也不多。將豆類和穀物一起食用，能提供混合胺基酸，比單獨攝取的品質更好。這樣的組合被稱為互補蛋白質，兩者一起能提供完整的胺基酸配置。儘管如此，這些胺基酸混合的品質，仍然不比肉類、牛奶、雞蛋或魚類中的蛋白質含量高。這是因為其中的胺基酸含量可能仍不足以優化蛋白質。除此之外，混著穀物和豆類一起吃會使碳水化合物攝取量增加，可能會讓久坐的一般成年人攝取過多熱量。

蛋白質攝取建議的各種混亂，令人困擾，也對整體健康影響重大。即使是拚命吃健康食物的人，也可能掉入低蛋白質飲食的陷阱，結果反而傷害了改善自己生活的能力。

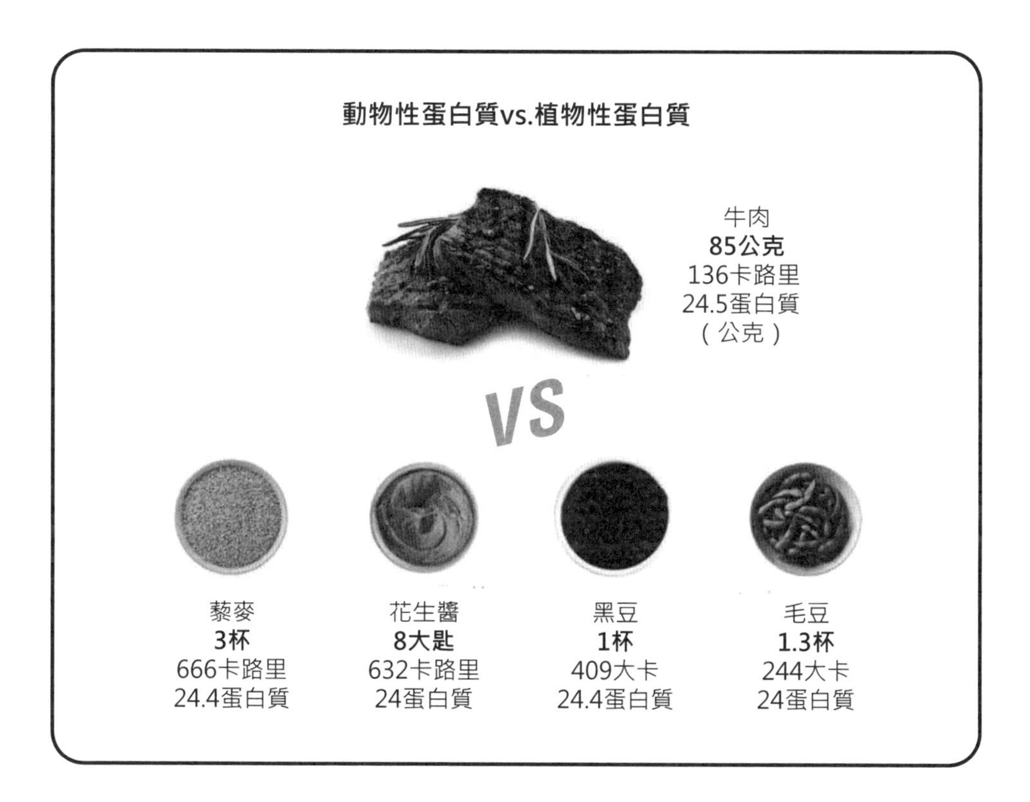

就拿桑蒂的例子來說明，桑蒂是個聰明且頗具健康識能的 30 多歲職業女性，她來找我時眼下有黑眼圈，整個人顯得相當疲憊。她穿著寬鬆的衣服，肩膀縮著向前傾，從她的肢體語言透露出許多細節。我很少碰到我會擔心自己無法好好協助他們的患者，桑蒂卻是個例外。她當時悲傷又絕望，幾乎被大量相互牴觸又混亂的健康與養生資訊壓垮。我非常擔心她對於自己本身和健康都感到挫敗。她真的有足夠力量能改善自己的健康嗎？我們針對她努力改善健康的所有嘗試深入討論，很快發現到她的巨量營養素攝取嚴重失衡。

素食飲食

平均而言，素食者每天攝取約 65 公克的植物性蛋白質，但這樣的攝取量卻遠遠不夠，因為胺基酸品質攝取不足。儘管現有的科學證據，還無法提供特定的蛋白質需求建議給只食用植物性蛋白質的人，不過我預想這部分會在未來幾年內補上，特別是如果我們繼續推崇全食飲食，而不是只靠多吃蛋白粉來補充蛋白質。

桑蒂正在接受慢性甲狀腺機能低下症的治療，因此體重稍微增加，不過倒是沒有重大問題。她的健康狀況之所以不盡理想，是因為接觸到被誤導的飲食建議。她一直很努力，做出自己認為健康的選擇，像是為了符合有機、全食物的目標而自備食物。只要是富含植物營養素、維生素與礦物質的全食物，桑蒂就會很努力去吃。她吃米飯與豆類、搭配藜麥的蔬菜、果昔和高蛋白粉以及番薯。她已經不再吃紅肉，魚肉或奶製品也幾乎不吃，但偶爾會吃雞蛋。不均衡的高碳水化合物食物，使得桑蒂開始貧血、身體缺乏能量，還得努力應付低落的情緒，整體健康都出了狀況。

減少碳水化合物並大幅增加蛋白質攝取之後，桑蒂的血液鐵含量與體能都明顯改善了。但我觀察到，其中最顯著的是她整個人的轉變。改變飲食方式，讓桑蒂獲得了前所未有的自由感。身體狀況的改善，也讓她的情緒振奮起來。桑蒂運用重新獲得的體能掌握自己的健康，由內而外增強身體的力量，且不再總是覺得挫敗。

蛋白質之所以會變成最有爭議的巨量營養素，是因為動物都有張臉。不過，如果達到最佳健康和減脂是我們的目標，就應該要先放下這些對食物來源的偏見。廣泛研究指出，最優質的蛋白質來源為動物蛋白質，肉類就是其中之一，例如雞肉、火雞肉、牛肉、野牛肉與羊肉，雞蛋、乳製品和魚肉也很有幫助。動物性食品除了有最佳平衡的胺基酸組成之外，在每卡路里的營養密度表現也更好。此外與植物性食品相比，動物性食品的核心營養更易被生物吸收利用。

讓蛋白質發揮作用

- 進食的時候，先吃蛋白質。這可以確保攝取到能促進肌肉蛋白質合成的胺基酸，也能幫助你更快感到飽足。
- 參加活動時可能會吃到不健康的食物，出門前可以先喝一杯 20 公克的高蛋白飲。
- 想吃鹹脆零食的時候，用肉乾脆片或其他蛋白洋芋片代替。
- 飲食中的蛋白質含量較低時，加一包胺基酸到水中來喝，可以幫助啟動肌肉代謝，並減緩驟升的血糖。[6]

牛肉的營養

牛肉提供更多種身體所需要的營養，一份85公克的牛肉瘦肉可提供以下營養，總熱量約為150卡路里。

每日建議參考攝取量（DV）

DV	營養
8%	熱量
48%	蛋白質
48%	維生素B_{12}
40%	硒
36%	鋅
26%	菸鹼酸
22%	維生素B_6
19%	磷
16%	膽鹼
12%	鐵
10%	核黃素（riboflavin）

｜牛肉的好處｜

- 小小一片牛肉藏了一座強大的營養寶庫。只要一份85公克的熟牛肉，就能提供十種必需營養素。
- 蛋白質能幫助維持與建立肌肉。
- 維生素B_6與B_{12}能幫助維持大腦功能。
- 硒能幫助保護細胞不受損傷。
- 鋅能幫助維持健康免疫系統。

- 菸鹼酸能支撐體能與新陳代謝。
- 磷能幫助建造骨骼與牙齒。
- 鐵能幫助身體運用氧氣。
- 植物中所缺乏的牛磺酸（taurine）、肌肽（carnosine）、甲肌肽和肌酸，在牛肉中的含量特別豐富。

| 更多牛肉中所含的有益營養素 |

- 牛磺酸是一種非蛋白胺基酸（non-proteinogenic amino acids），對兒童（特別是早產兒）而言相當重要，對成人則是有條件必需，能幫助膽鹽形成，有助降低膽固醇，並吸收飲食脂質與維生素。牛磺酸也是一種主要的抗氧化劑，具有抗炎作用。
- 肌肽能減少活性脂質形成，增加血液中的穀胱甘肽（glutathione）。
- 肌酸對大腦與骨骼肌的能量代謝非常重要，也能改善認知功能，減輕創傷性腦損傷的慢性影響。

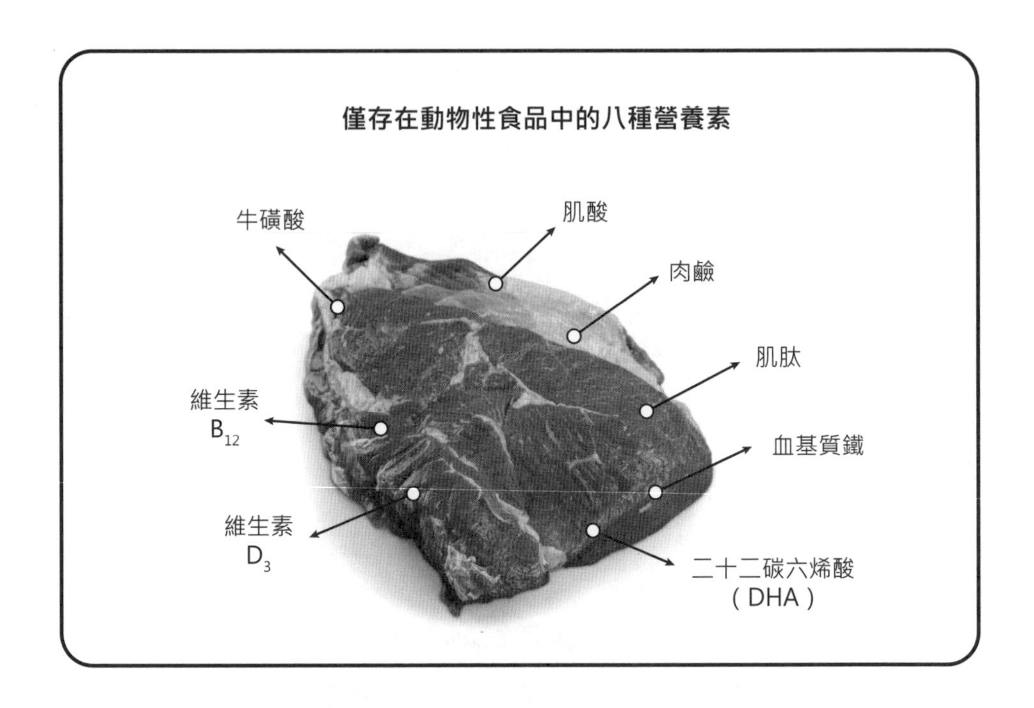

最大化肌肉蛋白質合成的蛋白質分配

我們討論了蛋白質品質與攝取量影響之間的緊密關聯，而一天中蛋白質的分配或攝取時間，也會帶來很大的影響。

研究顯示，美國典型的飲食習慣導致許多人終其一生肌肉與健康狀況都不佳。例如，匆忙喝碗麥片或抓個貝果出門，並不能足以供應你所需要的高蛋白質早餐，因此無法啟動新陳代謝。即使吃一份吐司夾蛋或一小杯優格加水果，所攝取的胺基酸也不足以觸發肌肉蛋白質合成。

接著，假設午餐吃了一個火雞肉小三明治或一份沙拉，晚餐吃大份的牛排佐馬鈴薯、魚和一些蔬菜，或可能再吃一些義大利麵。就如同圖表所呈現，這種進食模式會讓你的蛋白質攝取分布不均，造成嚴重後果。因為這種失衡而付出的代價，會隨著年紀影響越來越大。

低蛋白質的單獨一餐不僅無法充分促進身體的蛋白質合成能力（如前面所討論的），而且這種進食模式可能養成終身習慣，卻對我們毫無助益。隨著時間，我們會發現自己除了體脂增加、肌肉減少，也變得越來越虛弱疲憊。荷爾蒙也隨著年齡增長有所變化，使得對身體的損害加劇。如果沒辦法隨著荷爾蒙下降調整我們的飲食，將會造成代謝不足。不過好消息是，只要了解如何運用飲食來治療，自己所做的決定可以帶來改變，於生理上與心理上皆為自己打造理想的生活。**雖然有些人認為最重要的是每天攝取的蛋白質總量，但研究文獻則指出，建立與維持肌肉的最好方法是在一天中適當分配蛋白質攝取**。在臨床實踐中，我發現每天適當分配蛋白質，也可以建立長期遵循的習慣。

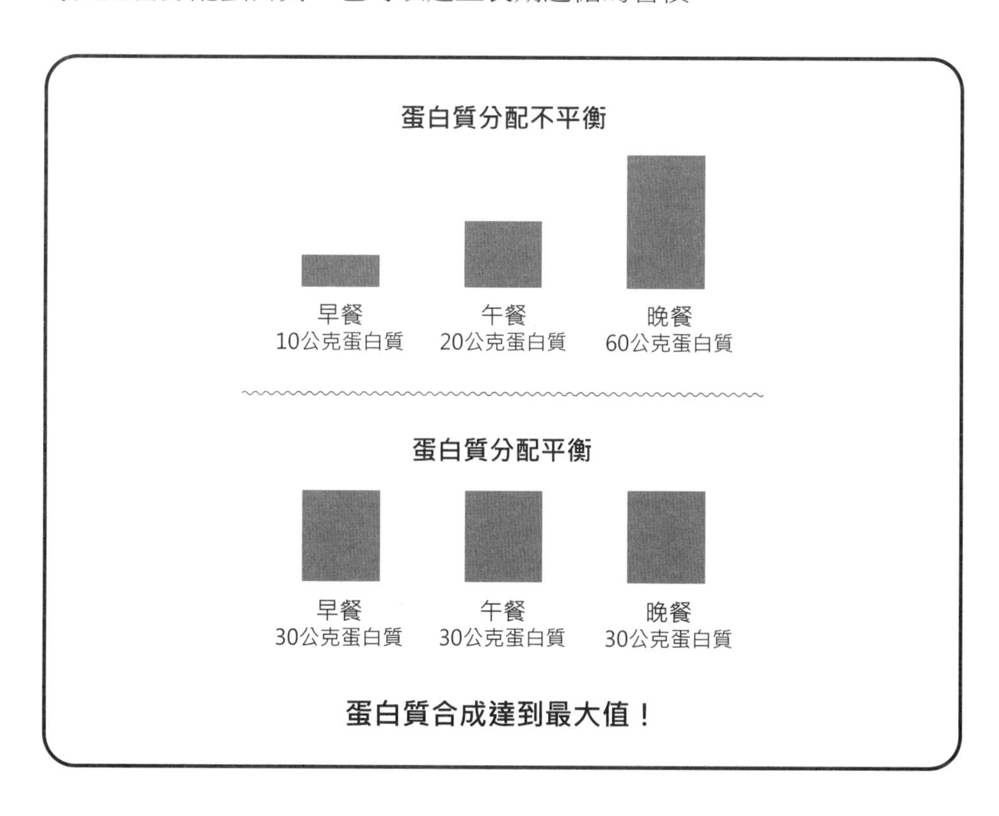

方才解釋過我一般會建議優化肌肉蛋白質合成，對於大多數成年人來說，這表示一日三餐之中，每餐至少必須吃進30公克的優質蛋白質。不過呢，這裡我想提供給你的具體建議，則是根據你自己的具體目標。你想增加肌肉嗎？那麼，根據你的每日總攝取量目標，可以往上增加到每天四次、五次，甚至六次的蛋白質攝取。比起在同一餐中吃進更多蛋白質，增加總餐數會更有效。例如，如果你希望一天攝取200公克的蛋白質，而且已經計畫每餐至少要含有40公克蛋白質，那麼你應該要再增加一餐。

用餐時間：早餐和晚餐是上上之選

想建立肌肉，早餐就是最重要的一餐。無論實際上是什麼時候吃，所謂早餐指的是一天的第一餐。首先，充足的蛋白質可以讓新陳代謝最佳化，透過促進肌肉生長、降低飢餓感，讓身體做好準備，並有足夠胺基酸供應生物上的其他需求。

每天第二重要的用餐時間，則是過夜斷食前的最後一餐。選擇可以提供足夠胺基酸生成葡萄糖的食物，能在夜間幫助穩定血糖，並為隔天早晨做好準備。國際運動營養協會建議，睡前補充蛋白質，攝取30至40公克酪蛋白（casein），能增加夜間的肌肉蛋白質合成並提高代謝率，而且不會影響睡眠期間的脂肪燃燒。[7]

第三個攝取蛋白質的好時機，對年紀較大、肥胖或因肌肉組織不健康而有代謝問題的人尤其有幫助。運動後補充蛋白質，特別是在阻力訓練之後補充，能促進肌肉蛋白質合成。骨骼肌收縮會使血液流動增加，讓肌肉組織做好準備吸收營養。如果你是運動新手、才剛開始減肥，或是剛從病中痊癒，那麼在運動後補充蛋白質，對肌肉會很有幫助。我會建議喝一杯 20 公克的乳清蛋白飲。實際上，在這段時間優先攝取蛋白質，可以降低肌肉組織的合成阻抗（anabolic resistance），結合運動的話，所需要攝取的膳食蛋白質就比較少。

蛋白質的超能力：產熱效應與飽足感

多吃蛋白質有另一個好處就是飽足感，可以讓吃飽的感覺持續更久。根據比較能量平衡飲食的臨床試驗，高蛋白飲食更具飽足感。[8] 整天都攝取足量蛋白質，比較不容易吃太多。可以把蛋白質想成幫助營養攝取，穩固意志力的飲食方法。

高蛋白飲食有效的原因如下：

- 刺激肌肉蛋白質合成，幫助保護骨骼健康。
- 增加產熱效應
- 增強飽足感

多吃蛋白質可以減少飢餓感，能藉此促進熱量赤字來降低脂肪。研究也指出，增加膳食蛋白質攝取量，並分別在早餐、午餐和晚餐時攝取，可以提供立即且持續的飽足感[9]。這種效應是因為抑制食慾激素 PYY（peptide YY）的濃度增加所引起，PYY 可以促進飽足感，並降低會增加食慾的飢餓素。人類與許多其他動物都會傾向以蛋白質為優先，會繼續進食直到攝取足夠的蛋白質，即使過程中也會吃下過多的非蛋白質能量（即碳水化合物與脂肪）。總體而言，讓飲食中維持高比例的蛋白質攝取，吃下的食物自然而然會比較少，攝食產熱效應還會在吃東西時燃燒更多的熱量。

讓我們接著分項來細談。無論是消化、吸收與代謝巨量營養素，身體都會需要能量，對吧？這種能量需求被稱為產熱。因此，蛋白質的產熱效應，是指在處理與利用吃進去的蛋白質時，身體所需要的能量。由於胺基酸的化學結構以及在體內的作用，比起代謝碳水化合物或脂肪，代謝蛋白質需要消耗更多能量。傳統上一般而言，蛋白質的熱量計算方式為每公克 4 大卡，這也是食品標籤上列出的數字來源。不過蛋白質在消化和吸收的過程中，也會增加 20% 到 35%的蛋白質淨熱量消耗。

例如，假如每日固定攝取 2,000 大卡，其中 800 大卡為蛋白質；消化和吸收這些蛋白質的過程，會燃燒 160 至 240 大卡的熱量。這表示身體真正會吸收的蛋白質熱量，會比食品標籤上計算的蛋白質少掉 20% 至 35%。換句話說，攝取更多蛋白質，效果就會像食物攝取量減少，可以啟動身體的新陳代謝機制！不過，現在我們終於知道應該攝取多少蛋白質，那該怎麼去處理那些混淆又反覆無常的碳水化合物與脂肪建議呢？

● 重整心態　只是另一份餐點

考慮身體需要，全都選擇營養均衡的食物來吃，對大家來説都是困難重重，尤其是要捨去碳水化合物而選擇蛋白質的時候。

文化敘事經常形成阻礙，因為我們總是透過各式各樣的故事，放大對用餐的重視，營造出每餐都彷彿最後一餐。想想我們在生日餐、感恩節聚餐或晚餐約會時所投入的情感。我們常常因為重要情境陷入對食物的期待，構築出各種內心想像。但請問問自己：結果每餐的味道真的和想像的一樣美好嗎？這種不如預期的失望，是不是反倒讓你越吃越多，甚至為了追求美食的幸福感，幫自己製造更多大吃大喝的機會，還包裝成是欺騙餐？這為什麼培養中立心態非常關鍵。

與其過分為食物加持，不如享受體驗本身，還有和親友相處的寶貴時間。腦中充斥各種鼓吹大餐的故事時，試著用中立的角度來看待，保持心態穩定。如果你可以説服自己某件事非常非常好，那麼你也有能力説服自己看看相反的觀點。這當然需要練習。請記住：食物不是一種情感投資，只不過是另一份餐點而已。

許多身體機制會促進我們想進食的慾望，像是多巴胺獎勵機制。就我自己來説，探討生理機能並開始了解自己的弱點，帶來很大的幫助。最後我意識到是什麼狀況讓我偏離自己的營養計畫，變成一連串不良飲食習慣。我首先注意到是行為模式。取得好成績或發表精彩演講之後，我會體驗到「情緒高點」，然後就失去自制。情緒高漲的時候，我能感覺到一股強烈渴望，催促我去吃更多不在營養計畫中的食物，才能繼續維持那種愉悦的幸福感。

這裡有個對抗這些渴望的妙招：想想期盼的未來。隨著時間，我發現提前為這些情緒波動做好準備，可以幫助我保持平靜，保持心態中立。緩和情緒波動幫助我控制多巴胺驅動力，抑制自己的渴望。多巴胺被稱為「欲望分子」，會造成情緒的高低起伏，讓我們容易過度進食。大量多巴胺帶來快感之後的驟降，可能會降到原本的高度，或甚至低於正常基線。週期中的高點與低點，是最容易受到食物與其他不良習慣影響的時候。現在你知道了這點，就可以提前規劃並盡可能避免。畢竟，請記住無論在你的想像中有多麼重要，這終究不過是另一份餐點。

第 6 章
碳水化合物和膳食脂肪：揭開營養科學的神秘面紗

在現代的健康文化中，也難怪碳水化合物普遍評價如此不佳。令人垂涎欲滴的澱粉和糖可以做出各種美食，從奶奶的烤餅乾到你最愛的早餐司康都好吃到讓人上癮。澱粉和糖會引發渴望，而且非常、非常容易過度攝取。

談到碳水化合物和脂肪如何造成肥胖問題時，主流討論通常著重在兩種模式：「吃進卡路里，消耗卡路里」，以及胰島素碳水化合物方法，是透過高碳水化合物飲食，像是大量精製澱粉與糖，來增加飢餓感並降低新陳代謝率。[1] 像許多事一樣，真正的實情可能剛好介於兩者之間。現在，就讓我們來解開其中的科學秘密，找出選擇最佳碳水化合物與脂肪的方法。

碳水化合物

多數美國人攝取的熱量，超過半數來自碳水化合物。我們集體過度吃進澱粉與含糖的精緻碳水化合物，對新陳代謝造成毀滅性影響，導致肥胖問題、胰島素阻抗與第二型糖尿病的等狀況層出不窮。[2]

包裝加工食品導致營養不均，大概已經不是什麼新鮮事，但請務必記住，全穀物、水果和蔬菜也都屬於碳水化合物。以全穀物來說，即使是低碳水化合物與纖維比例，也可能形成體組成負擔。吃得越多就越容易促使胰島素作用，因此更加劇飲食過量的影響。我不會要你完全不吃任何碳水化合物，其實恰巧相反，我建議有策略地將碳水化合物融入均衡飲食之中。

碳水化合物可以分為兩種：一是纖維，一是澱粉和糖。糖是一種小分子，至於澱粉與纖維都是由簡單的糖分子長鏈組成。人類的消化酵素無法有效分解植物中的纖維，因此吃下植物纖維並不會引起血糖反應。澱粉則不同。吃進去的澱粉，會被迅速消化成糖單位，對血糖的影響與簡單醣類幾乎相同。為了延緩血糖高峰反應，我的病患在吃碳水化合物的時候，開始懂得搭配蛋白質和（或）脂肪，而不會單獨攝取碳水化合物。儘管含碳水化合物的食品（如非澱粉類纖維蔬菜）對體內微生物組來說非常重要，但身體並不需要充滿糖和澱粉的植物食品來滿足葡萄糖需求。

身體自己會釋出需要的糖

因為葡萄糖能為大腦、神經元、紅血球、腎臟與胰臟提供必要能量，身體對葡萄糖有絕對的需求。為了獲取必需的葡萄糖，每天大約總共需要 80 到 100 公克的碳水化合物。以這個需求量為依據，美國國家科學院將每日碳水化合物的建議攝取量（RDA）訂為 130 公克。但是這個建議卻沒有考慮到，葡萄糖其實並不是一種必需的膳食營養素。因為身體本身就可以合成葡萄糖。

來自蛋白質的胺基酸透過肝臟的糖質新生作用會轉化為葡萄糖。每攝取 100 公克蛋白質，身體中大概會產生約 60 公克的葡萄糖。[3] 身體能透過攝取適量蛋白質，有效自行生成葡萄糖，不必總是仰賴飲食中的碳水化合物。增加膳食蛋白質的攝取，葡萄糖的生成量也會隨之依照比例增加。好處還不只如此！多吃膳食蛋白質，還可以降低三酸甘油酯，並增加高密度脂蛋白膽固醇。簡單來說，飲食優先攝取膳食蛋白質並限制碳水化合物攝取量，可以改善代謝症候群。

在健康飲食中，即使我們確實不一定要攝取碳水化合物才能取得葡萄糖，但我們卻需要攝取纖維。水果和蔬菜是膳食纖維與微量營養素的重要來源。水溶性纖維例如柑橘、蘋果與燕麥片，不僅對消化系統有益，還可以降低血清總膽固醇。

根據相關研究，碳水化合物建議攝取量中，每攝取 1,000 卡路里，應該攝取約 14 公克的纖維。[4] 舉幾個整數的實例來讓這個算式更好理解。如果是 200 磅（約 90 公斤）的男性每天應該要攝取 30 公克的纖維，140 磅（約 63 公斤）的女性則應該攝取 25 公克。那麼現在，要怎麼在飲食中分配這些克數，才是聰明的作法呢？讓我們來討論一下，確認飲食中碳水化合物含量的幾項關鍵比率。

優質碳水化合物

為了達到健康目標，同時避免攝取過多卡路里，我會建議選擇高纖維食物，例如蔬菜、漿果類、豆子和扁豆。

纖維的好處之一是消化速度較慢，因此飽足感可以持續更久。除此之外，高纖維食物通常也是自然界中的原型食物，也是我自己最偏好的選擇。按照我的建議計畫，有兩大實用比例會影響飲食決策：一是碳水化合物對蛋白質的比值，還有碳水化合物對纖維的比值。

碳水化合物對蛋白質的比值決定一餐中應該攝取多少公克的碳水化合物來維持代謝平衡。為了幫助減重，整體飲食的碳水化合物對蛋白質比值應低於 1.0。這數字遠遠低於美國飲食的平均值，美國的比值將近 5.0（我們會在第 7 章中具體討論如何分配巨量營養素）。我也建議絕對不要單獨攝取碳水化合物，最好是和脂肪一起吃，加進蛋白質的話更好，理想的狀況是至少要一併吃進 10 公克的蛋白質。我總是會建議在吃碳水化合物之前，先以蛋白質或脂肪墊墊胃。

此種食物搭配與其中的纖維含量，能夠左右碳水化合物對於血糖與胰島素反應的影響程度。碳水化合物對纖維的比值，有助評估碳水化合物食物的個別品質，如此一來就可以多吃含有健康纖維的食物，避開那些會造成體重增加的食物。碳水化合物對纖維比值低於 6 的食物，升糖負荷低且纖維含量較高（對於吃全穀物與含較多澱粉的蔬菜等碳水化合物的人來說，比值 8：1 讓他們有更多彈性，可以選擇更多樣的營養）。其中包括多數蔬菜與漿果類食物。

根據這些比值，我推薦的高纖維碳水化合物如下：

- 1 杯青花菜含有約 7.8 公克碳水化合物與 4.6 公克纖維。經過計算（7.8÷4.6=1.7），青花菜的碳水化合物對纖維的比值為 1.7
- 青豆的比值為 2.5
- 覆盆子 1.7
- 草莓 3.1
- 藍莓 5.1
- 大部分豆類 3.0

碳水化合物對纖維的比值落在約 6 或以下的食物，都是極佳的植物性食物，能幫助降低脂肪，並同時維持營養均衡。

包括馬鈴薯、米飯、麵食與麵包，都是建議避免攝取或適量即可的食物，這些食物的碳水化合物對纖維比值為 10 到 30；至於香蕉與西瓜等水果，其碳水化合物對纖維比值則大於 10。不過，在某種程度上，其實利用抗性澱粉，還是可以享用甜點又能同時保持健康。就像字面上的意思，抗性澱粉難以被人體酵素消化，也就是說抗性澱粉對血糖值的影響相當小（有項附加好處是，抗性澱粉對微生物組有益）。因此，利用更多抗性澱粉，可以降低白米飯與馬鈴薯等食物的升糖負荷。

為了讓米飯含有更多抗性澱粉，可以把白米飯與橄欖油等脂肪一起烹煮，接著煮熟之後冷藏起來。加入脂肪以及冷卻的過程，能促進食物中原本的一般澱粉轉變成抗性澱粉。[5] 馬鈴薯也是一樣的道理，不過馬鈴薯是在煮熟後再加入脂肪，然後冷藏起來。[6] 另外，成熟的黃色香蕉含糖量雖然比較高，但是綠色和半熟香蕉卻含有大量的抗性澱粉，因此從血糖的觀點而言會是比較好的選擇。最後，煮熟後冷卻的豆類與鷹嘴豆，也富含抗性澱粉且富含纖維，以血糖與體重管理來說是非常好的選擇。

了解食物的重要特性，像是碳水化合物對蛋白質的比值、碳水化合物對纖維的比值以及抗性澱粉含量，可以讓你取得需要的資訊，為自己制定專屬的減脂飲食計畫（接著看下去，會更確切說明該怎麼做）。

農產品（每 100 公克原料，除非另有說明）	碳水化合物（公克）	纖維（公克）	碳水化合物與纖維比值
菠菜	4.0	2.0	2.0
芝麻菜	4.0	1.5	2.7
瑞士甜菜	4.0	2.0	2.0
羽衣甘藍	5.0	4.0	1.3
酪梨	8.5	7.0	1.2
紅蘿蔔	10.0	3.0	3.3
歐防風（蒲芹蘿蔔）	18.0	5.0	3.6
甜菜	10.0	3.0	3.3
蘆筍	4.0	2.0	2.0
茄子（煮熟）	6.0	3.0	2.0
青花菜	7.0	3.0	2.3
花椰菜	5.0	3.0	1.7
抱子甘藍	9.0	4.0	2.3
甘藍菜	6.0	2.5	2.4
德式酸菜	4.0	3.3	1.3
泡菜	2.5	1.5	1.7
白菇	3.0	1.0	3.0
秀珍菇	6.0	2.0	3.0
櫛瓜	3.0	1.0	3.0
金絲瓜	7.0	1.5	4.6
青豆	7.0	3.5	2.0
蘿美生菜	3.0	2.0	1.5
芹菜	3.0	1.5	2.0
番茄	4.0	1.0	4.0
櫻桃蘿蔔	3.0	1.5	2.0
朝鮮薊	11.0	5.0	2.2
青椒	5.0	1.5	3.3
香蕉椒	5.0	3.5	1.4

小扁豆（熟）	20.0	8.0	2.5
鷹嘴豆（熟）	27.0	8.0	3.4
黑豆（熟）	24.0	9.0	2.7
毛豆（熟）	10.0	5.0	2.0
覆盆子	12.0	7.0	1.7
黑莓	10.0	5.0	2.0
草莓	8.0	2.0	4.0
野生藍莓	12.0	2.5	4.8
奇異果	15.0	3.0	5.0

碳水化合物耐受度

以肌肉為核心追求健康與長壽，飲食必須以蛋白質為主，並仔細計算自己對碳水化合物的餐後耐受度。認識自己與食物的關係，能幫助了解自己的個人適應程度。有些病患非常沉迷碳水化合物，只要吃一點點碳水化合物，就很容易立刻陷入暴飲暴食。控制自己的碳水化合物攝取，能幫助於他們停止這種不健康的模式。那麼你呢？

根據每餐的攝取門檻，可以幫助評估碳水化合物的攝取量。適當的攝取範圍落在 20 至 40 公克之間（沒有加上運動的情況下，最多可以攝取 50 公克，不過我通常不會設定到那麼多），會根據飲食習慣以及一天所攝取的總碳水化合物來調整。

關鍵在於確保身體能夠利用所有攝取的碳水化合物。身體能夠消化吸收我們攝取的碳水化合物，也就是餐後血糖清除率，是影響我們對碳水化合物餐後耐受度的關鍵因素。

為了避免餐後血糖升高或導致高血糖，碳水化合物飲食必須在兩小時內被有效消化吸收。超過這個時間範圍的血糖升高，就會被定義為糖尿病。請記住，雖然我們的確需要血糖，但如果血糖長時間維持過高卻會造成毒性影響。

一旦肌肉肝醣儲存飽和，就應該要被清空。骨骼肌之中的代謝功能障礙與粒線體功能障礙，會造成透過肝醣與脂肪儲存的通量下降，可能會因此出現第二型糖尿病症狀。骨骼肌是胰島素阻抗的主要身體部位，也會大幅影響血糖調節功能。事實上，可能早在健康明顯出狀況的前十年，肌肉組織中就已經開始浮現胰島素阻抗的問題。正如前面提到的，肌肉不健康是血糖管理問題的根本原因，在這樣的情況下，血液中的三酸甘油酯與其它指標就很容易被曲解。[7] 根據我們對葡萄糖處理速率的理解，我建議每餐攝取的淨碳水化合物應該少於或等於 40 公克，才能夠限制胰島素激增。請注意，一種食物的淨碳水化合物含量，相當於總碳水化合物減去纖維的克數。

很多人都會在用餐後馬上久坐，這會限制葡萄糖進入骨骼肌的速率，基礎速率會降到大約每小時 3 公克。考慮到大腦、身體與肝臟所需的葡萄糖，餐後兩小時的葡萄糖處理能力大約為 50 公克。這是健康的人一開始的狀態。

正如之前所提，目前碳水化合物的每日建議攝取量是 130 公克，不但滿足基本的葡萄糖攝取需求，還可以再加上五份蔬菜、兩至三份水果以及三份全穀物。[8] 美國成年人常見的碳水化合物攝取量，達到將近每日建議攝取量的三倍，也就是每天攝取 300 公克的碳水化合物。即使如此，每天攝取三份蔬菜和兩份水果的人仍然低於 25%。

這種高總量低品質的飲食組合，將會造成慘重的後果。

其中一大問題就是缺乏清楚明確的指引。顯然問題出在碳水化合物攝取過量，對於像是第二型糖尿病的飲食管理問題，則需要控管飲食中的碳水化合物攝取，以及整體的熱量攝取。可是美國糖尿病學會卻表示：「對所有的糖尿病患者而言，並沒有任何理想的碳水化合物、蛋白質與脂肪的熱量百分比。」一般的飲食指南會建議碳水化合物對蛋白質的比值為大概 4：1。此外，美國國家科學院將每日建議攝取量分別定為 130 公克的碳水化合物，以及大約 65 公克的蛋白質，或者是碳水化合物對蛋白質比值為 2：1。不過於此同時，許多臨床研究在控制第二型糖尿病的高血糖時卻使用大約 1：1 的比例[9]。因為其中的差異極大，也難怪讓很多人覺得困惑！

透過上述的攝取量成功實現健康目標，關鍵其實是取決於肌肉的健康。這點雖然少有人提及，卻是不爭的事實。我的目標是提供更簡明扼要的訊息，每餐攝取 30 至 50 公克的優質碳水化合物，讓你可以即時觀察自己的體組成、飢餓感與血液檢測的改善。你一定可以做得到！

首先，我建議每天從全食物來源攝取 90 公克的碳水化合物，分成三餐來進食。接著，隨著身體變得更加健康，可以逐漸增加這個總量，一直加到你個人的碳水化合物攝取門檻。

請注意必須從較少的攝取量開始往上慢慢增加。健康的肌肉能更有效控管碳水化合物。讀到這裡，希望你已經瞭解必須根據品質與攝取量來選擇碳水化合物，並能理解為什麼必須透過運動來提升附加碳水化合物攝取額度。

索菲亞的故事

我的病患索菲亞，起初來找我的時候有些不情願，因為是一個知名的飲食部落格要她來找我。索菲亞意志堅強又非常有主見，因此剛見面時的態度既懷疑又有點抗拒。部落格編輯給她的任務，是要她重拾健康。僅管她其實很肯定也很滿意自己的健康，但她接受了這個挑戰。我問為什麼她這麼不情願，她承認公開曝光和必須面對自己日常的習慣和選擇，讓她覺得不太舒服。

對索菲亞來說，食物既是獎勵，也是一種減輕壓力的策略。她身上過多的脂肪大概20磅（約9公斤），不過她認為自己只是「骨架比較大」，並沒有固定的運動習慣。她第一天走進診療室告訴我：「好吧，我可以試試看，但我要先說我對自己的體重非常滿意，我絕不會放棄吃糖和碳水化合物，而且我很討厭重訓。」

我心想，好吧，這是個不錯的開始。事實上，我很歡迎這種抗拒。這樣我就可以更清楚可以著重加強哪些部分。

「我不想變成那種很在意體重或外表的人。」索菲亞繼續說。

我經常聽到這種說法。我的解決方法是去了解這些內容中隱含的意思。

她真正想說的有兩件事：第一，專注在自己身上讓她覺得不舒服，第二，她很擔心沒辦法達到自己真正理想的身體健康目標。多年來，她內心深處的一直這麼告訴自己，再加上缺乏自我價值感，因此讓她處處受限，不願嘗試。還好，我已經有萬全準備來應對這個挑戰。我知道必須運用策略來提供協助。儘管索菲亞聲稱她很滿意自己目前的體重，但她的血液檢查卻完全不是這麼回事。她的發炎指標偏高，關鍵營養素偏低，她才35歲，但膽固醇、胰島素與血糖卻也都偏高。

我知道最好的辦法是把重心放在心理架構，慢慢讓索菲亞了解，她可以開始改變，迎接更好、更健康的自己。思維會變得清晰而且充滿能量，她的身體也會因此感謝她的努力。我們花了一年半的時間，一起努力調整，她每個月都會來進行檢查並報告目前進度。她慢慢一個一個克服了內心的抗拒，也不再被內心不斷否定的聲音困住，她變得越來越健康強壯，體態也越來越好。嶄新的自信以及對身體挑戰的渴望，沒有讓她卻步，而是激勵她繼續努力。除了身體方面，她也把這種挑戰成功的感覺帶到了心理層面。她會在辦公桌上放些糖果來訓練自己的抵抗能力。過去某些時刻，她曾認為必須要吃掉任何在眼前的食物。她曾經被這些舊觀念緊緊綁住，但她後來發現用新的方法來應對時，就不再感覺自己像個被挾持著的人質。

這種自主行動的感覺，也連帶影響了她面對的所有「誘惑」之上。

她因此成為自己生活的主人。她每天會找一件讓自己覺得有困難的事來做。有時候，她會設定一段時間不去察看手機，測試自己是否有能力做到。她選擇步行而不搭地鐵，或是不喝下午茶。這些小小的考驗都不會很極端，卻可以幫助她練習不要把「容易」的選項當成習慣。

這些微妙的小變化，卻為她的生活帶來巨大的影響。索菲亞不再順著自己的所有欲望行動，轉而有意識地去選擇採取行動或是約束自己。以前總說「我怎麼可能不吃碳水化合物」，現在她會說

「有什麼大不了的嗎？我怎麼會執著於單一種食物？」我們幫助她的血糖平衡，她也減掉了好幾磅的脂肪並增加肌肉量。其中她最重要的收穫，是得到對自己的信任。以健康的方式，為自己的選擇負責，從各個方面都為她的心靈和生活帶來影響。她讓自己逐步成為自己想要的模樣，毫無保留地去爭取。因為覺得好玩，索菲亞參加一場馬拉松比賽。她也開始重量訓練，挑戰各種以前沒有嘗試過的活動。

我的工作是使用醫學方法，幫助他人改變生命，我為病患找尋自由，讓他們最終能夠獲得自由。你也可以在自己的生活中擁有同樣的自由。繼續往後翻頁會告訴你該怎麼做！

脂肪的真面目

大家對脂肪的恐懼，可說是躲在美國飲食指南背後那隻 360 公斤的大猩猩，影響程度不容忽視。無論科學怎麼發展變遷，美國聯邦政府似乎還是把脂肪當成是萬惡淵藪。打從 1970 年代初期，醫學專家一直都堅信大部分的健康問題是脂肪與膽固醇造成的，包含心臟疾病、肥胖、糖尿病與癌症。雖然歸咎脂肪的說法看似有道理，卻應該要基於經驗來估計、假設和個人信仰來提出證據。經過將近五十年的研究，還是沒有證據指出反對膳食脂肪的原因——事實上，所謂的證據是一天比一天顯得更薄弱。

認為脂肪對健康有害的兩個理論分別是：（1）因為阻塞動脈的斑塊含有膽固醇，所以會造成心臟病。（2）脂肪會讓人變胖，而這是因為，嗯，就只是因為聽起來很合理，不是嗎？

這兩種理論都已經被證實有誤[10]，可是大型食品與製藥公司卻透過銷售高度加工的植物油賺取大筆金錢，像是人造奶油、起酥油與氫化油，以及類似史他汀等處方藥物。假如你不相信這些脂肪相關的不實理論，就不會購買那些加工食品和藥品，沒錯吧？

選擇脂肪的時候，請記住所有脂肪並不都完全相同。膳食脂肪共有四種：單元不飽和脂肪、多元不飽和脂肪、飽和脂肪和反式脂肪，每一種對健康都有不同的影響。

不飽和脂肪

主要存在植物食品中，例如植物油、堅果與種子，不飽和脂肪被認為有助改善血液中的膽固醇含量，也能緩解發炎狀況和帶來其他益處。

單元不飽和脂肪的食物來源包括：

- 橄欖
- 酪梨
- 各種堅果，包括杏仁、榛果和山胡桃
- 種子，像是南瓜、芝麻等

多元不飽和脂肪的來源包括：

- 核桃
- 亞麻籽
- 魚肉
- 魚卵
- 貝類海鮮

在多元不飽和脂肪之中，必需脂肪酸可能為健康帶來最大的益處。[11] 數據顯示，與攝取單元不飽和脂肪的人相比，許多代謝症候群患者以多元不飽和脂肪來取代飽和脂肪，結果他們的三酸甘油酯的下降幅度更大，卻跟體重減輕無關。這些發現導向一種可能，那就是多元不飽和脂肪可以降低患者的心血管代謝風險。記住，要想聰明選擇熱量攝取來源，必須得優先考慮選擇多元不飽和脂肪。

對肌肉健康而言，蛋白質與碳水化合物是應該多留意的主要營養素。不過像是 Omega-3 脂肪酸等必需脂肪酸，也扮演相當重要的角色。Omega-3 脂肪酸是一組必需的多元不飽和脂肪，人體無法自行合成製造，因此必須從飲食中獲取。這些脂肪對健康有許多益處（可以把 Omega-3 視為「脂肪酸」的「維生素 F」）。[12] 取自魚油的 Omega-3 營養品，已證明可以改善老年人的身體組成、肌力、身體表現與血清血脂狀況 [13]。根據結果，多攝取 Omega-3 可能有助預防肌少症。

Omega-3 最豐富的動物來源是魚類，不過也有植物來源，包括藻油營養品、亞麻籽、南瓜子和核桃。Omega-3 脂肪酸有三種形式：植物來源的 α - 亞麻酸（ALA）、動物來源的二十碳五烯酸（EPA）和二十二碳六烯酸（DHA）。在過去的三百年中，美國食品供應變化導致 Omega-3 的消費量減少，而總脂肪與 Omega-6 脂肪酸攝取量則增加。結果造成 Omega-6 對上 Omega-3 的比例大幅改變，從農業時期的 1：1 增加到今天已經大於 20：1，可能會因此導致嚴重發炎反應。[14] 現代農業注重食物的產量卻忽略品質，因此動物飼料的改變降低了肉類、雞蛋甚至是魚類等常見食物中 Omega-3 脂肪酸的含量，讓我們更難攝取到足夠的營養量。

牲畜的飼養方式，會影響脂肪組織的組成。以穀物和飼養場飼料餵養的動物牲畜，其肉品富含 Omega-6 脂肪酸（可能是為了滿足生長需求）。儘管牲畜肉品不是 Omega-6 脂肪酸主要的飲食來源，但 Omega-6 增加會破壞原本 Omega-3/Omega-6 的比例平衡。雖然問題不是出自單一種食物，但我的確認為，相較於 Omega-3，Omega-6 過量會導致健康問題。為了修正這種不平衡，應該要轉而多吃富含 Omega-3 的食物。野生捕獲肉品，還有草飼的或純草飼的陸地動物產品也許太昂貴，你也可以選擇蘇格蘭產的鮭魚或小型野生魚類，例如沙丁魚或鯖魚。考量到各種未知因子，我也建議把魚油、藻油或磷蝦油加到你的日常飲食之中。或者吃一般牛肉，再搭配 Omega-3 營養補充品。

飽和脂肪

讓我們把目光轉向過去幾十年大家最關注的一種脂肪：飽和脂肪。數百萬年來，人類與其他哺乳動物進化出的唯一脂肪就是飽和脂肪，因為飽和脂肪非常穩定，並能抵抗氧化傷害。現代普遍認為飽和脂肪有害的說法，如果是真的，那我們早就都活不下去了。飲食中飽和脂肪之所以會造成風險，只有在攝取過量的卡路里與碳水化合物時才會危害人體。

雖然高飽和脂肪主要存在動物性食品中（例如奶油、起司和紅肉），但某些植物性食品（特別是椰子，以及用椰子、棕櫚和棕櫚仁製成的熱帶油類），也有不少飽和脂肪。時至今日，經濟驅動的現代農業作法，像是用穀物取代牧草餵養牲畜，造成動物產品的飽和脂肪含量增加。

儘管如此，草飼牛和穀飼牛的主要脂肪都是單元不飽和脂肪，接著是飽和脂肪，其中的三分之一則是一種稱作硬酯（stearin）的中性脂肪，並不會增加膽固醇。請記住，飽和脂肪本身不會造成問題。不過如果攝取過多，其中的熱量密度可能會導致熱量攝取過多。因此我會建議你儘可能選擇瘦肉來吃。

雖然我不贊同 1980 年代的人把脂肪妖魔化，不過我也不推崇高脂肪的潮流。脂肪密度很重要，選擇低脂食物能幫助控制熱量。畢竟我們不會只吃單一巨量營養素，像是在盤子裡放幾塊飽和脂肪，加上一堆蛋白質搭配一小份碳水化合物。食物完全不是這麼一回事。因此我們必須明智地做選擇，搭配時要考慮每種食物提供的微量與巨量營養素，才能在每餐和整天的營養攝取中達到健康平衡。

因為吃進額外的飽和脂肪無法帶來任何好處，反而會導致熱量攝取增加，所以注意攝取量非常重要。我們知道對有些人來說，飽和脂肪會造成低密度脂蛋白膽固醇上升。我建議儘量選擇不飽和脂肪來取代飽和脂肪，其中又以多元不飽和脂肪為佳。美國心臟協會審查證據後得出的結論，認為不飽和脂肪取代飽和脂肪可以降低心血管疾病的發生率。[15]

想真正了解膽固醇，就必須了解它對生命至關重要，也是人體內從大腦到皮膚每個細胞結構的基礎。為了維持生命所需，我們每天需要的膽固醇共 1,000 毫克，這對身體至關重要，人體也因此演化出膽固醇。每天多數人的肝臟可以生成產生約 800 毫克的膽固醇，再從每日從飲食中攝取約 200 毫克。如果你有膽固醇問題，通常可能是肝臟產生膽固醇的速度出問題，或者是肝臟從血液中清除膽固醇的速度有異狀。研究絕對清楚指出：血液中的膽固醇與膳食膽固醇無關。

反式脂肪

繼續往下規劃飲食之前，讓我們先把反式脂肪排除在外，大部分反式脂肪，是在工業過程中，使用氫氣將植物油固化所產生的。抹醬（例如人造奶油）、烘焙食品（包括商店購買的糕點、鬆餅和餅乾）和油炸食品（炸薯條、雞塊、甜甜圈等）之中，都含有反式脂肪。反式脂肪會增加心臟病、中風和第二型糖尿病的風險[16]，因此應該盡可能少吃。

許多流行的飲食建議會限制整體飲食脂肪，並避開飽和脂肪，主要是因為脂肪的熱量較高（每公克 9 大卡）。不過脂肪也能帶來更大的飽足感，意思是你會感覺到自己飽了，碳水化合物卻不一樣，會讓你感到飢餓，讓你即使吃飽了也有空間再吃些甜點。請記住，體重管理與體脂肪，都取決於你攝取了多少熱量。這就是為什麼想達到最佳健康，掌握巨量營養素的平衡非常重要。與其被飽和脂肪所困，不如把注意力放在多元不飽和脂肪，來獲取身體必需的 Omega-3。

脂肪是骨骼肌的高效燃料，而單一脂肪酸對每個細胞膜都至關重要，尤其是環繞大腦神經結構周圍的特殊保護層。這也是為什麼脂肪酸是基本需求，但身體所需的最低量非常低，每天只需要大概 3 公克的必需脂肪酸。從飲食來看，這表示每天攝取的熱量之中有 25% 到 35% 必須由脂肪來供應，才能獲得至少 3 公克的必需脂肪酸。當然，這個攝取量也可以調整，降低至 20%，或是提高至 40%。

對於大多數人來說，理想情況下每天攝取的脂肪不能少於 30 公克。維持這個攝取量的中間值，能幫助增加飽足感，任何一個嘗試過「飲食控管」的人都會告訴你，這是持續下去達到成功的關鍵。

● 重整心態 重拾健康的權利

要想恢復自己健康的權利，你需要去克服任何阻擋自己前進的障礙。

先在這邊提出警告，克服的過程會引起各種來自內在的反彈。但是不需要擔心。所有那些否定聲音的喋喋不休，只是你自己的內心獨白試圖協商的過程，想要擺脫成長和變化所帶來的不適。預測未來的挑戰、制定實用的策略，並駕馭自己的內在力量，將會幫助你不用花費太多力氣，也可以培養新的健康習慣，並持續下去，直到這些習慣成為自己的一部分。

這個方法也是我給艾娃的建議。我的病患艾娃總是嚴守紀律，認真投入自己的工作。她是一位成功的房地產仲介經紀人，經營自己的公司，艾娃很擅長幫助客戶爭取更好的結果，但她卻無法有效幫自己爭取健康。儘管艾娃平常也謹遵「健康飲食並多多運動」，47歲的艾娃卻從小就一直深受肥胖問題所擾。因為擔心自己以後身體出更多狀況，她流著淚來找我的時候，幾乎不抱任何希望，覺得自己的身體組成與新陳代謝已經不可能恢復平衡。我們一深入討論她該怎樣做才能改善，就立刻發現她需要運用在職涯中磨練的技能與特質，來幫助自己更健康。

艾娃的情況是我經常觀察到的狀況非常類似：一個非常成功的人，全心投入工作，為了健康以外的任何其他事情付出所有的努力和精力。（我很確定你也認識這樣的人——或者也許你自己就是如此？）這種情況下，第一步要做的，是了解什麼樣的想法，阻止自己照顧自己的健康。探索艾娃現有的心理架構，幫助我們找到了阻撓她進步的最大障礙：她覺得自己不值得擁有良好的健康狀態與健身能力。我的工作是幫助她培養信心，鼓勵她用幫助客戶成功爭取權益的方式，為自己的健康努力。我幫助她了解，這個為健康而努力的人，一直都是她自己的一部分。我們幫助她培養好自己最好的狀態，接著再努力確認這些成果可以幫助她繼續保有動力，並長期維持在正軌上。蓋爾・漢德瑞克（Gay Hendricks）將此稱為「上限問題」。在他的著作《跳脫極限》（*The Big Leap*），他表示人人都有一個感覺良好的門檻上限，也就是我們認為值得自己達到什麼程度的健康改善（例如減肥、代謝修正等）。自我意識受限會讓你因此說服自己應該向外找尋責任歸屬[17]。這可能會讓你討厭自己，不知道為什麼自己總在社群媒體上反覆瀏覽，拿自己和他人做比較，然後感到自己處處不如人。如果你曾經感到挫敗，並想知道為什麼要試著為此努力，那麼，現在是時候拋開遮蔽視線的老舊鏡片，換副眼鏡讓視野煥然一新。

對艾娃來說，想跨越自我價值的上限，需要每天的練習與形象化想像。她最終學會了如何像照顧別人一樣，好好照顧自己。一旦她培養了內化的價值感，她就有能力去改善自己的生活。

為了可以優先安排運動訓練，我們限制她晚上工作的時間。為了幫助她保留更多精力與注意力投入訓練，我們禁止她在健身房中使用手機。艾娃也需要學習如何專心、有意識地吃飯，而不是總吃得心不在焉。我們幫她把所有的生活放慢下來。為了改掉她吃外送餐點的習慣，我們重新規劃她的飲食內容，她於是自己煮大量的食物，因此能用更輕鬆的方式來遵照飲食計畫。她不再讓自己挨餓，也不再反覆節食減肥，而是選擇吃原型食物，並追蹤自己的熱量攝取。她將訓練和飲食內容記錄在日曆上，並認真對待，就像她認真對待客戶的需求一樣。我們著重的關鍵不是減重，而是讓艾娃全心全意認真執行計劃，幫助她保持身心的健康。我們透過每週簽到，把重點放在打造積極的動力。有了這些支持體系，艾娃就能夠維持責任感並信守承諾，減去體重、建立肌肉，並睡得更好。她減掉的重量，不僅僅只是多餘的脂肪，還有過去羞恥與自卑所帶來的負擔。

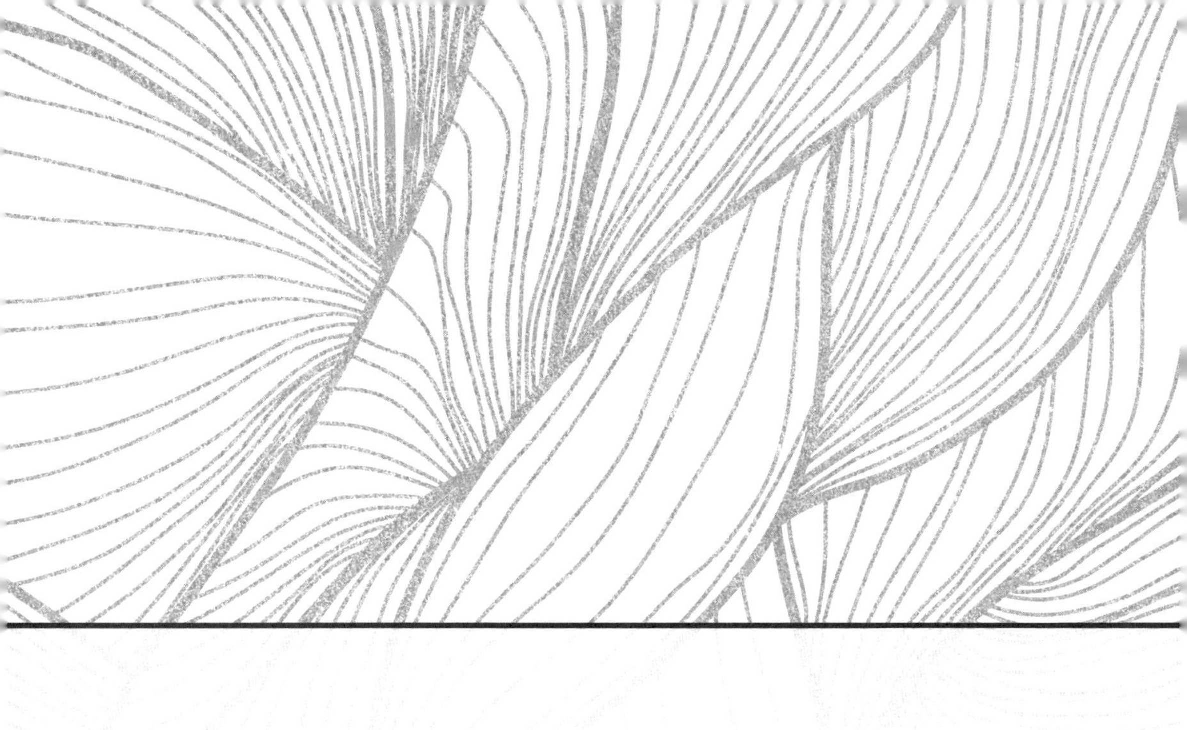

第三部分

採取行動，讓《里昂增肌計畫》幫助你達成目標

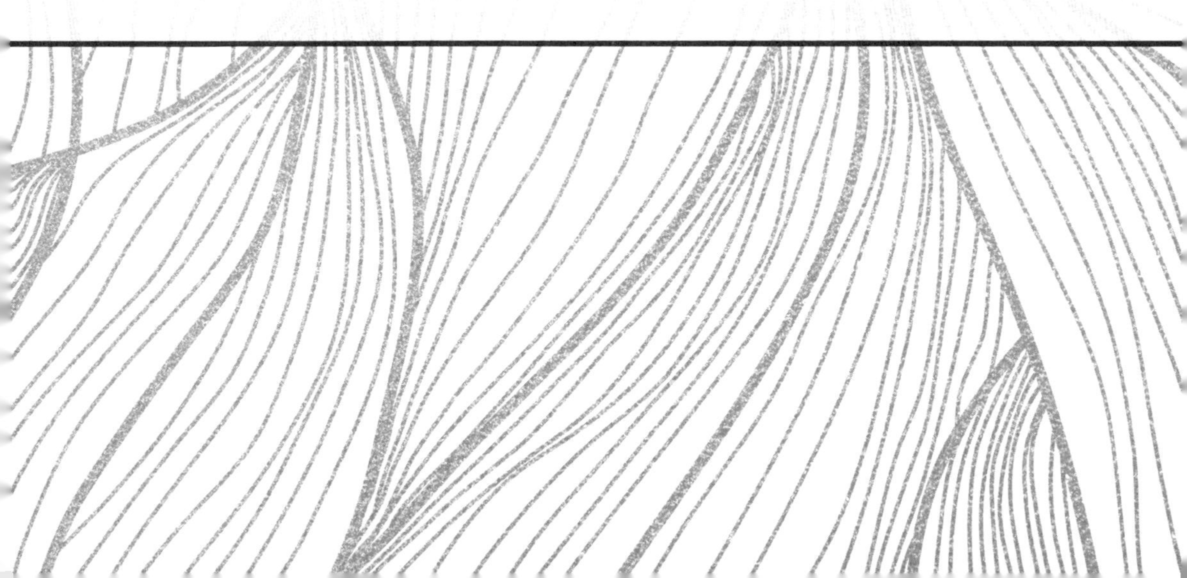

第 7 章
《里昂增肌計畫》

現在是時候來實際應用實踐你學到的知識了。我會提供協助，制定出均衡且以蛋白質為主的飲食計畫，我很確定這麼做可以幫助你掌控自己的飢餓感、代謝與健康長壽。我治療了上千名患者，我會把當初提供給他們的建議也提供給你。飲食計畫轉向以蛋白質為目標，最令人驚喜的一點就是能夠立即觀察到成果。持續改善蛋白質攝取量，可以降低飢餓感、平衡血糖、改善肌肉線條、強化體能且思緒更加清晰。你會立刻開始感受到這些蛋白質帶來的好處。

很多人開始遵循新的增肌計畫時，有兩大擔憂：我會不會覺得很餓？這真的可以持續嗎？我可以保證，跟其他飲食計畫不同，你不會感覺到飢餓，而且沒錯，這些增肌計畫不但容易上手，而且一生都可以輕鬆享受計畫帶來的成果。《里昂增肌計畫》不只是一種飲食方法，而是一種知識傳授的生活方式。重點在於明智的肌肉健康，讓輸入與輸出都依循最終想達到的健康目標，無論目標是優雅老化、身材勻稱，還是在未來幾十年中保持身心強壯。

以蛋白質為主的生活方式，再加上運動協同作用，能保護骨骼肌並幫助脂肪降低，達到健康減重。現在是時候來深入談談飲食計畫的食物細節了。

如何計算每餐飲食目標

優質蛋白質是所有營養計畫的基礎。你要設定的目標是每公斤體重需要攝取至少 2.2 公克，請先記住每公克蛋白質中含有 4 卡路里的熱量。無論你想要增重或是減肥，保持每餐蛋白質攝取 30 到 50 公克，能幫助維持骨骼肌質量。這個建議奠基於攝取的足夠必需胺基酸，如白胺酸，以此來幫助肌肉蛋白質合成達到最佳化。所有高品質（即動物來源）的蛋白質都可以相互替換。每 28 公克陸生哺乳動物肉品含有 7 公克的蛋白質，魚肉則每 28 公克含有 5 公克的蛋白質。用飲食百分比決定蛋白質攝取量的想法已經過時，降低熱量攝取的時候，蛋白質應該要維持穩定或增加攝取量，因為要保護肌肉和其他身體組織，蛋白質是其中關鍵。

接著，我們來決定碳水化合物攝取量。因為各種碳水化合物相關的強烈看法與狂熱的潮流飲食，很多人覺得碳水化合物是最讓人困惑的巨量營養素。

你可能接觸過一些飲食指南，內容建議每日碳水化合物攝取量需要佔總熱量的 45 到 65%。假如你是運動菁英或非常忙碌的建築工人，這可能是合適的營養建議，但對於大多數成年人來說，攝取這麼多碳水化合物卻會造成熱量過多。所以，讓我們採取一種更適合現代美國生活型態的方法。在新陳代謝健康的情況下，碳水化合物對蛋白質的攝取比例應該盡量接近 1：1，同時每餐維持碳水化合物攝取約 30 到 50 公克，儘量降低胰島素反應。如果訓練計畫中包括長時間的運動（心率至少達到每分鐘 120 次以上），那麼就可以攝取額外的碳水化合物，比方說進行中等到高強度運動時，每小時可以額外攝取 60 公克的碳水化合物。

不過在低活動的情況下，建議每日攝取量維持在 90 到 130 公克。體重過重或是血液檢測指標呈現醣類代謝不耐受的人，建議一開始先限制澱粉與穀物攝取每天不超過 30 公克。接著再以綠葉蔬菜、紅色和橙色蔬菜，或漿果類高纖果實等來補足應攝取的碳水化合物。

最後，我們來規畫脂肪的飲食目標。脂肪構成所有細胞膜，其中包括大腦神經結構周圍的獨特保護層。脂肪也能為肌肉提供重要的身體燃料。從實際面來看，在分配巨量營養素比例的時候，脂肪和碳水化合物可以相互替換。首先要確定蛋白質目標，評估達到目標需要的熱量，然後繼續根據自己的活動量來訂定你的碳水化合物攝取總量。

剩餘的熱量額度則可以分配給健康的脂肪。如同你在第 6 章讀到的內容，脂肪過多會讓熱量增加（而且可能是低密度脂蛋白膽固醇），在飲食中排擠掉蛋白質。將脂肪熱量控制在整體熱量預算範圍內。作為飲食建議參考，每天剩餘的脂肪配額量一般落在每公斤體重 0.7 到 2.2 公克之間。請留意每公克脂肪含有 9 卡路里，並且根據個人偏好與熱量攝取總量，可以與碳水化合物互相替換。健康的飲食選擇應該可以幫助你控制脂肪的攝取。

巨量營養素建議

- 每公斤理想體重攝取 2.2 公克蛋白質
- 碳水化合物對蛋白質的比率 1：1（代謝健康的個體）
- 每公斤體重的每日脂肪攝取量 0.7 至 2.2 公克

現在是時候讓這些建置模組發現在是時候將這些基礎知識一塊塊組裝起來，付諸實踐了。以下列出我的建議，協助你將品質良好的碳水化合物、蛋白質和脂肪納入飲食中：

- 永遠先選擇優質的食物來源。避免過度加工的袋裝或盒裝食物，購買新鮮的蔬菜、水果、肉品、乳製品與雞蛋。
- 碳水化合物攝取以蔬菜來源為優先。健身時可以多攝取一些澱粉，如果符合巨量營養素攝取量可以再多吃一些。
- 為食物秤重。意思是以後每次都要秤重嗎？並不是，不過你要練習真正了解自己到底在吃些什麼，認識什麼樣的食物分量適合自己。練習觀察自己的食物越多次，你就越快可以擺脫餐餐都要秤重。當然，前提是你已經記下自己飲食的確切分量。

你的理想體重（公斤）X 2.2
1 2 3 +
4 5 6 −
7 8 9 ×
0 ÷
=
每日蛋白質
理想攝取量
（以公克計算）

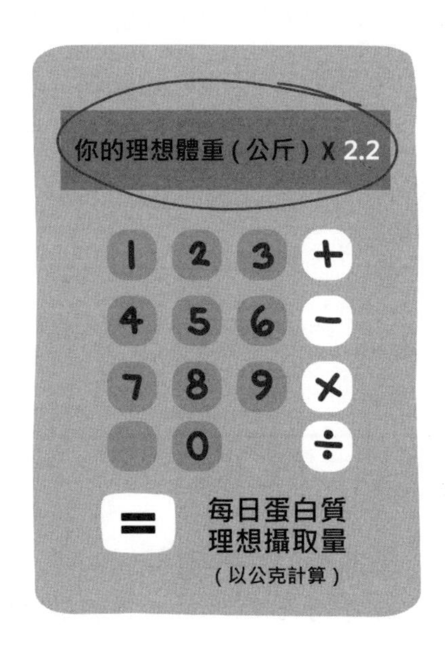

讓自己認真投入，遵照指示來調整。當然，在一些特殊場合你可能不得不妥協，無法遵守建議飲食，但是請不要讓偶發的例外影響到整體的一致性。讓這個飲食建議成為能伴你一生的樣板。

—

盲目減重卻不追蹤食物攝取量，
就像在海上航行卻沒有羅盤指引方向。

—

幫助飲食計畫成功的策略

在投入你選定的飲食協議計畫之前，以下有幾點必要條件能確保你成功達標：

1. 訂下固定的飲食時間表。食物會影響身體的生理時鐘，固定的飲食時間可以讓身體制定好時程。不要被食物分散注意力。堅持實踐你的計畫。
2. 避免混亂或隨意的進食。提前計劃自己的飲食。提前準備並存放需要的食物，確保自己準備好迎接新的一週。
3. 如果你真的想看見身體的改善，請限制自己外出用餐的次數，越少外食越好。如果你必須進餐廳吃飯，請事先查看菜單，提前規劃好你的餐點選項。
4. 管理自己的期望。任何值得奮鬥的目標，所帶來的神奇力量都源自持續不懈的努力與投入。
5. 預想自己的內心雜音會試圖阻止你實現目標。掌控內心的聲音。
6. 培養紀律，督促自己。
7. 了解自己的弱點，並針對弱點制定計畫。

遵循事先安排好的策略，會帶領你迎向勝利。

透過這個方法，你能夠立刻開始控管自己地的飢餓感，並保護骨骼、器官與肌肉。你會馬上觀察到並感覺到身體的變化，只需要一餐的改變，就能立刻察覺到改善！不過每一餐的短期選擇，依然會決定健康長遠發展的狀況。我會簡要列出三個改善途徑與各項的重點，來幫助你根據自己的目標來選擇，這些計畫分別著重在改善健康長壽、身體組成與肌肉質量。交替實行這三個計畫，你將能夠獲得帶來健康的寶貴資產。

第一步，是誠實面對自己，讓自己清楚究竟吃了多少東西。那我們就從繁雜的數值計算來看看新陳代謝的數學公式吧。

新陳代謝的數學

保持簡單。保持乾淨。保持紀律。

你一天需要多少熱量呢？想知道一天需要吃多少食物，首先要評估你的起始點在哪裡。首先要確定你總共需要多少熱量，才能維持住身體現狀，並保持目前的體重和體組成。如果目前你的體重相對穩定，表示你的飲食攝取量處於「熱量持平」。熱量持平的數字，指的是要維持目前的體重你所需要攝取的總熱量。秤量食物的重量，並追蹤自己的飲食狀況是必要的做法，如此才能得出準確的數字。

- 在平常的生活狀態下，連續追蹤自己二到四週的飲食內容。我建議可以利用工具輔助，把這些數字輸入類似 Cronometer 的營養追蹤應用程式，能幫助計算巨量與微量營養素。假設體重維持不變，蒐集一般飲食的數據二到四週後，就能得出熱量持平的卡路里數字。

根據二到四週的一般飲食追蹤內容，

我的熱量持平總計＝ __________

- 熱量持平會反映出你的現狀。想要改變體組成，就需要重新分配／增加／減少飲食中的熱量。其它因子也會影響建議熱量攝取，例如性別、年齡與活動量。大多數女性每天需要攝取 1,600 至 2,400 卡路里的熱量，以維持體重。男性則通常需要 2,000 至 3,000 卡路里。適當分配巨量營養素的情況下，減少吃進去的熱量，可以減去脂肪也不會影響肌肉。優先考慮蛋白質再攝取更多熱量，可以幫助肌肉增長。
- 如果你喜歡分析計算，你可能會喜歡這個替代方式的計算。

有個迅速但略為粗糙的算式，可以計算出每日熱量建議攝取量，其中只計入總體重和期望結果，使用的公式如下：

✓ 減脂＝理想體重每公斤 26 至 28 卡路里

✓ 維持＝目前體重每公斤 33 至 35 卡路里

✓ 增重＝目前體重每公斤 40 至 42 卡路里

舉例來說：我的體重是 52 公斤，所以熱量持平計算如下：52 公斤 ×33 大卡＝每天 1,716 大卡。

你也可以使用 Harris-Benedict 估算熱量。如果你想要盡快開始調整飲食，但還不知道每天熱量攝取量，這會是個很好的選項。追蹤熱量攝取時，可以隨著時間學著用眼睛觀察來判斷，調整食物分量。

基礎代謝率

說起新陳代謝的數學，另一項重要的參數是基礎代謝率（BMR），也就是身體維持基本生命功能所需要的總熱量。基礎代謝率並不是要達到的健康目標，而是身體運作所需要消耗的最低能量。了解自己的基礎代謝率之後，可以使用每日總能量消耗（Total Daily Energy Expenditure, TDEE）作為另一個指標，來估算要達到體組成目標每天應該攝取的總熱量。總能量消耗（TDEE）指的是身體在二十四小時內所消耗的總熱量，其中也會把所有體能活動與基礎代謝率計算在內。

請記住，目前並沒有單一絕對正確的方法可以計算每天應該攝取的總熱量。重點是請記住上述提供的所有工具，都只能提供一個估算值。決定熱量攝取的總量是一個不停變動的目標，透過反覆檢驗試錯來修正，是整個過程中必不可少的部分。現在你的首要任務，是選定其中一種方式，並開始行動。

根據我的減重／增重目標（圈選一個），

我的建議攝取總熱量為＝ __________

現在你已經確定自己的熱量需求，接著就該努力達成目標。一開始，要決定自己理想的體重與肌肉質量數字，看起來可能很困難。你還記得自己在什麼時間點，看起來狀態最好，自己的感覺也最好嗎？那就從那裡開始吧，那就是你可以設定的目標。接下來我們要進入巨量營養素需求量的計算公式。一如既往，我們從蛋白質開始。

簡單計算公式

【薩拉】

更年期女性，體重 63 公斤

目標體重：56 公斤

目前體脂：35%

經過四週的飲食追蹤，計算出熱量持平＝2,100 大卡。

為了促進體重下降，我們經過計算採取 20% 的熱量赤字：

2,100 大卡 × 0.20 = 420 大卡

2,100 大卡 – 420 大卡 = 1,680 大卡

因此，能幫助薩拉降低體重的每日建議熱量攝取總量為 1,680 大卡。

下一步是計算蛋白質的攝取。薩拉的目標體重是 56 公斤，這表示她每天的蛋白質目標攝取總量約為 125 公克。每公克蛋白質含有 4 大卡熱量，意思是她應該每天攝取 125 公克 ×4 大卡 / 公克，也就是 500 大卡的蛋白質。

這些蛋白質要平均分配到每餐飲食之中，因此每天三餐都要攝取大概 40 公克的蛋白質，或者每餐攝取 30 公克蛋白質，再加上額外的零食，來補足另外 30 公克的蛋白質攝取。

計算好蛋白質的熱量之後，薩拉還剩下 1,180 大卡的額度。她以往是按照標準美式飲食，每天攝取約 300 公克的碳水化合物。因此，為了幫助她適應新的飲食模式，我們會將她分配給碳水化合物對蛋白質的比例設定為 1：1。

因為每公克碳水化合物的熱量為 4 大卡，加入 125 公克的碳水化合物，相當於現在又新增了 500 大卡。

因為蛋白質加上碳水化合物的熱量總計為 1,000 大卡，所以薩拉現在還剩下 680 大卡留給脂肪。每公克脂肪含有 9 大卡，所以莎拉可以攝取 680 大卡，除以每公克 9 大卡，可得出大約是 75 公克的脂肪。

因此，最後計算出薩拉的最終巨量營養素分配是 125 公克的蛋白質、125 公克的碳水化合物，以及 75 公克的脂肪。

請仔細觀察這種巨量營養素分配，是怎麼轉化為實際的食物攝取。

以蛋白質為核心建立飲食指引

保持蛋白質消耗穩定並以蛋白質攝取為目標，是《里昂增肌計畫》絕不讓步的首要優先序。蛋白質必須是你從盤中舀起的第一種巨量營養素。相對於蛋白質而言，碳水化合物與脂肪完全還有討論協商的餘地。在符合自己熱量預算的範圍內，可以根據自己的偏好選擇攝取碳水化合物或是脂肪。

與碳水化合物和脂肪不同，來自蛋白質的熱量幾乎不可能像脂肪一樣儲存起來，且蛋白質幾乎總是能幫助身體組成改善。

荷西．安東尼奧（JoseAntonio）博士在《國際運動科學期刊》的一篇評論中，明確區分出過量攝取碳水化合物與過量攝取蛋白質的差異。[1] 安東尼奧的觀察發現，「攝取過多碳水化合物和（或）脂肪，造成的體組成改變與攝取過多蛋白質並不相同」，此說法反駁了很多人普遍相信的觀點：「7,700 大卡相當於 1 公斤脂肪，根據這點來調整能量平衡，會帶來可預測的體重變化」。他解釋，現有文獻並不支持這個結論。

相反地，證據指出能量過剩的時候（即攝取過量），蛋白質能發揮保護作用防止脂肪增加，而這種作用搭配上阻力訓練，會產生更大的影響。從證據來看，膳食蛋白質可能是促進體組成改善的關鍵巨量營養素。膳食蛋白質能強化肌肉類似鎧甲的保護能力，也是我建議這項簡單公式的緣由。無論年紀幾乎每個人都能適用，每公斤理想體重應該攝取 2.2 公克的蛋白質。

從蛋白質開始的一天

「早餐是一天之中最重要的一餐」這句話確實有些道理。《里昂增肌計畫》的關鍵任務，是透過起床後的第一餐，幫助身體有能力保護瘦組織，並促進脂肪減少。白胺酸（前幾頁討論過的一種必需胺基酸）缺乏無法順利刺激訊號的情況下，肌肉會認為一頓餐不足以供應蛋白質合成的營養需求。因此身體反而會將吃下肚的熱量儲存為脂肪，同時繼續進行肌肉分解，直到蛋白質的攝取到達足量。早餐攝取足夠的蛋白質促進蛋白質合成，能幫助你達到短期與長期成效。

瑟・萊迪（Heather J. Leidy）博士的研究指出，在第一餐設取豐富的蛋白質，能後改變接下來一整天的飲食模式。她的研究中，共有二十名過重或肥胖的 18 至 20 歲的女性，並分為三組進行實驗。第一組不吃早餐，第二組吃穀物麥片（含 13 公克蛋白質），第三組吃雞蛋與牛瘦肉的高蛋白質（含 35 公克蛋白質）早餐。萊迪將每份早餐都分配好膳食脂肪、纖維與糖的攝取量，控制每份熱量都是 350 卡路里。這些早餐之間唯一的不同之處是巨量營養素之中的蛋白質與碳水化合物組成。高蛋白早餐組攝取的蛋白質與碳水化合物比例為 1：1 平衡，而麥片早餐組攝取 13 公克的蛋白質和 57 公克的碳水化合物，蛋白質與碳水化合物的比例為 1：4。在晚餐之前，研究人員使用功能性核磁共振（functional magnetic resonance imaging，fMRI）進行腦部掃描，檢查控制進食動機與獎勵進食行為的神經信號，結果他們的發現讓人非常吃驚。

高蛋白早餐組的受試者更有飽足感，他們的大腦活動也指示減少進食渴望。與吃麥片早餐或完全不吃早餐的組別相比，高蛋白早餐組在晚上吃的高脂肪與高糖食物也比較少。這裡的重點提要是：在每天的第一餐吃富含蛋白質的食物，能幫助抑制接下來對高脂肪或高糖零食的渴望。因此，預防飲食過量並改善飲食品質的簡單策略，就是早餐時優先攝取高蛋白質的食物。

碳水化合物控制建議

碳水化合物控制是飲食清單上面的下一個考量因素。碳水化合物過量可能會造成血糖飆升，引起發炎與代謝壓力。為了避免這些後果，要特別留心每餐的碳水化合物攝取，特別是早餐。

碳水化合物的另一個好處是促成肌肉肥大（muscle hypertrophy）。我挑選食物的標準，不只是看食物的纖維含量，也會選擇富含其他生物活性化合物、營養密度高的植物性食品，這些化合物能幫助調節發炎反應、促進肌肉健康與其他身體功能。

我已經整理出一份表格，列出理想碳水化合物與纖維比例的植物性食品幫助你做選擇。

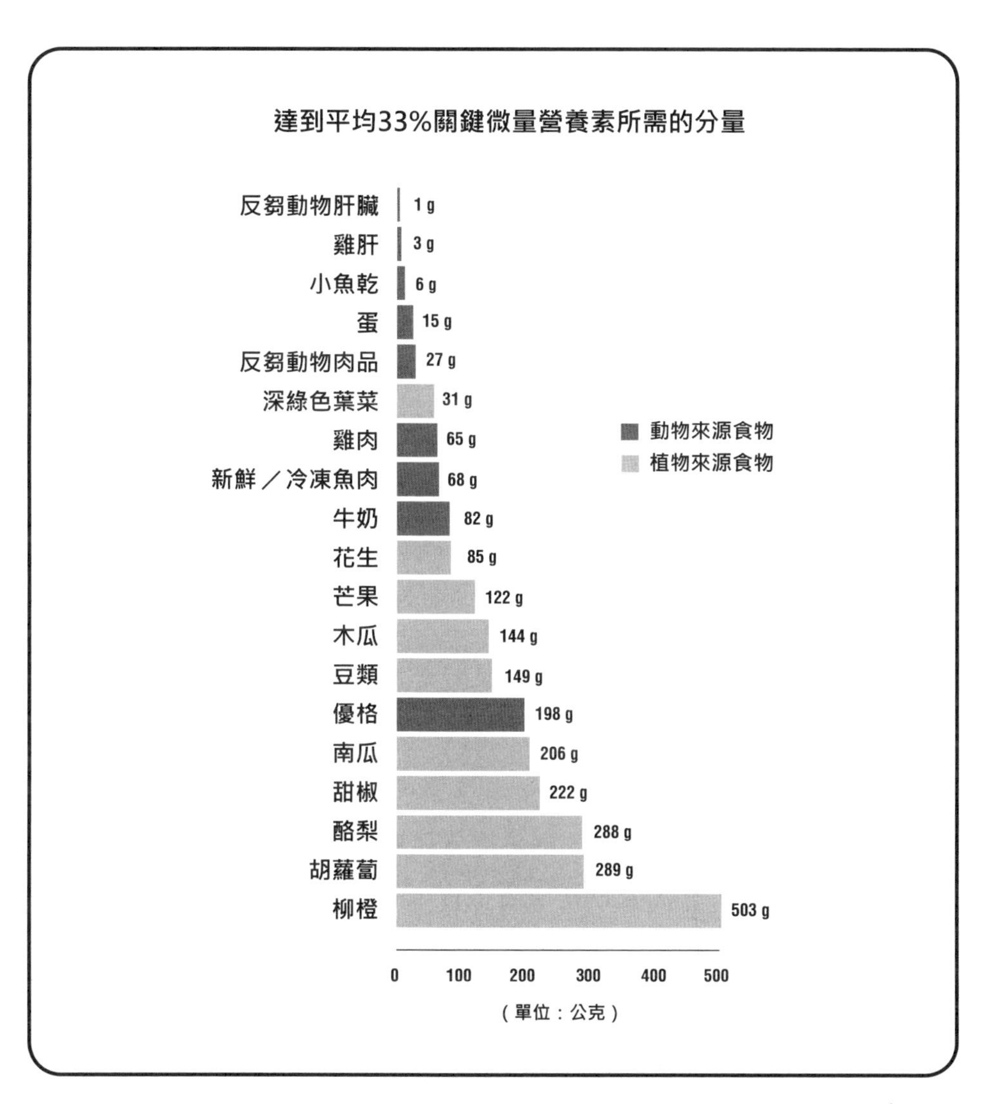

根據肯亞的營養補充品指示，低收入國家與中等收入國家飲食中普遍缺乏的關鍵微量營養素[2]（例如鐵、維生素A、鋅、葉酸、維生素B_{12}和鈣），需求分量必須達到平均33.3%。（每種微量營養素的攝取上限為每日需求量的100%。）

脂肪事實與數據

人類對特定脂肪有基本需求，但將脂肪納入飲食中可能會遇到一些困難，因為不是所有的脂肪種類對身體的影響都相同。我的首要目標是提供食物選擇的靈活性，同時幫助你將熱量控制在一定的攝取量之內。我很少會專程為患者的飲食加入脂肪。就像我提到的，你的首要任務是設定蛋白質目標，然後把剩餘的卡路里分配給碳水化合物，接著才是脂肪。作為飲食指南，每公斤體重的每日脂肪熱量攝取通常落在 0.7 到 2.2 公克之間。

野生來源食物佳

許多可食用的野生植物含有良好平衡的 Omega-6 和 Omega-3 脂肪酸。例如馬齒莧，亞麻酸的含量比菠菜、紅葉萵苣、奶油生菜或芥菜多上八倍。此外，野生植物的生物活性食物基質的含量，比相對應的栽培品種還要高得多，例如野生藍莓。[3]

為了供應給更多人口並能降低成本，現代養殖漁業調整了魚類的營養組成。相較於海洋、河流和湖泊中自然生長的魚，養殖魚類所含的 Omega-3 脂肪酸明顯較少。[4]

此外，放養雞蛋的蛋黃中，Omega-6 對 Omega-3 的脂肪酸組成比值為 1.3，美國農業部的雞蛋比值則為 19.9。[5] 在雞飼料中添加魚粉（fishmeal）或亞麻籽，會影響 Omega-6 對 Omega-3 的比值，分別減少至 6.6 與 1.6。

這也是為什麼飲食應該同時納入放牧和野生動物蛋白質，以及產地新鮮當季水果與蔬菜。這點非常重要。

好了，現在差不多該從三項改善健康的方法之中，選定屬於你的飲食計畫了。不過首先針對享樂飲食，我想先提醒幾句話。

你能否成功達到自己設定的目標，百分之百取決於你是否能辨識為了娛樂的進食（享樂飲食），以及真正的飢餓之間的差異。營養攝取相關的習慣與攝取的營養本身一樣都很重要，因此請特別留意你放到嘴裡的東西，避免把食物當成分散注意力的工具。享樂飲食的長期影響會帶來毀滅性結果，因此了解自己的生理上的飢餓訊號暗示事關重大。

只有在回應生理需求的時候才進食，是通往成功的策略的起始點。終於等到這一刻！現在是時候結合所有學到的知識邁步向前，選定你自己的營養計畫。

只是享樂飲食
或
你真的覺得餓？

享樂飲食	生理需求
• 無聊／分散注意力用	• 熱量缺乏
• 習慣性進食	• 低血糖
• 情緒性進食／壓力大	• 肚子咕咕作響
• 渴望吃特定食物	• 進食沒有帶來樂趣
• 暴飲暴食	• 吃飽了就停止進食

協議飲食計畫設計

1. 選定你的計畫。
2. 確定基準熱量需求。
3. 評估自己的飲食方式與弱點，加強整體飲食計畫。
4. 確定每日總蛋白質熱量。
5. 確定每日碳水化合物熱量。
6. 確定每日脂肪熱量。
7. 組合出自己的計畫。

飲食計畫中有三個選項：健康長壽、改善體組成或改善肌肉，從其中選取一個來訂定目標。一旦選定好路徑，就可以計算出你需要多少熱量來達到目標，並進一步好好發展下去。

| 飲食方式測試 |

這個測試雖然不是正式測試，目的在於同時考量目前現狀與未來目標，幫助你清楚了解自己的偏好。

有些人比較善於消耗脂肪、燃燒脂肪，而有些人則善於消耗碳水化合物。因為是在日常生活中進行評估，而不是在隔絕外界的代謝病房，有些觀察可能會比較主觀。這就是《里昂增肌計畫》能派上用場的地方。

你平時喜歡怎麼吃東西呢？你對這些選擇的感受又是如何？這些選擇符合你的健康目標嗎？如果你還沒有辦法理清這些問題的答

案，就無法有意識地為了未來健康做出必要的改變。這會是你掌控主控權的好機會。

確定自己的蛋白質偏好。

你比較喜歡攝取多一點還是少一點蛋白質？______

你最喜歡哪一種蛋白質食物？______

評估自己的碳水化合物／脂肪耐受度。

你比較喜歡把剩餘的熱量分配給碳水化合物還是脂肪？______

整體來說，你喜歡碳水化合物嗎？______

你偏好什麼樣的碳水化合物？______

攝取較多碳水化合物，或是攝取較多脂肪，兩者相較之下哪一種讓你的身體感覺更好？哪一種讓你的身形更好看？______

改善健康的三條路徑

1. 促進健康長壽

這項計畫是為了想要活得更長久、更健康的人所量身打造。即使是維持相對穩定體重的成年人，就算整體看似健康，也可能有虛弱、肌肉量不足或者體脂肪過多的問題。從日常例行活動中的疲勞或能量低落，可以觀察到肌肉不足造成的影響；從脂質或葡萄糖等臨床血液生物標記，也能發現其他異常。遵循以肌肉為核心的生活方式，搭配巨量營養素攝取與定期阻力訓練，許多人都可以扭轉逆勢，活出更長壽健康的人生，並且整個過程會有良好的感覺。

長壽促進計畫（The Optimizing Longevity Plan）預設你很滿意自己的身體組成，不過對於長壽相關的所有討論卻覺得困惑。這條路徑提供一種計劃方向，幫助你了解如何選擇營養豐富、比例均衡的食物，讓肌肉維持良好的健康狀態，還能夠提供持久的身體能量。在不改變總熱量攝取的前提下，這項計畫著重修正巨量營養素攝取與營養攝取密度，優先選擇含有不同生物活性化合物的食物。你會好好認識到自己究竟在吃什麼食物，以及為什麼要吃。知識就是你的健康貨幣。

促進長壽健康計畫說明：

- 主要的兩次正餐加上一餐中午的點心。
- 只要清楚確立好身體的需求，就可以增加蛋白質攝取量，來達到整體蛋白質目標。
- 有需要的話，這項計畫的碳水化合物與蛋白質攝取比例可以達到1：1，不過計畫能否成功，則取決於每個人自身的碳水化合物耐受度。
- 提醒：無論身高體型，我建議所有成年人每天攝取的蛋白質都不要少於100公克。這項計畫的基本原則，是要重新調整目前的熱量持平。

蛋白質：每公斤體重1.2至2.2公克（每磅體重0.7至1.0公克）

碳水化合物：確定碳水化合物攝取量。在新陳代謝健康運作的情況下，則基準碳水化合物攝取量會落在90至130公克之間，或碳水化合物對蛋白質的比值約1：1。進行中度到高強度運動時，每小時可以多攝取 60 公克的碳水化合物。為了盡量降低胰島素反應，在沒有運動的時候，每餐的碳水化合物不要超過 40 至 50 公克。

脂肪：每公斤體重 0.7 至 2.2 公克（每磅體重 0.32 至 1.0 公克）。

剩餘的熱量額度可以分配給脂肪。確保每天的第一餐至少攝取 40 至 50 公克的蛋白質，才足夠觸發肌肉蛋白合成所必需的白胺酸閾值。過夜斷食後，第一餐的蛋白質攝取量能讓身體產生有力的反應，藉此促進肌肉健康。每天的第一餐碳水化合物應該維持不超過 30 公克的攝取量。

在熱量攝取預算範圍內，中午的蛋白質補充點心應該至少含有 10 公克的蛋白質，並搭配碳水化合物或是脂肪進食。吃這份點心不是為了增加肌肉，而是為了抑制飢餓感。這份點心的蛋白質攝取量可以再增加，不過並非必要。

一天中的第二餐（也是最後一餐），應該攝取約 50 公克或更多的蛋白質，可以根據每個人的蛋白質目標調整。此外，碳水化合物和脂肪的攝取則應該不超過 50 公克，除非正在進行高強度的運動計畫。

如果有在運動，可以增加每餐的碳水化合物攝取來幫助運動後的恢復。在過夜斷食前好好吃一頓富含蛋白質的晚餐，可以保護肌肉組織。

一如既往，我們先談關鍵巨量營養素，那就是蛋白質。研究已經指出，對一般人而言，每日維持肌肉所需的最低蛋白質攝取量為每公斤體重 1.2 至 2.2 公克。[6] 至於運動員或希望減少碳水攝取的人，我建議每公斤體重攝取 2.2 公克的蛋白質。

請記住，如果你平常更偏向植物性飲食，這些數字還需要再往上調整，才能滿足身體的最低胺基酸需求。維持體重持平的攝取量並沒有把身體壓力納入考量，沒有考慮身體的實際狀態是否低於最佳狀態，不過這是一項有效的參考。再次強調，我建議所有成年人每天的蛋白質攝取都不能少於 100 公克。

假設你的體重 59 公斤（約 130 磅），且很滿意自己的體重和體組成，那麼每公斤體重應該攝取 1.2 至 1.6 公克的蛋白質，而這樣算下來你的總蛋白質攝取量已經接近最低標準，大約是 70 至 94 公克的蛋白質。然而，理解本書介紹的概念之後，你會發現只吃進最低標準的蛋白質攝取量，兩餐全食物根本不足以提供肌肉最佳化所需要的蛋白質。如果你的體能比較活躍、年紀較大，或是有營養不良、急性損傷或慢性傷害的情況，那麼每公斤體重 1.6 至 2.2 公克的蛋白質，對你來說可能是更合適的目標攝取量。根據 PROT-AGE Study Group（歐盟老年醫學學會與其他科學組織合作所任命的國際研究小組）的立場聲明，以及我自己的臨床經驗，提高攝取量能提供身體更多保護。[7]

無論還有什麼考量，我都堅信任何成年人每天的最低蛋白質攝取量應該都要達到至少 100 公克。相關的食譜與營養資訊請翻至第 283 頁參考。

長壽計畫

第一天

- 第一餐　高蛋白飲 + 雞蛋

  580 卡路里、50 公克蛋白質、32 公克碳水化合物、28 公克脂肪、8 公克纖維
- 第二餐　火雞肉總匯生菜捲

  297 卡路里、24 公克蛋白質、21 公克碳水化合物、13 公克脂肪、9 公克纖維
- 第三餐　牛排 + 蔬菜 + 米飯

  547 卡路里、49 公克蛋白質、45 公克碳水化合物、19 克脂肪、14 公克纖維

第二天

- 第一餐　丹佛炒蛋

  539 卡路里、49 公克蛋白質、34 公克碳水化合物、23 公克脂肪、7 公克纖維
- 第二餐　炒蝦仁

  353 卡路里、23 公克蛋白質、18 公克碳水化合物、21 公克脂肪、4 公克纖維
- 第三餐　水牛城辣雞沙拉

  558 卡路里、48 公克蛋白質、43 公克碳水化合物、22 公克脂肪、10 公克纖維

第三天

- 第一餐　奇亞籽布丁

  435 卡路里、48 公克蛋白質、36 公克碳水化合物、11 公克脂肪、11 公克纖維

- 第二餐　火雞肉總匯生菜捲

  297 卡路里、24 公克蛋白質、21 公克碳水化合物、13 公克脂肪、9 公克纖維

- 第三餐　牛排＋蔬菜＋米飯

  547 卡路里、49 公克蛋白質、45 公克碳水化合物、19 公克脂肪、14 公克纖維

第四天

- 第一餐　高蛋白飲＋雞蛋

  580 卡路里、50 公克蛋白質、32 公克碳水化合物、28 公克脂肪、8 公克纖維

- 第二餐　炒蝦仁

  353 卡路里、23 公克蛋白質、18 公克碳水化合物、21 公克脂肪、4 公克纖維

- 第三餐　塔可餅鑲甜椒

  540 卡路里、50 公克蛋白質、49 公克碳水化合物、16 公克脂肪、9 公克纖維

第五天

- 第一餐　丹佛炒蛋

  539 卡路里、49 公克蛋白質、34 公克碳水化合物、23 公克脂肪、7 公克纖維

- 第二餐　鮪魚＋甜菜沙拉

  289 卡路里、21 公克蛋白質、22 公克碳水化合物、13 公克脂肪、5 公克纖維

- 第三餐　鱈魚佐烤馬鈴薯

  612 卡路里、51 公克蛋白質、48 公克碳水化合物、24 公克脂肪、7 公克纖維

第六天

- 第一餐　高蛋白飲＋雞蛋

  580 卡路里、50 公克蛋白質、32 公克碳水化合物、28 公克脂肪、8 公克纖維

- 第二餐　鮪魚＋甜菜沙拉

  289 卡路里、21 公克蛋白質、22 公克碳水化合物、13 公克脂肪、5 公克纖維

- 第三餐　塔可餅鑲甜椒

  540 卡路里、50 公克蛋白質、49 公克碳水化合物、16 公克脂肪、9 公克纖維

第七天

- 第一餐　丹佛炒蛋

  539 卡路里、49 公克蛋白質、34 公克碳水化合物、23 公克脂肪、7 公克纖維

- 第二餐　火雞肉總匯生菜捲

  297 卡路里、24 公克蛋白質、21 公克碳水化合物、13 公克脂肪、9 公克纖維

- 第三餐　鱈魚佐烤馬鈴薯
  612 卡路里、51 公克蛋白質、48 公克碳水化合物、24 公克脂肪、7 公克纖維

2. 改善減重品質

美國成年人有將近 75% 體重過重，且超過 40% 的人符合臨床肥胖的定義。如果你現在與設定的目標體重，還相差 5 公斤以上，那麼現在是時候來重新檢視你的蛋白質、碳水化合物與脂肪攝取量。熱量攝取很重要，不過要是沒辦法在蛋白質與碳水化合物之間做出正確選擇，你會身陷一場失敗的戰鬥，與肥胖纏鬥不休。

改善減重品質計畫建議：

每日三餐可以選擇再加一份營養點心。每餐的蛋白質與碳水化合物攝取都均勻分配。為了控制熱量攝取，第一餐先喝蛋白飲。如果你的減重目標為 5 公斤以下（或體脂≤ 28% 的女性，或是體脂≤ 22% 的男性），可以將熱量攝取降低到原本熱量持平的 10 至 20%。如果你的減重目標超過 5 公斤，那麼熱量攝取應該降低到持平量的 20 至 30%。

蛋白質：減少總熱量攝取，同時增加蛋白質攝取（目標是理想體重每磅 1.7 至 2.4 公克），能幫助維持除脂肪體重（lean body mass）。[8]

攝取的總卡路里越少，其中的蛋白質佔比就應該越高。為了保護肌肉，可以設定蛋白質攝取目標為每磅理想體重大於或等於 1 公克，並根據自身訓練狀況調整。

碳水化合物：由於我們的目標是維持肌肉，並著重品質好的減重

方式，因此先從較低的比例攝取碳水化合物。如果你經常久坐或有高血糖、胰島素或三酸甘油酯異常的情況，我建議一開始先每餐攝取 30 克碳水化合物。

脂肪：每公斤體重 0.7 至 2.2 公克。剩餘的熱量額度可以分配給脂肪。若遇到減重停滯期，我們會優先減少脂肪攝取熱量。

在改善減重品質計畫的前兩週，應該先減去 1 到 2 公斤，根據自己需要減去的體重做調整。過程中你可能會覺得餓，不過體重計數字的變化可以激勵你繼續努力。接下來的兩週時間，你必須管理對自己的期望，並好好調整。天下沒有白吃的午餐。

我們的目標是在體組成中建立緩慢、可控制的變化，藉此將身體承受的壓力降到最低並幫助維持肌肉。透過自然健美領域專家與埃里克·赫爾姆斯（Eric Helms）博士的研究，可以學習到很多知識。自然健美與身體重組之間的連結，促進人們朝向健康前進。為了盡可能維持肌肉，熱量攝取可以控制在每週減去大約 0.5% 至 1% 的體重。[9] 為了確立攝取足夠的熱量，我們必須了解，當能量不足時，身體組織會根據能量不足的程度而受到損失。[10] **雖然熱量赤字越大越能迅速減重，然而體重減少的一部分卻是來自肌肉。放慢步調，穩健執行計畫是最好的方法。**

減重

第一天

- **第一餐　高蛋白飲**

  421 卡路里、38 公克蛋白質、29 公克碳水化合物、17 公克脂肪、4 公克纖維

- **第二餐　科布沙拉**

  422 卡路里、36 公克蛋白質、29 公克碳水化合物、18 公克脂肪、9 公克纖維

- **第三餐　漢堡＋米飯**

  498 卡路里、47 公克蛋白質、29 公克碳水化合物、21 公克脂肪、7 公克纖維

第二天

- **第一餐　漢堡肉＋雞蛋**

  417 卡路里、38 公克蛋白質、28 公克碳水化合物、17 公克脂肪、6 公克纖維

- **第二餐　炒蝦仁**

  386 卡路里、30 公克蛋白質、26 公克碳水化合物、18 公克脂肪、4 公克纖維

- **第三餐　水牛城辣雞沙拉**

  433 卡路里、39 公克蛋白質、30 公克碳水化合物、17 公克脂肪、8 公克纖維

第三天

- **第一餐　奇亞籽布丁**

  382 卡路里、42 公克蛋白質、31 公克碳水化合物、10 公克脂肪、10 公克纖維

- **第二餐　科布沙拉**

  422 卡路里、36 公克蛋白質、29 公克碳水化合物、18 公克脂肪、9 公克纖維

- 第三餐　炒蝦仁

  465 卡路里、43 公克蛋白質、26 公克碳水化合物、21 公克脂肪、4 公克纖維

第四天

- 第一餐　高蛋白飲

  421 卡路里、38 公克蛋白質、29 公克碳水化合物、17 公克脂肪、4 公克纖維

- 第二餐　漢堡肉 + 米飯

  421 卡路里、29 公克蛋白質、29 公克碳水化合物、21 公克脂肪、6 公克纖維

- 第三餐　豬肉 + 番薯

  462 卡路里、39 公克蛋白質、27 公克碳水化合物、22 公克脂肪、5 公克纖維

第五天

- 第一餐　奇亞籽布丁

  382 卡路里、42 公克蛋白質、31 公克碳水化合物、10 公克脂肪、10 公克纖維

- 第二餐　豬肉 + 番薯

  393 卡路里、33 公克蛋白質、27 公克碳水化合物、17 公克脂肪、5 公克纖維

- 第三餐　鮭魚 + 甜菜沙拉

  502 卡路里、42 公克蛋白質、34 公克碳水化合物、22 公克脂肪、19 公克纖維

第六天

- **第一餐　漢堡肉 + 雞蛋**
  417 卡路里、38 公克蛋白質、28 公克碳水化合物、17 公克脂肪、6 公克纖維
- **第二餐　鮪魚 + 甜菜沙拉**
  393 卡路里、26 公克蛋白質、25 公克碳水化合物、21 公克脂肪、6 公克纖維
- **第三餐　牛排 + 青豆**
  494 卡路里、43 公克蛋白質、31 公克碳水化合物、22 公克脂肪、9 公克纖維

第七天

- **第一餐　高蛋白飲**
  421 卡路里、38 公克蛋白質、29 公克碳水化合物、17 公克脂肪、4 公克纖維
- **第二餐　牛排 + 青豆**
  494 卡路里、43 公克蛋白質、31 公克碳水化合物、22 公克脂肪、9 公克纖維
- **第三餐　水牛城辣雞沙拉**
  433 卡路里、39 公克蛋白質、30 公克碳水化合物、17 公克脂肪、8 公克纖維

3. 促進肌肉健康

許多成年人需要增加肌肉。有些人希望增強體能或改善體態，但事

實上，養成更多體力、身體更穩定，以及更健康的新陳代謝，對所有成年人來說都好處多多。**想幫助肌肉增長（肌肉肥大），必須搭配阻力運動訓練，並且調整蛋白質攝取量。只攝取蛋白質無法增加肌肉，蛋白質攝取不足則會降低訓練成果，成效不彰。**（請至 231 頁了解如何根據自己的體態與目標，規劃完整訓練行程）配合營養分配與蛋白質攝取的步調，我建議一天分成四餐進食。這可以確保攝取的營養達到肌肉生長所需的蛋白質閾值，並可以控制肌肉刺激的速度。

每三到四個小時進食一次，可以達到蛋白質與總熱量攝取目標。[11] 在訓練前後吃進目標設定的碳水化合物攝取量[12]，其餘部分則分配到一天中。可以在訓練前的一到兩小時進食，選擇碳水化合物對纖維比值較低的食物，像是青花菜或高纖維燕麥片。數據顯示，剛開始運動時，較高的胰島素反應會降低運動總產出、力量與耐力。

運動後，可以吃些碳水化合物對纖維比值最高的食物，像是香蕉。尤其是距離下一次運動的間隔時間較短的時候。

脂肪含量最低的餐點，建議在運動後吃。如此一來身體就不會在進食後迅速運用脂肪作為燃料，而且脂肪會減緩消化與胃排空的速度，因此可能在運動時感到飽脹。最重要的是滿足總蛋白質與熱量攝取需求。我建議吃些肌酸與魚油來補充。先吃肉類，再開始吃盤子裡的其他食物。如果你沒辦法全部吃完，最好是先吃蛋白質，才能攝取足夠最重要的巨量營養素，滿足肌肉健康所需。持續運動訓練，穩定進步並隨之調整健身計畫，確保肌肉增長。在我的計畫中，運動這項要素絕不可讓步，一旦沒有以肌肉肥大（肌肉增長）作為目標進行阻力訓練，「促進肌肉計畫」就無法推行。安排時間讓身體休息與恢復。必須優先考量睡眠，因為睡眠是身體生長與修復的時候。超過 18 歲的美國人之中，有近三分之一的睡眠沒有達到建議的每晚七到九小時。長期缺乏睡眠會影響骨骼肌肉與血糖高低，還會影響內分泌系統與激素，因此健康問題更容易找上我們，像是肥胖、胰島素阻抗和第二型糖尿病等。因為你會吃進更多食物，所以可以在星期日準備好所有食物，或者訂購健康的飲食，都能幫助你達到巨量營養素的要求。持續控管身體變化，可以使用 InBody 體脂計或 DEXA 骨密儀重複掃描確認身體組成，追蹤肌肉增長。

睡眠

研究顯示，睡眠障礙會降低健康成年男性的肌肉蛋白質合成速率，且隨著時間可能導致淨體重減少，以及造成肌力與功能下降。[13]

無論是短期（二十四小時的睡眠剝奪）或長期（五個晚上睡眠限制），睡眠障礙都會導致晝夜節律混亂，並降低肌肉蛋白質的合成速率。然而，研究已經證明，睡眠限制期間實行高強度間歇訓練，可以幫助維持肌肉蛋白質合成速率。也就是說，睡眠不足對肌肉蛋白質合成速率造成的一些負面影響，但可以透過運動來緩解。

記錄自己的肌力與表現指標，每六到八週重新評估自己的進度。你的表現是否有提升？肌力有增加嗎？雖然這不是主要的肌力計畫，但由於你對訓練越來越熟悉，就需要投入更多努力才能刺激身體，這也是為什麼定期重新評估非常重要。最後一項提醒，記得享受過程！把訓練當作有趣精彩的旅程，可以幫助器官更加健康長壽。

促進肌肉計畫說明：

主要推力：充足的體能、胺基酸與阻力訓練刺激。

一天四餐，每餐包含 40 至 60 克的蛋白質。蛋白質：理想體重每公斤應攝取 2.2 至 2.6 公克蛋白質。多出 10 ～ 12% 的熱量超額，以蛋白質為優先。

碳水化合物：總體重每公斤應攝取 3 至 7.9 公克蛋白質。[14] 脂肪：每公斤體重 0.7 到 2.2 克。如果你比較偏好碳水化合物，沒那麼喜歡富含脂肪的食物，那麼你應優先選擇脂肪含量較低的熱量攝取建議。

這個飲食計畫的熱量攝取最多，如果已經搭配良好訓練，則熱量超額為 10 到 20%，如果你才剛開始實行增肌的阻力訓練，則熱量超額會是 20 到 30%。攝取額外的熱量可能導致體脂過多。追蹤體脂的增加量非常重要，這會決定熱量超額的總量。想達到平衡的良好身體組成，會需要多多嘗試和試錯。

肌肉

第一天

- **第一餐　高蛋白飲 + 雞蛋**
  536 卡路里、49 公克蛋白質、22 公克碳水化合物、28 公克脂肪、6 公克纖維
- **第二餐　鮭魚 + 甜菜沙拉 + 米飯**
  470 卡路里、45 公克蛋白質、23 公克碳水化合物、22 公克脂肪、3 公克纖維

- **第三餐　烤牛肉生菜捲**

  478 卡路里、51 公克蛋白質、46 公克碳水化合物、10 公克脂肪、12 公克纖維

- **第四餐　豬排 + 蔬菜**

  637 卡路里、52 公克蛋白質、42 公克碳水化合物、29 公克脂肪、11 公克纖維

第二天

- **第一餐　奇亞籽布丁**

  390 卡路里、49 公克蛋白質、26 公克碳水化合物、10 公克脂肪、9 公克纖維

- **第二餐　炒蝦仁**

  538 卡路里、49 公克蛋白質、27 公克碳水化合物、26 公克脂肪、4 公克纖維

- **第三餐　豬排 + 蔬菜**

  637 卡路里、52 公克蛋白質、42 公克碳水化合物、29 公克脂肪、11 公克纖維

- **第四餐　水牛城辣雞沙拉**

  623 卡路里、56 公克蛋白質、49 公克碳水化合物、23 公克脂肪、11 公克纖維

第三天

- **第一餐　高蛋白飲 + 雞蛋**

  536 卡路里、49 公克蛋白質、22 公克碳水化合物、28 公克脂肪、6 公克纖維

- **第二餐　鮭魚 + 甜菜沙拉 + 米飯**

  470 卡路里、45 公克蛋白質、23 公克碳水化合物、22 公克脂肪、3 公克纖維

- **第三餐　烤牛肉生菜捲**

  478 卡路里、51 公克蛋白質、46 公克碳水化合物、10 公克脂肪、12 公克纖維

- **第四餐　豬里肌 + 蔬菜**

  586 卡路里、45 公克蛋白質、43 公克碳水化合物、26 公克脂肪、17 公克纖維

第四天

- **第一餐　丹佛炒蛋**

  535 卡路里、48 公克蛋白質、34 公克碳水化合物、23 公克脂肪、7 公克纖維

- **第二餐　肉醬南瓜麵**

  508 卡路里、49 公克蛋白質、24 公克碳水化合物、24 公克脂肪、5 公克纖維

- **第三餐　水牛城辣雞沙拉**

  623 卡路里、56 公克蛋白質、49 公克碳水化合物、23 公克脂肪、11 公克纖維

- **第四餐　豬里肌 + 蔬菜**

  586 卡路里、45 公克蛋白質、43 公克碳水化合物、26 公克脂肪、17 公克纖維

第五天

- **第一餐** **奇亞籽布丁**

  390 卡路里、49 公克蛋白質、26 公克碳水化合物、10 公克脂肪、9 公克纖維

- **第二餐** **炒蝦仁**

  538 卡路里、49 公克蛋白質、27 公克碳水化合物、26 公克脂肪、4 公克纖維

- **第三餐** **豬里肌 + 蔬菜**

  586 卡路里、45 公克蛋白質、43 公克碳水化合物、26 公克脂肪、17 公克纖維

- **第四餐** **漢堡肉沙拉**

  592 卡路里、49 公克蛋白質、45 公克碳水化合物、24 公克脂肪、10 公克纖維

第六天

- **第一餐** **高蛋白飲 + 雞蛋**

  536 卡路里、49 公克蛋白質、22 公克碳水化合物、28 公克脂肪、6 公克纖維

- **第二餐** **肉醬南瓜麵**

  508 卡路里、49 公克蛋白質、24 公克碳水化合物、24 公克脂肪、5 公克纖維

- **第三餐** **鮪魚起司三明治**

  664 卡路里、53 公克蛋白質、50 公克碳水化合物、28 公克脂肪、12 公克纖維

- **第四餐　漢堡肉沙拉**

  592 卡路里、49 公克蛋白質、45 公克碳水化合物、24 公克脂肪、10 公克纖維

第七天

- **第一餐　丹佛炒蛋**

  535 卡路里、48 公克蛋白質、34 公克碳水化合物、23 公克脂肪、7 公克纖維

- **第二餐　烤牛肉生菜捲**

  467 卡路里、50 公克蛋白質、24 公克碳水化合物、19 公克脂肪、9 公克纖維

- **第三餐　鱈魚佐烤馬鈴薯**

  612 卡路里、51 公克蛋白質、48 公克碳水化合物、24 公克脂肪、7 公克纖維

- **第四餐　水牛城辣雞沙拉**

  623 卡路里、56 公克蛋白質、49 公克碳水化合物、23 公克脂肪、11 公克纖維

想來份點心嗎？試試椰奶「冰淇淋」吧！

- 切片冷凍香蕉 1 根
- 冷凍鳳梨塊 1 杯
- 罐裝椰奶 ¼ 杯

做法：將香蕉、鳳梨與椰奶放入食品調理器中攪拌均勻。一邊攪拌一邊將側邊刮乾淨，繼續攪拌約 3 分鐘直到均勻。挖起一杓舀入碗中，就能立即享用軟綿的霜淇淋，如果喜歡質地更緊密的冰淇淋，也能放入可冷凍的密封容器中，至少冷凍 1 小時再取出享用。

試試這個方法：回歸肉食

回歸肉食是個好方法，能幫助你在初期看到調整成效。你可能常聽到以植物食品為主的排除飲食（elimination diet）。不過，這邊要說的是一種以動物食品為主的排除飲食。這種飲食方式之中的動物食品攝取量非常高，蔬菜攝取量則相當低。依照這種協議飲食計畫持續二到四週。有許多人在遵照這個飲食方法之後，明顯感覺越來越好，血液指標也有正向改善。回歸肉食的建議，讓人聯想到克利夫蘭醫學中心（Cleveland Clinic）的低蛋白質節制飲食計畫（Protein-Sparing Modified Fast Program）。目前來說，回歸肉食還不是「以實證為基礎的計畫」，而是多年來我自己應用在臨床上的成功方法。

我的回歸肉食計畫包含以下建議：

可以選擇雞蛋、肉類、魚肉，以及在第一餐飲用高蛋白飲，控制熱量攝取。高蛋白飲中，含有 50 公克的乳清蛋白或是混合米蛋白與豌豆蛋白、1 杯綠色或紅色粉末植物營養素（例如益生元纖維與多酚、維生素 C、葉黃素）、1 大匙中鏈脂肪酸粉末（medium-chain triglyceride powder, MCT），再搭配杏仁奶或是水。（如果身體無法耐受乳製品，你可以用 1.5 杯牛肉蛋白質加上 ½ 杯〔3 公克〕的白胺酸粉末取代乳清粉，藉此模擬乳製品蛋白質可提供的大量白胺酸。）

採用這個飲食方法，任何動物產品都可以吃，但是不包含乳製品（蛋白粉除外），因為乳製品可能引起發炎、便秘或腹脹。

回歸肉食計畫中可接受的植物性食物包括香菜(芫荽)、歐芹、蔥以及墨西哥辣椒。

雖然回歸肉食的重點不是控制熱量,但男性可以將每日攝取目標設定為 1,800 至 1,900 卡路里,在此期間,女性則可以將每日攝取目標設定為 1,500 至 1,600 卡路里。

這個飲食計畫採取低量、營養密集、種類豐富,這是極好的方法,能幫助你啟動減重計畫、戰勝渴望,並朝向更好的生活方式大步邁進。

晚間儀式

問問自己以下這些問題:

今天做出的選擇讓我覺得自豪嗎?想想自己努力想要成為的模樣,我有展現出那些人身上具備的特質嗎?有什麼事明天我可以做得更好?我可以怎麼幫自己做好準備,預防自己重蹈覆轍,陷入將來會遇到的不健康行為?(例如,假設每天晚上十點走進廚房,你總是會拿一塊餅乾來吃。提前考慮到這個可能,這完全可以預料。做好準備,想想下一次類似的衝動發生時可以做什麼,準備好替代方案,然後實踐這個新選項。)考量到明天的行程,我的策略是什麼?我可以怎麼做,幫助自己堅持計畫,做出正確的選擇?

● 重整心態 建立負責的防護機制

我的目標，是先幫助你建立穩固的架構，如此一來無論遇到什麼阻礙，都不會偏離自己的目標。這會需要先改善基本運作系統，也就是你如何處理、執行與內化經驗的運作方式。你應該怎麼衡量自己的健康狀況呢？你是怎麼看待自己與醫生之間的關係？你覺得正直誠實代表什麼？你對自己有什麼責任？將這個基本系統帶入有自覺的認知，是提升並改善自己的關鍵。你處理這些經驗的方式，會決定最終的結果。

接下來，來制定一個清晰、具體的計畫，設定出可以量化的目標。為什麼訂定計畫這麼重要？

計畫可以為你建立防護機制，讓你能全心專注在其他事情上，而不需要一直花心力思考應該吃什麼？或者該怎麼訓練？因為答案已經早就都訂定好了。訂好計畫，可以解決各種假設情境，像是避開那些讓你無法堅持下去的問題，也排除了中途轉向其他飲食或訓練的可能。

駕馭自己的心與內在的想法，能馬上幫助你走上通往成功的正道。從心態上實踐紀律，可以幫助你調整好自己的情緒與信念。這表示你必須先掌握並覺察到任何一再出現的消極思想，這些想法會讓你無法實現理想。

這裡舉一個我自己生活中的例子。在懷孕期間我同時要照顧幼兒，我本來可能會一直注意內心的聲音，那個聲音不斷告訴自己我太情緒化又很焦慮，不可能進行身體訓練或完成任務。然而，我那時認為這些想法都在阻礙我實現夢想，其中也包含所有會加劇焦慮或情緒的事物，甚至如果對自己太嚴苛，也可能會讓人無法專注在自己的目標上。

藉由提升內在運作系統，並且制定可靠的計畫，可以捨去生活中各種放縱（物質、浪費時間的事物、負面情緒特質），包含下列的各種攝取過量：

- 酒精
- 興奮劑
- 糖
- 麵包
- 電視與社群媒體
- 負面能量
- 欺騙
- 社交活動
- 電話或簡訊

所有種種，都可能成為讓你分神的誘惑。

至少在一開始的時候，讓自己的世界縮小一點、單純一點。為自己負責，伴隨著完成每個小小的任務，你將會迎向成功。

第 8 章
基準評估：目前進度如何？

想達成目標，了解自己目前的進度非常重要。

可以問問自己：我的目標是什麼？我該怎麼做才能抵達目標？接著你可以逆向設計行動的步驟，幫助自己成功達標。想要達到持久的減脂，並盡可能增加肌肉來達到健康長壽，必須先仔細評估自身狀況。

從每年的體檢數據中，可以觀察到許多自己的健康風險，這些資訊可以提供線索，幫助你了解怎麼改善並調整自己的飲食。包含身高、體重、腰圍、血液中的三酸甘油酯與空腹血糖，這些所有的數據都能幫助你訂定自己的需求與目標，了解如何達到自己的最佳營養攝取。我強烈建議可以找營養師和健身專家來協助你，他們可以從旁協助，幫助指導、追蹤並改善你的飲食與身體訓練方式。根據身體指標，幫自己制定出一份清單，會是很好的起步方式。

血壓

毫無疑問，高血壓是早期心臟病最常見的危險因子，而且完全可以事先預防！高血壓的風險遠遠大於高膽固醇、糖尿病以及吸菸的危害。

然而不幸的是，其他這些危險因子也經常伴隨高血壓，更加劇整體的健康風險。不健康的飲食、身體活動不足、體重過重或肥胖，也會提高心血管疾病的風險。

我會依據美國心臟協會與美國心臟病學學院於 2017 年制定的標準，來評估血壓健康。標準如下：（單位為 mmHg）

- 血壓正常＝收縮壓低於 120，舒張壓低於 80。
- 血壓偏高＝收縮壓 120-129，舒張壓低於 80。
- 第一期高血壓＝收縮壓 130-139，或舒張壓 80-89。
- 第二期高血壓＝收縮壓 140 以上，或舒張壓 90 以上。
- 高血壓危象（請立刻就醫！）＝收縮壓高於 180，或舒張壓高於 120。

腰圍與腰圍身高比

腰圍是一種簡單的方法，可以快速評估個人的心血管風險。不同於皮膚底下可見的皮下脂肪，如果沒有影像分析，我們很難直接量測內臟脂肪。這就是為什麼我們會以腰圍作為一種替代方式。相較於身體質量指數（BMI），這種測量方式可以確認脂肪的位置，因此能更清楚反映當下健康狀況。

那麼，肚子周圍的脂肪究竟跟健康有什麼關係？腰圍大大影響了全因死亡率；腰圍越大，任何原因導致死亡的機率就越高。美國國家心、肺、血液研究所指出，如果大部分脂肪集中在腰部而非臀部，罹患心臟病與第二型糖尿病的風險就更高。[1] 女性腰圍超過 88 公分，或者男性腰圍超過 102 公分，風險更會進一步上升。[2] 包圍在器官周遭的脂肪稱為內臟脂肪，腹部脂肪過多通常與內臟脂肪過多相關。內臟脂肪過多會造成高血脂、高血壓、糖尿病以及發炎症狀。[3]

在研究計畫期間，我們經常透過腰圍來監測與評估各種風險，除了評估心血管與代謝功能，也能預測晚年的認知功能障礙。[4] 然而現在的科學證據顯示，以本書提到的幾種疾病來說，比起僅僅使用 BMI 與腰圍計算，運用腰圍身高比辨識各種成人疾病的早期風險成效也許更好。[5] 正確計算腰圍的方式是將捲尺圍繞在腰部，也就是你的髖骨上方。測量時請保持站姿，在正常呼吸的呼氣後測量腰圍。理想情況下，你的腰圍應該少於自己身高的一半。

腰圍身高比（WHtR）超過 0.5 的人，可能有「早期健康風險」，且與中央型肥胖（central obesity，或腹部肥胖）有關。[6] 測量腰圍身高比的方法是將腰圍除以身高，且兩個數值以相同單位來計算。舉例來說，如果你的身高是 170 公分。如果你的腰圍是 91.5 公分，那計算方式就是將 91.5 除以 170，算出來的腰圍身高比是 0.53。為了維持身心健康，目標應該要將腰圍維持在身高的一半以下，理想情況下腰圍身高比必須低於 0.5。

體脂率

健康專家通常會使用世界衛生組織訂定的 BMI 閾值，來判斷是否過重和肥胖。但如你所見，談到實際體組成，這些數字能夠提供給我們的資訊非常少。因此測量體脂率會更有幫助，雖然需要先花點心力，才能獲得準確的數字。

一般來說，男性體脂率大於或等於 25%，就符合肥胖的定義。至於女性則是體脂率 35% 以上符合肥胖定義。[7] 不過，與其使用這種二元分類的方法，我們該做的是確立一個數值，訂出理想的體脂率為目標來努力，以真正改善健康。

肌肉質量

如果只是觀察並測量肌肉質量，其實沒有辦法確保骨骼肌健康，也無法降低罹患肌少症的風險。要評估骨骼肌質量，需要結合肌力的測量。骨骼肌質量是非脂肪體重（fat–free body mass）的最大組成部分。非脂肪體重也稱為除脂肪體重或淨體重，指的是身體中脂肪與骨頭以外的部位，包括肌肉、皮膚、肌腱和結締組織。[8]

科學知識清楚指出，增加健康的肌肉質量能促進健康。那麼具體來說，我們該怎麼測量肌肉質量呢？我們會需要使用儀器設備。可以使用雙能量 X 光骨密度及全身組成分析儀（Dual Energy X-ray Absorptiometry, DEXA），進行全身體組成掃描；或是使用生物電阻抗分析儀（Bioelectrical Impedance Analysis, BIA），來評估四肢骨骼肌肉質量（appendicular skeletal muscle mass, ASMM），ASMM 指的是四肢骨骼肌的質量，也就是腿部與手臂。這些儀器能夠提供關鍵數據，協助健康評估。

最常見的 BIA 儀器是專業級 InBody 720 身體組成分析儀（用來評估身體組成的固定裝置），還有便攜式、更平價的版本 InBody 家用型體脂計 H20N。

所以使用 DEXA 骨密儀是個簡便的方式，可以透過 X 射線技術，取得「黃金標準」身體組成的測試結果，雖然價格有些昂貴。只要平躺在掃描床上，不到十分鐘就可以了解身體瘦肌肉、脂肪、水與骨骼在體內的分布情形。

如果你覺得以上這些選項都不太適合的話，家用體重計也很有幫助，雖然計算的結果會稍微不太準確。身體組成會受到身體含水量與月經週期的影響，一天之中的體重可能會有上下波動，因此每天在同一時間測量體重，結果會最接近準確數值。

評估工具與追蹤裝置

- 身體組成：InBody 家用型體脂計 H20N、捲尺、三星智慧手錶。
- 整體健康：Nutrisense 血糖監測器（glucose monitor），Nutrisense，、蘋果手錶，、握力訓練器，像是 CAMRY 數位手動測力儀握力測量儀。
- 營養追蹤：食品電子秤，例如 Etekcity 食品廚房秤、食品營養追蹤應用程式。

雖然不同的肌肉質量測量方法，準確度上也略有差異，但一般認為 DEXA 骨密儀是目前最準確的可行選項（當然，核磁共振 MRI 和電腦斷層 CT 可以提供最可靠的數據，但以日常使用來說這些診斷方式輻射量過大）。

無論採用何種方式，藉由評估個人的四肢骨骼肌質量（ASMM），都能提供簡單有效的標準，來判斷整體健康與罹患疾病或死於疾病的風險（發病率／死亡率）。肌少症可以透過評估肌肉質量來判斷，同樣地，我們也能進一步運用這種方法，判斷不同年齡與不同運動身體類型的條件下，各種肌肉質量的標準應該落在哪裡。

可惜的是，目前醫界或學界並沒有通用的標準，只著重於疾病的嚴重程度，因此我建議盡量建立肌肉且維持健康肌肉，越多越好。同時也可以參考以下評估骨骼肌的前瞻方法。普林斯頓大學研究員艾利斯·科文（Alexis Cowan）與我一起合作，整理出以下表格，這些數據來自全美國最優秀的實驗室。[9] 內容看似複雜，但其實相當簡單易懂。

關鍵重點：肌少症的定義為男性四肢骨骼肌質量小於 7.0kg/m^2（男性），女性則是小於 5.4kg/m^2（使用 DEXA 骨密儀測量）。

人口統計	DEXA 骨密儀（kg/m^2）	InBody 家用型體脂計 H20N（kg/m^2）	專業級 InBody 720 身體組成分析儀（kg/m^2）
一般成年男性（<65）	8.6	9.5	10.5
一般成年女性（<65）	7.3	7.3	10.6
運動型男性	10.2	11.7	13.0
運動型女性	8.0	8.6	11.4
老年男性（65+）	7.7	8.1	8.7
老年女性（65+）	5.9	5.3	7.8
肌肉不足男性（肌少症）	7.0	7.2	7.4
肌肉不足女性（肌少症）	5.4	4.6	6.9

身體組成計算方式，是以肌肉的公斤數除以高度平方（平方公尺）作為標準單位。並且區分成幾個類別的族群，包含一般人（身體正常健康）、運動型、老年（65歲以上）與肌肉不足（沒有足夠的肌肉）。

如果你目前還無法使用 DEXA 骨密儀或 InBody 體脂計來測量肌肉質量，請先試試這個肌肉健康小測驗：（括號為計分）

確定肌肉健康

一般健康

- 年齡：□ <45（1）　□ 45-65 歲（0）　□ >65 歲（-2）
- 性別：□男性　□女性
- 體重（公斤）：
- 身高（公分）：
- 身體質量指數（BMI）：□ >35（-2）　□ 28–35（-1）
  □ 28（+1）

健身習慣

你一般的運動習慣屬於哪一種？

□職業運動員（1）

□健身迷（2）

□週末運動家（偶爾健身）（0）

□宅家沙發馬鈴薯（–2）

阻力運動（每週花至少 45 分鐘重訓或做瑜珈）：

□ 0 天（0）

□ 1（1）

□ 2–3（3）

□ >3（5）

有氧運動（每週花至少 45 分鐘跑步、橢圓機滑步、游泳、騎腳踏車或打球等會讓呼吸與心率皆上升的活動）：

□ 0 天（0）

□ 1（1）

□ 2–3（2）

□ >3（3）

營養

請列出你過去 7 天中下列每樣食物的攝取量，評估每日蛋白質攝取量，來計算「蛋白質積分」。

- 雞蛋
- 牛奶或優格（玻璃瓶或杯裝分量；請註明每週分量）
- 肉類（牛肉、豬肉、雞肉或魚肉；每份約為 113 公克）
- 豆類或扁豆（每份為 1 杯）

蛋白質積分

＞ 140 公克／天（5）

110–139 公克／天（3）

90–110 公克／天（2）

75–90 公克／天（0）

<75 公克／天（-1）

備註：估算方法為1顆雞蛋＝6公克蛋白質；牛奶或優格＝8公克；肉類（一份）＝28公克；豆類＝12公克。假設每人每天從穀物中攝取的蛋白質大約25公克。把這些估算數字和體重考慮進去，我們把「健康肌肉閾值」設定為每天每公斤體重1.2～1.5公克。

肌肉年齡（根據上述計算出的總積分）

- 10 或更高：年輕強健
- 6 ～ 9：需要稍微努力
- 5 或更低：需要肌肉改造

實驗室檢測：內幕故事

知道自己現在的位置，能幫助我們規劃出前進的方向。那麼，就讓我們更仔細探討健康基準吧。從血液檢測指標可以觀察到，其實有一部分健康問題藉由改變生活型態就可以直接獲得改善。你知道嗎？你可以指定自己專屬的實驗室檢測，更仔細了解自己的健康狀況。我會協助你，根據特定結果能提供的資訊，可以提出什麼樣的檢測要求，以及什麼時候可以提出。我也會教你如何檢視自己的身體指標，建立能改善健康的合理目標，並轉成能夠實現並量化的目標。

在醫師診間或直接面對消費者的實驗室進行抽血檢查，實驗室檢測結果會針對關鍵身體系統進行客觀檢測。可以想像自己是一名飛行員，身體就是一架飛機，血液檢測指標就是座艙中的儀表板，會提供資訊，幫助你作出正確決策，確保整趟飛行安全順利。

實驗室血液檢測是我的臨床實踐之中相當重要的一部分，不僅能呈現病患一開始的狀態，指出他們能改善的方向，並量化他們努力的成果。在本書內容中，根據你能自己改變的變數，嚴格限縮一般的實驗室規範。而這些都是能透過改善飲食和運動直接帶來影響的變數。每一項列出來的基準，都會改善增肌或減脂。此外，由於碳水化合物與脂肪主要都是透過骨骼肌調節，所以肌肉健康測量會影響飲食的代謝。[10]

測量運動後的肌肉激素會是未來的調整方向之一，作為確定健身成效的一部分，並調整運動處方。

脂質調節

首先讓我們來談談脂質。脂質調節檢查包含兩個領域，也就是飲食與代謝，顯示你吃下的食物以及你的身體是如何利用這些脂肪。典型的年度檢查可能包括脂質分布測試，量測總膽固醇、高密度脂蛋白膽固醇、低密度脂蛋白膽固醇（透過計算或直接測量），以及三酸甘油酯。這些重要測量能幫助評估罹患心臟病的風險，血液中的脂肪增加時，心臟病的風險也會隨之升高。雖然膽固醇是打造健康細胞的必需成分，但膽固醇過多可能導致脂肪積聚，阻礙血流通過動脈。三酸甘油酯過高，也會引起類似的狀況。

三酸甘油酯

吃進的熱量超過立即消耗的熱量時，身體會將剩餘熱量的轉化為三酸甘油酯。三酸甘油酯是一種脂肪酸儲存在細胞與血液之中的形式，也是支持組織產生能量的主要脂肪運輸形式。健康的人進食之後，身體透過脂蛋白粒子在血液中運送膳食脂肪，三酸甘油酯濃度隨之上升。脂蛋白主要將這些三酸甘油酯運送到脂肪組織儲存，同時也會用於支持其他組織功能，例如心臟的功能。斷食的時候，三酸甘油酯的濃度會比吃飽的狀態來得低，這時游離脂肪酸會成為供應組織能量需求的主要脂肪來源。但是在斷食狀態之下，三酸甘油酯與游離脂肪酸都是重要的脂肪來源。

如果三酸甘油酯沒有儲存在脂肪組織中，而是儲存在肌肉及其周圍，這表示肌肉對脂肪的氧化能力受損，是胰島素阻抗的一種表徵。在這種情況下，隨著肌肉脂肪的積累，身體處理多餘熱量的能力會建漸漸失常。

經常攝取超出消耗總量的熱量，尤其是來自高碳水化合物食物的熱量，會造成三酸甘油酯上升，導致疾病風險增加，如心臟病、中風、胰臟炎與非酒精性脂肪肝病。高三酸甘油酯是身體能量過剩的警訊，表示攝取熱量已經超出消耗熱量。你可能有聽過非酒精性脂肪肝病，而這也同樣會發生在肌肉中。根據美國國家膽固醇教育計畫成人治療第三版，在空腹 12 小時後測量高三酸甘油酯，正常值為低於 150 mg/dL（每 100 毫升的血液中含 150 毫克的三酸甘油酯），150 至 199 mg/dL 為邊緣性高值（borderline high），200 至 499 mg/dL 為高值（high），500 mg/dL 或以上為極高值（Very high）。然而最近美國心臟協會的實證聲明指出，相對於美國，冠狀動脈疾病風險較低的國家中，低空腹三酸甘油酯濃度（低於 100 mg/dL）的情況更常見。我建議空腹三酸甘油酯濃度，最好低於 100 mg/dL，非空腹三酸甘油酯濃度則最好低於 150 mg/dL。

採取行動▶飯後四小時三酸甘油酯會增加。在數週和數天後，會觀察到更穩定的變化。我建議持續改變生活方式兩到三個月之後，再次進行檢查。

高密度脂蛋白膽固醇

高密度脂蛋白膽固醇，是可以透由運動直接改善的另一項指標。高密度脂蛋白能幫助清除血液中的其他膽固醇，並能降低心臟病風險降低。雖然高密度脂蛋白通常被稱為「好膽固醇」，不過實際情況其實更加複雜。高密度脂蛋白有許多功能，但是目前並沒有實驗室指標能說明高密度脂蛋白在身體系統內的作用。高密度脂蛋白為健康帶來的好處，還取決於其功能性。

某些嚴重發炎會損害高密度脂蛋白，導致身體不斷製造更多高密度脂蛋白來替補。在這種情況下，高密度脂蛋白越多並不一定對身體越好。增加健康高密度脂蛋白膽固醇的最佳方法之一，就是運動。在飲食中增加 Omega-3 脂肪酸的攝取也很有幫助。

肥胖、高血壓與高血糖的患者，通常身體的高密度脂蛋白濃度較低。多活動身體有助於提升高密度脂蛋白濃度，每週進行 60 分鐘的中等強度有氧運動，就能觀察到健康改善。高強度間歇訓練（HIIT）對於高密度脂蛋白與其功能，似乎能帶來最大的影響。

高密度脂蛋白膽固醇的最佳濃度是多少？

	有風險	健康
男性	少於 40 mg/dL	60 mg/dL
女性	少於 50 mg/dL	60 mg/dL 或以上[11]

採取行動▶改變生活方式，持續兩到三個月後，再次測量高密度脂蛋白濃度。

低密度脂蛋白膽固醇

低密度脂蛋白膽固醇與臨床的關聯，雖然不像我們曾以為的麼密切相關，但仍然是一個熱門的討論主題。美國心臟協會認為，多數人的高濃度低密度脂蛋白膽固醇肇因於不健康的生活方式[12]，但基因遺傳也是低密度脂蛋白膽固醇濃度升高的一項重要因素。適量運動能幫助低密度脂蛋白膽固醇下降 10% 到 15%。每週消耗約 1,200 大卡的有氧運動會是一種有效的策略，能管理脂質檢驗項目與降低心血管疾病風險。[13] 然而根據文獻資料，這些影響帶來的差異極為巨大。對於某些人來說，調整飲食可以低密度脂蛋白膽固醇濃度改變 17% 到 25%[14]。然而，在我自己的臨床實踐中，我發現許多人沒有辦法透過調整飲食，讓低密度脂蛋白膽固醇濃度的下降幅度超過 10%。

另一方面，基因設定點通常會帶動低密度脂蛋白膽固醇增加。研究顯示，遺傳因素可以解釋 40% 到 50% 的血漿低密度脂蛋白膽固醇濃度。[15] 這是一個重要的反面論點，不同於許多減少飽和脂肪攝取的心臟健康飲食建議，尤其是紅肉。我認為假如你沒有基因上的低密度脂蛋白膽固醇問題，並且能控制熱量攝取，那麼飽和脂肪不會有太大影響。我們在討論低密度脂蛋白膽固醇的時候，主要著重的是一般人，而不是有特定基因影響的人。

那麼，要怎麼判斷自己是否有基因問題，飲食和運動又能如何帶來幫助？如果你發現自己家族有早發心血管疾病病史，以及高膽固醇（高於 300）與高濃度低密度脂蛋白膽固醇（高於 190），基因很可能就是問題所在。如果在某個階段你的脂質狀態「正常」，但是在進行生酮飲食或調整生活方式之後，檢測出來的數據就急遽上升。那麼即使其中有基因因素的影響，選擇適當的生活方式，仍可能幫助降低膽固醇。要達到「正常」的低密度脂蛋白膽固醇，會需要多方著手，可分為初級與次級預防。

- **初級預防**：如果低密度脂蛋白膽固醇低於 190 mg/dL，請諮詢你的醫師或心臟病專家，確定身體的風險因素。
- **次級預防**：如果低密度脂蛋白膽固醇高於 190 mg/dL，很可能是遺傳因素造成的影響，因此會需要藥物干預。

這是因為調整可能幫助降低數值，但身體狀態最終還是會回到基因設定的基準線。

採取行動▶每年接受年度血液檢測時量測低密度脂蛋白膽固醇濃度。

脂蛋白 B（Apolipoprotein B）

談到心臟健康，經常討論到高密度脂蛋白（HDL）與低密度脂蛋白（LDL）。但你聽過還有另一個叫做「脂蛋白 B（apo-B）」的指標嗎？脂蛋白 B 是低密度脂蛋白的組成蛋白，測量低密度脂蛋白的顆粒數量（LDL-P），可以幫助心臟健康的評估結果更準確。

我會把低密度脂蛋白顆粒比喻一艘艘貨船，運載不同大小的低密度脂蛋白。「小船」（即小型低密度脂蛋白顆粒）的數量過多，會使水道（動脈）堵塞不通，這些小顆粒也因此更容易滲入動脈壁內。還有項需要注意的重點，這些顆粒的大小與胰島素敏感度密切相關，細小顆粒增加是一種胰島素阻抗的指標。此外，低密度脂蛋白顆粒越小，顆粒的總數量通常會隨之增加。血液中的低密度脂蛋白顆粒越多，這些顆粒撞擊動脈壁的機率也越高。因此，相較於大顆粒高密度脂蛋白，小顆粒低密度脂蛋白的心血管疾病風險更高。脂蛋白 B 幫助運送脂肪、膽固醇與磷脂到全身。仔細檢視現有文獻，比起低密度脂蛋白，更適合評估心血管健康的指標其實是脂蛋白 B。每個低密度脂蛋白顆粒都含有一個脂蛋白 B 分子。脂蛋白 B 濃度越高表示低密度脂蛋白顆粒越多，心臟疾病風險也越大。

因此，脂蛋白 B 的濃度最好應該低於 80 mg/dL，理想狀態是 60 mg/dL。

採取行動▶每三到六個月檢測一次脂蛋白 B 濃度。如果濃度升高，則每三個月檢測一次；如果濃度已經介於理想範圍內，則可以降低檢測頻率。

肝臟酵素

還有其他血液檢測指標，可以用來追蹤改善體組成，例如肝臟釋放的兩種酵素：丙胺酸轉胺酶（alanine aminotransferase, ALT）與天門冬胺酸轉胺酶（aspartate aminotransferase, AST）。肥胖與體重過重導致脂肪積聚在肝臟中，引起慢性炎症與肝組織結疤，這通常不會造成明顯的症狀。測量 ALT 與 AST，不僅可以檢測是否罹患非酒精性脂肪肝病，還能看到體重減輕隨帶來的肝臟健康改善。[16]

理想的血液中 ALT 數值，女性每公升血清應低於 20 單位，男性則每公升血清應低於 30 單位。在到達目標數值之前，我通常會建議病患持續減重。雖然研究顯示女性在飲食誘導減重後，肝臟酵素可能會短暫升高，但這些暫時的升高被認為是良性情形，不必擔心。[17] 同樣需要注意的是，劇烈運動也會造成這些酵素增加。

- 丙胺酸轉胺酶（ALT）：[18]
  男性：每公升血清 29 至 33 單位／女性：每公升血清 19 至 25 單位
- 天門冬胺酸轉胺酶（AST）：
  男性：每公升血清 10 至 40 單位／女性：每公升血清 9 至 32 單位

採取行動▶每三到六個月測量一次 ALT 與 AST 數值。

發炎評估檢查

一般認為發炎會引起心臟病、心臟衰竭與中風等心血管疾病。發炎反應的生物標記相當重要，可以辨識出有罹病風險的患者，甚至在症狀出現前就能辨識出來。雖然相較之下，低密度脂蛋白膽固醇濃度更常作為心臟健康的指標，研究則指出，高敏感性 C- 反應蛋白（hs-CRP）的血清濃度，是更有效的心血管問題預測因子。[19] 這個非特異性卻十分重要的發炎評估指標，是整體死亡率的有力預測因子[20]，因此，我建議使用 hs-CRP 作為身體發炎的一般「指標」。因為這種蛋白質對發炎反應相當敏感，會促使有害的斑塊沉積，並引發免疫反應。[21] 理想情況下，數值應該小於 1。即使是血清濃度僅些微上升的低度發炎，也可能有重大影響。數據顯示，低度發炎與肥胖讓肌肉更難以增長[22]，進一步強調重新調整身體組成且獲得動力的必要。

追蹤 hs-CRP 可能也是有發展機會的生物標記，能測量內臟脂肪量與功能障礙，凸顯幾種通常對身體有毒性影響的脂肪類型。

這種發炎標記通常伴隨不健康肌肉，例如肌少型肥胖的不健康肌肉。hs-CRP 主要由肝臟製造，其他身體部位如白血球也能製造，hs-CRP 是身體對感染或發炎反應的指標，

可以促進免疫細胞（如巨噬細胞）與氧化低密度脂蛋白膽固醇結合時的交互作用。如同之前提到的，運動期間肌肉收縮產生的肌肉激素，能夠抵消這種發炎反應。證據則顯示，與脂質下降無關，不過降低 hs-CRP 對心血管健康能帶來正向影響。[23]

採取行動▶每三至六個月檢測一次 hs-CRP。

血糖調節

就像我們討論過的，葡萄糖是血液中流通的糖分，對大腦、心臟與消化功能都非常重要，但是血糖過量會造成不良後果。量測血液中的葡萄糖可以提供清楚的指標，顯示身體如何在其他生理因素的影響下在食物與運動之間取得平衡。

葡萄糖透由三種不同途徑進入血液中：飲食、肝臟與腎臟。進食之後，身體從腸道吸收食物中的糖分，血糖濃度就會上升。每餐之間、運動之後或者長時間沒有進食（例如每天第一餐之前），血糖值則降至最低。血糖的第二來源是從儲存在肝臟的葡萄糖（肝醣）分解出來，第三來源是糖質新生作用，也就是腎臟和肝臟釋放新生成的葡萄糖。

想讓血糖降低，則需要胰島素。血糖降得太低的時候，身體會分泌

升糖素、壓力荷爾蒙、皮質醇與生長激素，這些激素都能幫助身體系統重新平衡。

另一種有效調節血糖的方式是運動，因為肌肉收縮會消耗葡萄糖。葡萄糖以肝醣的形式儲存，肌肉中的葡萄糖透過一種叫作乳酸的代謝產物，間接影響血糖濃度。

現代這個極度關注糖與碳水化合物的社會中，血糖可能是一把雙面刃。雖然身體血液循環需要維持一定的血糖，但血糖過多會造成毒性效應。比起吃進蛋白質和脂肪，吃進碳水化合物會造成更大幅的血糖濃度上升。事實上，相較於只依賴食物攝取與肝糖，如果能夠攝取高蛋白並進行足量劇烈運動以達到糖質新生，血糖濃度會更加穩定。

身體會以嚴謹的調節機制來幫助維持適當血糖濃度，以每公升血液中有多少毫莫耳的糖分作為測量單位（mmol/L）。在任何時間，基礎血糖的總量大約相當於一茶匙的葡萄糖。然而不良生活習慣會破壞這種微妙的系統，導致血糖升高或下降到不健康甚至可能到達危險的程度。低血糖與高血糖都是此類壓力狀態。

血糖持續維持高濃度，也就是高血糖，是第二型糖尿病的一個標誌性特點。[24] 可能造成的長期影響，包括損害器官與血管，並導致心臟病發作、中風與其他問題。另一方面，低血糖會引發各種神經系統問題，像是虛弱、站立不穩、頭暈、頭痛，以及感到煩躁或困惑。嚴重的血糖驟降，可能導致癲癇發作，甚至死亡。

血糖濃度顯然對健康影響甚鉅，這也是為什麼我把定期量測血糖納入病患的建議計畫中。我在《里昂增肌計畫》推薦的其中一項工具，就是連續血糖監測儀。這種監測儀不需要處方，可以直接購買，能夠提供即時數據幫助了解代謝健康的狀況。用這個裝置來測試，看看你選擇的生活方式如何影響自己的代謝。

我們追求的理想血糖濃度是多少？對於血糖調節健康的人來說，進食之後兩小時，血糖濃度應該落在 140 mg/dL 以下。健康的空腹血糖濃度介於 70 到 99 mg/dL 之間。

糖化血色素

葡萄糖與紅血球中的血紅蛋白結合，被稱為糖化血紅素（HbA1C 或 A1C）。糖化血色素已成為評估長期血糖控制的黃金標準。紅血球的平均壽命約為 120 天，因此在大約三個月內，葡萄糖會逐漸積累，檢測結果代表三個月內的平均葡萄糖暴露量。

根據我對病患的觀察，攝取較高蛋白質飲食的人糖化血色素與血糖通常都比較高，不過還是落在正常範圍內。其中有兩個原因。首先，肝臟會將一部分的胺基酸轉化為葡萄糖，因此葡萄糖濃度會適度上升，但上升幅度不會像飲食來源的碳水化合物那麼劇烈。第二點，均衡的巨量營養素飲食，能幫助血糖更穩定維持。這種穩定的血糖濃度維持在正常範圍內，只在一定範圍中有相對高點，是因為我的病患能夠維持穩定血糖，不會像高碳水化合物飲食一樣會出現血糖驟降。

這些細微差異提醒我們不能只關注單一指標，而是要仔細觀察整體的模式。

糖化血色素的正常值範圍落在 4.0% 到 5.6% 之間。數值落在 5.7% 到 6.4% 之間則是糖尿病前期，並且有較高的機率會罹患糖尿病。數值達到 6.5% 或以上，則確診為糖尿病。

餐後血糖反應

測量餐後的血糖反應，可以觀察身體對一頓飯的反應。正常情況下，葡萄糖耐量不應該超過 140 mg/dL，並且應該在用餐兩小時後恢復到正常的空腹血糖濃度。

如果餐後的血糖升高造成問題，可以透過運動訓練來修正。運動能降低血糖，肌肉會是一種解方。使用連續血糖監測儀可以幫助評估鍛煉的效果。[25] 監測儀也能即時觀測血糖，了解飯後散步是不是足以讓自己的血糖維持穩定，或是需要進行更劇烈的活動，例如徒手深蹲。這個目標是要能利用肌肉幫助平衡血糖系統。

採取行動▶檢測自己的血糖濃度，特別留意在一段時間內血糖升高的頻率，檢測方法包含進行葡萄糖耐量測試、佩戴血糖監測儀或是飯後量測指尖血糖。

可能造成體重增加的藥物

1. 類固醇
2. 抗組織胺（antihistamines）
3. 選擇性血清素回收抑制劑（SSRIs）
4. 偏頭痛預防性藥物
5. 胰島素、泌得贊（glipizide）與吡格列酮（pioglitazone）
6. 乙型交感神經阻斷劑（beta blockers）與血管張力素受體阻斷劑（angiotensin-receptorblockers）
7. 避孕藥，特別是注射避孕劑「狄波」（Depo-Provera）
8. 抗精神病劑（Antipsychotics）

可能對骨骼肌肉造成負面影響的藥物[26]

由於骨骼肌佔了很大一部分的體重，所以很容易受到藥物的負面影響。骨骼肌的持續動態重塑過程，加上足量血液供應與高組織更新率，因此以下藥物可能以各種形式產生肌肉毒性。

1. 史他汀類藥物
2. 硫醯基尿素類藥物（sulfonylurea）
3. 非磺醯尿素類（glinides）

生理適應評估

要準確評估自己的運動效果可能相當困難。專注、努力、執行力，甚至自我價值感的各種巨大差異，都可能讓一切更加複雜。即使如此，我認為在計畫剛開始的時候，很重要的步驟是好好評估生理適應狀況。如果不知道自己從哪裡出發，又怎麼能知道自己的目標在哪呢？

飲食並不難追蹤，我可以在臨床協助評估你的飲食日記，但我沒辦法評估你在訓練中付出多少努力。只有你自己知道為了實現目標，你付出了多大的努力。話雖如此，我有辦法幫助你（也的確會這麼做！）建立起一套結構，來支持你的努力。我們會一起打造合適的環境，幫助你達到值得擁有的健康狀態。

既然說到值得擁有，那麼這裡讓我們來討論一下自我價值感。我在實際經驗中經常觀察到病患的自我價值感缺失。在他們對改善身體組成的絕望背後，自我價值感缺失是他們沒有說出口，而且可能被忽視的力量。這也是他們為何「沒有辦法」努力尋求真正改變的藉口。找出阻礙你進步的真正罪魁禍首，能夠幫你擺脫悲觀與自我貶低，從健康不佳的迴圈之中順利脫困。

量測自我價值溫度

要自我價值溫度，可以先設想一個從 0 到 100 範圍的儀表指針。這個「溫度計」上的數字可以幫助你的心理架構。數值越接近 0，表示你覺得越不值得，自我價值感也越低。數值越大，表示你越重視自己，且更可能達到健康長壽的目標。當然，這個數字只是一種參考，並不是臨床評估，但過程能幫助你辨別眼前的是助力，或是阻礙。

自我價值感溫度測驗

追蹤自我獨白，看清楚自己的思維循環，並全力以赴好好回應，你就可以掌握心理架構中的自我對話元素。自我對話能夠影響我們實現目標的能力，清楚了解之後，我們可以接著繼續深入探討自我價值。我將這個單一因素定義對自己的感覺，這是部分非常重要，會大大影響你能否順利執行健康計畫。

透過回答以下問題，可以評估你的自我價值溫度，這些問題的評分範圍為 1 到 5，其中 1 ＝完全沒有，2 ＝極少如此（低於 20% 的時間），3 ＝偶爾如此（約占 50% 的時間），4 ＝經常如此（佔 70% 的時間），5 ＝總是如此。

- 你覺得自己值得擁有想要的身體狀態嗎？
- 你相信自己能達到這個目標嗎？
- 你認為自己值得擁有健康的體能、長久渴望的身體自由，且不必擔心身體機能運作嗎？

- 你覺得別人的人生看起來都比較容易，而且覺得自己只能接受目前的健康狀況？

這些問題的答案，能幫助你了解自己的起點在哪裡。接下來，你可以開始努力讓這些回答通通都提升到 5 分，這表示你認定自己值得擁有想要的健康狀態。

每個人的自我價值感溫度都會影響是否能達成健康目標。內心深處認為自己值得到達何處，自我價值感就會讓我們保持在那個位置。成功達到目標的人通常有相信自己並付諸實踐的能力。

現在是時候來看看自我評估的最後步驟了：身體表現評估。

身體表現評估

接下來的評估方法適合提供給入門或稍有基礎的人，幫助衡量自己的起始點，並且在後續的四到六週中追蹤進步情形。評估的目標是藉由一組簡單運動，記錄下「運動前」與「運動後」的變化，而這些運動在沒有健康專業人員的情況下也可以自己安全進行。如果沒有一起運動的夥伴，建議可以錄下自己的前三個動作，這樣就可以從其他視角觀察自己。盡自己最大的努力，不過不要因為第一批測出來的數值就覺得喪氣。這只是起點而已，只要持之以恆，在接下來四到六週內的變化會讓你大感驚訝！

前測

運動	時間／重複次數
伏地挺身最高次數 （選擇任一種伏地挺身變化式，只要你能以正確姿勢完成的都可以。） **筆記**：記錄觀察到的細節。____________________ ____________________	☐
深蹲 （維持 1 分鐘） **筆記**：記錄觀察到的細節。____________________ ____________________	☐
平板支撐（棒式） （以雙手或前臂支撐身體。） **筆記**：記錄觀察到的細節。____________________ ____________________	☐
跑步一英里（約 1.6 公里） （盡量用跑的；如果不能跑步，可以改採快步健走。） **筆記**：記錄觀察到的細節。____________________ ____________________	☐

後測

運動	時間／重複次數
伏地挺身最高次數 （選擇任一種伏地挺身變化式，只要你能以正確姿勢完成的都可以。） **筆記**：記錄觀察到的細節。____________________ ____________________	☐

深蹲
（維持 1 分鐘）
筆記：記錄觀察到的細節。______________________
____

☐

平板支撐（棒式）
（以雙手或前臂支撐身體。）
筆記：記錄觀察到的細節。______________________
____

☐

跑步一英里（約 1.6 公里）
（盡量用跑的；如果不能跑步，可以快走。）
筆記：記錄觀察到的細節。______________________
____

☐

伏地挺身最高次數：你最多可以連續做幾次伏地挺身？伏地挺身的時候有架高身體嗎？是先從膝蓋著地開始訓練嗎？你什麼時候開始感覺疲累？

深蹲次數：你在 1 分鐘內完成幾次深蹲？有使用負重加強嗎？有負重的話，加了多少重量呢？你什麼時候開始感覺疲累？中間有沒有休息？

平板支撐：平板支撐的時間維持了多久？使用前臂支撐身體？還是用手支撐？你什麼時候開始感覺疲累？

跑步一英里（約 1.6 公里）：是跑步還是步行完成的呢？你什麼時候開始感覺疲累？跑一英里的途中完全沒有停下來休息嗎？

想了解更多評估工具，像是計算單次最大負重量（One-Rep Max，即在一次重複動作中能舉起的最大重量）或是最大攝氧量（VO2 Max，即健身時耗費的最大氧氣量），可以到 www.foreverstrongbook.com 網站下載模板，獲取更多資訊。

靜止心率

照顧好心臟與肺部的健康，都能大大提高你的生活品質。不管是趕火車、追在小孩後面跑，還是在三對三籃球賽中接住球，誰會希望在達成目標之前就累得喘不過氣呢？測量靜止心率的工具，可以使用健身手錶、心率監測器，或者只用兩支手指加上手機上的碼錶功能也行。想手動測量每分鐘的心跳次數（bpm），可以依照以下方法：

1. 在自己的橈動脈上找到脈搏（位於靠近拇指側的手腕上，就在骨頭和肌腱之間）。
2. 接著計算 15 秒內的心跳次數。
3. 把算出的數字乘以 4。

算出來的心跳次數有在 60 到 100 bpm 之間嗎？這是美國梅約醫學中心（Mayo clinic）定義的正常範圍數值。[27] 不過，靜止心率較低的話，表示心臟功能更有效，以及心血管更健康。舉例來說，進行高強度訓練的運動員，休息時心率通常落在 40 bpm。

其他影響靜止心率的因素包括：年齡、活動量、吸菸情形、心血管疾病、高膽固醇或糖尿病身體姿勢（例如站立或躺下）、情緒、體型。

請記住，想要達到自己理想的狀態，就需要付諸實踐採取行動。你可以把這次的身體重啟看做是個人與心態的重整。生活中總是有空間可以學習新技能。不一定需要完美的執行才能夠改變，但要成為自己想要的模樣，會需要經歷這段旅程。在這個過程中獲得的特質，能幫助你發展自己的最佳潛力。

接受挑戰、督促自己，這是讓你了解身體最大潛力的唯一方法。我很高興可以提供協助，幫助你更認識自己。身體與心靈都具備極好的韌性與力量，運動可說是與生俱來的權利。無論你現在年紀多少，都可以因此收穫驚人的成效！

● 重整心態　克服阻力

即使是困難的事情，你也能做到。想看見最好的自己，就需要投注心力，而不是舒適地待在原地。

人類是相當複雜的一種生物，會受到思想和情感的影響。思想和情感能夠凌駕生物過程，人類經常因為受到內部刺激，做出長期來說對自己有害無益的選擇。想要解開健康與養生各方面糾纏的關係，我們要先認知到人性的複雜，並把所有影響肥胖與其他代謝疾病的因素納入考量。

不過人類也是可以預測的。我們有相似的習慣，也面對相同的困難和阻力。一次又一次，每每發現這麼多不同的人都深陷一樣的負面自我對話中，都讓我感到很驚訝。這些對話似乎執意要讓你感覺自己很渺小，阻礙你完成目標，分散你的注意力，讓你無法專注打造自己想要的生活。內心的思緒總告訴自己，再怎麼健康都永遠不夠，而這種想法敦促我每天花上數小時進行訓練，卻忽視了生活裡的其他面向。這也讓我因為不同的訓練計劃而一直分心，讓我無法好好照護自己的健康狀況。

請記住，面對內心那個拚命抵抗的聲音，你不能妥協；因為那個聲音會說服你放棄夢想，放棄你值得擁有的健康。它會讓你保持在不好不壞的健康狀態，或甚至更差一點。甲狀腺分泌甲狀腺激素的時候，你會認為是在針對你嗎？當然不會。所以，大腦產生各種思緒的時候，請不要覺得是在針對你，這些想法其中有很多都只是我們需要學會去屏蔽在外的噪音。

不要讓預期失敗的負面想法支配我們。

透過練習，你可以創造出心理架構去幫助你接受不適感，甚至把不適感做為一種進步的標誌。你知道那句老話吧？過程中會感覺痛苦，只是因為軟弱正在離開你的身體。改變代表著成長，而成長過程並不會一路舒適。比方說，我們常常把飢餓想成一種緊急情況，但其實不然。只要些許調整，重新解讀內在、生理或身體透露的訊號，就可以讓你重新取回主導權。

不過，依照《里昂增肌計畫》的指示，胺基酸能幫助你不會經常覺得飢餓。達到自己設定的身體健康目標之後，你決定更進一步加強，你可能會開始覺得餓。不過，這時候請把這種感覺當作是正向的訊號！雖然攝取適當平衡微量營養素，可以大大減少飢餓感，不過可以將飢餓的感覺重新解釋，也就是感覺飢餓的時候，表示身體正在利用儲存的燃料來提供能量。我通常會告訴病患，飢餓（跟挨餓不同）是可以由自己掌控的。飢餓是一種訊號，表示你正在燃燒過剩的脂肪組織，幫助你往正確的方向繼續努力。

身體訓練也是一樣。我會告訴病患，「如果你連一次的放棄念頭都沒有，那就表示你還不夠努力。」艱難是件好事，即使我們總是想找出更簡單的方法，但是在面對挑戰的時候，人類的思想和身體能夠成長茁壯。

我們都在跟各種阻力搏鬥，而阻力可能以各種形式出現。也許會覺得很累，不想做訓練，整天下來壓力都好大，而好吃的餅乾在等著你。你用盡各種方式說服自己晚點再去訓練，這麼晚了才開始訓練效果不好，還告訴自己多吃碳水化合物才會獲得更多能量。

一次又一次，我看到病患在不同的情況下重複這些類似的說法。對我來說，這些說法聽起來像是在說：

- 食物是我生活中唯一的樂趣，我的人生中不能沒有________（在空格填入你最喜歡卻也讓你背離健康目標的食物）。
- 我不可能放棄______________；這只會讓我覺得很難過。
- 這要花太多力氣了。
- 食物可以撫慰我，這是我應對壓力的方式。
- 我跟朋友聚會時，如果我不跟大家一起吃飯喝酒，會讓我覺得很不舒服。
- 去預想我自己能完全放棄________根本不切實際。我已經試過所有的方法了，不可能會成功。

別再讓過去的習慣絆住你了！

我聽過許多讓人無法達到理想健康的各種阻礙，其中四個最常見藉口是：

1. 我沒有時間。
2. 反正也沒人真的在乎我是不是（體重過重／不健康）。
3. 這可能根本就沒有用，那為什麼還要試？
4. 計畫必須要「很實際」才有效。

以下是我最常回應他們的內容：

1. 如果你沒有時間健身，那你覺得你會有時間生病嗎？你永遠找不到多出來的時間給健康；你要做的是創造時間。覺得自己太忙所以沒辦法去健身房嗎？先看看你的手機螢幕時間記錄怎麼說吧。
2. 把這個過程變得極其簡單的方法，就是百分之百全心投入。全力投入去實現目標，你會獲得肌肉甚至還有更多益處，過程中你擺脫的也不只是脂肪而已。
3. 捨棄那些對你而言最不要緊的事物，才能騰出空間給最重要的事。
4. 你是因為對自己的健康負責，才願意承諾並執行整個計畫，而不是為了別人。
5. 現在就是最好的時機。未來你再也無法回到此時此刻，把握這個機會打造最好的自己。後悔帶來的刺痛感確實存在，為什麼要讓自己在日後想起本可以實現的目標徒留遺憾？

我們總是能幫自己找到藉口，可是藉口無法幫助我們達到想要的目標，因此我們必須對自己負責。

第 9 章
體能訓練：事半功倍

運動是身體與生俱來的權利。

人類的身體是為了體能運動而設計的，我們的身體能夠完成各種驚人成就。不要只把運動訓練想成有益健康的活動，而是應該將運動視為健康的基本條件，是保持健康長壽的不可或缺的一部分。綜觀人類歷史，絕大多數時間裡傑出的運動能力都攸關生存。回到劍齒虎曾經活躍的時代，人類無論是要躲避掠食者或追捕獵物，身體健壯都是極大關鍵。到了現代，多數人生活中唯一的狩獵，大概只剩在手機電池降到1% 時忙著找充電線而已。而我們生活中需要逃避時候也很少。至少，除了少數會被狗仔隊追逐名人，一般人頂多需要在超市或公司聚會派對，躲開那些不想跟他們社交的對象。

在現代社會的壓力之下，很容易就忽視我們存在的核心身體狀態。身體運動本身就是一種美好，可以在困難的任務中挑戰身體極限，要求自己以特定方式移動身體。但是表面的虛榮，卻會剝奪我們對這些單純美好的認知。許多人忙著健身只是因為覺得美觀，卻忽略了鍛鍊肌肉其實應該是日常生活中的基本必要環節。

正如我們在第 2 章中討論的內容，運動是治療多種疾病的首要治療方法。你擁有健康的權利，不需要承受病痛或折磨。知道自己有能力輕輕鬆鬆完成日常任務，並建立保護自己的肌肉鎧甲（也就是骨骼肌），聽起來是不是很令人振奮呢？《里昂增肌計畫》會優先考慮肌肉，建立肌肉就是一種解方，運動訓練是其中必不可少的部分，完善的計畫也非常重要。**（專業提醒：光坐在沙發上吃蛋白質食物，並不會刺激身體需要的肌肉蛋白合成！）**

我制定的訓練計畫並非把身體表現或外觀作為優先考量（不過這兩者當然也會顯著提升），而是先考慮如何預防疾病、治療與整體的健康。了解肌肉是長壽的器官，可以降低各式噪音影響，並減少訊息過量的負荷。與其每看到新的偏方或技術就急著去嘗試，不如好好專注在建立與保護肌肉。這種方法能為整體健康與生活品質，帶來強大且持久的效果。

想好好了解自己的身體構造，首先要認清一個現實，那就是運動跟刷牙一樣重要。我們都能親身體會過，在車上、飛機上、火車上或桌子前久坐幾小時之後，背部與臀部會感到相當痠痛。那就是身體在告訴我們：「喂！我需要動一動！我不是拿來坐著不動的！」運動訓練毫無商量的餘地，因為「沙發馬鈴薯」的生活每多過一年，起身好好實踐改變就會越來越困難。一旦不活動身體，每個星期大約會流失 12% 的肌力[1]。因為感染或受傷，使得肌肉於分解狀態時（也就是肌肉流失或消耗），可能會流失更多肌力。但不幸的是，總有些時候無法預料到自己會久坐不動，或不活動身體。

無論你發現自己正逐漸受困於深水區，還是注意到自己已經在水中漂浮踩水了一段時間，現在是時候好好改變生活方式了。

清空肌肉中堆積的脂肪

我們已經討論過脂肪會怎麼累積在肌肉或是肌肉周圍，讓肌肉組織看上去就像一塊大理石油花紋路的牛排。現在大家都知道脂質堆積與加速老化、胰島素阻抗、糖尿病、血脂異常與肥胖有關，同時也是一種糖尿病的跡象。肌內脂肪過多造成脂肪堆積，也因此抑制胰島素敏感度與訊號傳導。單就這個原因，這世上就不存在所謂「健康的久坐不動」。不進行運動訓練，肌肉肝醣會填滿肌肉組織，就像裝太多東西的箱子一樣滿溢出來。

睪固酮、生長激素、胰島素與必需胺基酸都能直接促進合成代謝，這些激素能幫助建立骨骼肌，並為生長做好準備。在此同時，運動可以進一步促進生長效果。隨著年齡增長，人體自然生成的睪酮與生長激素會下降，如此一來，生活方式的調整，主要是需要搭配運動訓練，就成為唯一能自然提高與維持這些激素分泌的方法。同時，低蛋白攝取、皮質醇峰值、疾病與壓力則造成分解代謝反應。擁有越多肌肉組織，就備有越多資源能夠面對挑戰。

因此阻力訓練相當重要，能透過增強胺基酸庫的合成代謝反應，提高肌肉蛋白合成的潛力。也就是說，胺基酸像是油箱中的燃料，肌肉收縮時能運用胺基酸來建構新的肌肉組織，這就是為什麼攝取適當的胺基酸對於維持身體與鞏固健康肌肉質量極為重要。

肌肉蛋白合成的速度，取決於肌肉消耗與肌肉建立的比率。我們的目標是盡可能幫助身體維持在正向的重建，時間維持越長越好。

消長的過程會一直持續，由於年紀漸長或身體受傷，身體平衡會從建立轉向分解。問題並不在於到底會不會發生，而是什麼時候會發生。

在此同時，我們可以建立肌肉作為身體的鎧甲來做好準備。你不能在原地等待動機才起身動作，現在就是最好的時機。

想要看到成效，必須是自己渴望改變，並相信自己有能力實踐成果。在此提供的資訊與工具，可以幫助你停止不斷為自己找藉口的循環，而是真的起身付諸行動。讀完本章，你會確切知道怎麼做，才能獲得你想要的成效。

重塑肌肉

運動通常分為耐力（有氧運動）或肌力（重量訓練）。想了解不同的光譜範圍，這是很好的開始，但是不同類型活動之間的相互作用更加複雜，常見的關於有效訓練的討論，其實並沒有跟上研究的進展腳步。如今很多人缺乏相關知識、缺乏自信或兩者都沒有，不知道怎麼整合必要的運動型態來訂定適當的訓練計畫。太多人對於健身訓練應該何時進行、如何進行、以及背後的原因感到困惑。

例如，阻力運動訓練（RET）與耐力訓練不一樣，每種訓練會遇到的特定挑戰與益處，阻力運動訓練的目標，是透由規律的高張力肌肉收縮對抗沉重的外部負荷，藉此增加肌肉質量與肌力。根據肌肉的分解修復過程，每週必須至少進行三次訓練。定期進行足量的負重訓練，可以引發肌肉的一連串的分解和修復過程，或稱為肌肉增生（肌肉肥大），因此能夠建立嶄新且更加強壯的肌肉組織，目的是要提供身體一些刺激來幫助適應。

另一方面，耐力運動則涉及長時間的低張力肌肉收縮，藉此促進呼吸訓練、增加心輸出量與血流量。耐力運動能夠提升用氧能力，提高心血管功能並幫助對抗疲勞。[2]

高強度間歇訓練（HIIT）是一種間歇訓練運動，追求短時間劇烈高強度運動，再接著進行短時間低強度運動。高強度間歇訓練中，會交替進行幾輪高強度運動，這些運動能幫助增加心率，達到個人最大心率至少 80%，其間穿插在休息或是較低強度的運動作為運動後的恢復期。因為這種訓練的目的是在短時間內提高心率，所以高強度間歇訓練對於「我沒有時間鍛鍊」的這類藉口，是相當有效的解方。高強度間歇訓練有兩種流行做法，分別是 Tabata 間歇訓練與循環訓練。高強度間歇訓練的核心概念是在較短時間內獲得運動效果，通常會安排在 30 到 45 分鐘的訓練課程，或有時甚至更短，比方 4 分鐘的 Tabata 間歇訓練。

有很多人會覺得訓練很複雜難懂，通常是因為各種訓練計畫的不同設計。建立個人化的訓練計畫需要多方細節的考量，而並不是每個人都有足夠的時間或精力，從基礎開始學習怎麼為自己制定有效的訓練計畫。因此，請教個人教練會是很好的解決方法，不過也不是每個教練都能提供合適的指引，教練是否接受不同的認證課程與持續進修，之間有非常巨大的差異。

那麼問題在於，該如何找到能幫助我們實現目標的專業人士呢？這裡提供幾個業界的建議：

聘用個人教練之前，可以先檢查他們是否持有以下任一種受核可的認證：ACSM（美國運動醫學會）、NASM（美國國家運動醫學會）、ISSA（社團法人國際運動科學協會）或 NCSF（美國國家肌能與體適能委員會），這些認證課程也有提供畢業生實習與工作機會。確保教練對於你的訓練目標有相關經驗。比方說假設你的目標是提高健行或越野跑的耐力，你大概不會選擇只與負責協助健美選手的教練一起合作。八週訓練之後檢視自己的進度。如果你堅持了兩個月的飲食、睡眠與身體恢復計畫，卻沒有看到明顯的進步，那就必須重新評估了。可以與教練討論怎麼調整改善，若是依然不見起色，那就知道是時候另找其他更能配合你個人需求的教練了。

我非常尊重能力好的專家教練，也相信他們有能力幫助大家改善身體組成，但我同時也希望先幫助你更認識肌肉，學習如何改善肌肉健康的相關知識。讓我們深入了解標準訓練建議背後的科學，討論運動計畫的設計，克服常見的阻礙，並理解其中的前因後果。

有種絕對大錯特錯的運動方式：完全不運動。

首先，你得先了解自己的體型、健康狀況、生活方式、目標以及你實現目標的動機是什麼。應該要根據個人需求與優先事項來設定標準，而不是受到外界影響左右，這能幫助你適當評估自己的能力，而不會高估或低估。

每週訓練目標

- 每週 150 分鐘的中等到高強度的運動。
- 每週三到四天的阻力訓練。
- 每週一次高強度間歇訓練。

成功的關鍵

- 選擇符合你目前健康狀態的運動。
- 可以結合一次包含多個肌肉群的複合動作。

- 以充足睡眠與營養為優先考量。
- 持續追蹤健身訓練與進展。

有氧訓練

進行越多體力活動，越能有效降低血壓，維持更佳的膽固醇與血糖濃度。除了心臟健康，有氧運動（也就是心肺訓練）也能帶來相當重要的代謝效益。具體來說，有氧運動能夠增加毛細管密度[3]，藉由輸送營養與氧氣給身體組織來促進粒線體健康。[4] 進行不同強度的訓練，可以增加最大攝氧量（VO2 max），也就是你在運動中能夠利用的最大氧氣量。隨著時間，最大攝氧量會逐漸增加，可以幫助你在更長時間內保持能量。此外，由於最大攝氧量降低是心血管與全因死亡率的最有力的預測因素（即死亡的可能性），因此是一個很好的健康衡量標準。

心率

計算運動期間的心率，可作為衡量訓練努力程度的重要指標。全面性的訓練計畫包括針對不同心肺訓練的目標心率範圍。還記得怎麼計算以每分鐘的心跳次數（bpm）計算 60 秒心率嗎？測量脈搏 15 秒，接著將得到的數字乘以 4。

阻力訓練

有氧運動對於健康非常重要，不過一旦再搭配阻力訓練，成效將會倍數成長。肌力訓練不僅能幫助建立更多的肌肉組織，可以作為人體代謝槽（metabolic sink），吸收葡萄糖和脂肪酸；此外，結合有氧運動與阻力訓練規律進行，還可以防止減去的脂肪重新堆積回來，減輕節食後體重反覆的溜溜球效應。

改善體組成指標其中一種最有效的方法，就是增加肌力訓練輸出，在你覺得自己停滯不前的時候，這個方法格外適用。由於肌肉組織的快速轉換特性，持續訓練對健康極為重要。簡單來說，阻力訓練分解肌肉，然後蛋白質會接著進行修復。透過肌肉蛋白合成，蛋白質能建立肌肉，因此能變得更強壯並擁有肌肉線條。就像你現在了解到的，建立健康的肌肉組織會決定一生的身體組成。

對於病患的健康計畫，我通常第一個調整的是增加阻力訓練。接下來，我通常會加入高強度間歇訓練，包含高強度運動（運動心率至少達到最大心率的 80%），恢復期的期間則交替進行低強度運動或休息。

為了指導你建立自己的計畫，我根據美國運動醫學會的標準提供幾項推薦，包含初學者、中階與進階的計畫標準。

- 初學者（基礎標準）：每週進行至少 150 分鐘的中等強度的有氧訓練，或是 75 分鐘劇烈有氧體能活動，或是每週進行相同強度的中度與劇烈有氧的運動組合。

再加上每週至少進行兩次中度或是強度更高的阻力訓練，包含所有主要肌肉群訓練。或是每週兩次全身阻力運動。

- 中階：每週進行至少 150 分鐘的劇烈有氧訓練。每週進行三到四次中度或是強度更高的阻力訓練，包含所有主要肌肉群訓練，每次運動重複八到十二次。

- 進階：每週至少進行 150 分鐘的劇烈有氧訓練。每週進行四到六次高強度的阻力訓練，訓練所有主要肌肉群，並根據具體目標做調整。

確定自己的訓練狀態

訓練狀態	訓練經驗	停訓時間（沒有訓練或運動）	運動技巧／形式
初學者	不到 2 個月	8 個月或以上	發展中
中階	2 到 12 個月	4 到 8 個月	良好
進階	1 到 3 年	1 到 4 個月	優秀

無論是跟著教練訓練或是自行訓練，我常常聽到大家因為沒有見到成效而覺得擔心又挫折，讓我們來討論幾個背後可能的原因。

1. 缺乏漸進式超負荷訓練。這表示並沒有根據身體對於目前運動壓力或需求的適應程度來逐漸增加鍛鍊的難度。
2. 沒有堅持遵照計畫。也就是你其實沒有完全遵照自己的計畫進行訓練。

解決這項阻礙的方法，是制定在你條件範圍內可以做到的計畫。運動計畫必須能夠配合你的生活，包含工作責任、孩子的時間安排或旅行計畫，而不是讓計畫與生活相互牴觸。沒錯，我提過根據身體狀態的推薦訓練頻率，但是計畫要是沒辦法配合生活中無法妥協的承諾，只會導致失敗。我們需要的計畫，必須讓你能維持一致並達到成效。

第一步是確定你的訓練目標。計畫中最常被忽視的其中一種元素就是目標設定。忽略這一點，會讓你沒辦法明確知道在家或是健身房該做什麼。

你是否有準備好計畫，再走入健身房開始執行？還是你只是在重量訓練器材之間徘徊，不知道該做什麼，只好隨意挑一個來做運動？你是否被一大堆健身器材嚇到，結果索性退到有氧運動區？準備好清晰具體的訓練目標，能幫助你應對那種不知所措的感覺。

重要的是，要了解自己當下的狀況、想抵達的地方，以及什麼才是能幫助你達到目標的最佳方法。如果你時常略過這個步驟，很可能沒有辦法達到期望的結果。有個方法能夠確立訓練目標並讓自己保持在正軌上前進，那就是 SMART 目標設定，意即明確目標（Specific）、可衡量（Measurable）、可實現（Achievable）、有關聯性（Relevant），以及具有時效性（Timely）。

設定實際健身計畫的五項建議

- 用視覺具象呈現「為什麼想健身」
- 把大目標拆分成小部分
- 創建有助目標的每日習慣
- 創建有挑戰性但可行的目標
- 享受過程的辛苦

SMART 目標設定範例

性別：女性

年齡：40歲

目前體脂百分比：35%

訓練強度：中階

明確目標：我想要減肥，這樣我就可以和家人一起輕鬆健行。

可衡量：我想減少10%的體脂肪。

可實現：我打算每週鍛鍊五天。

實際可行或有關聯性：全身阻力訓練與定期有氧運動，能幫助我達到健走的目標，並且從時間安排來看實際可行。

小秘訣：為了確保你的目標實際可行，請把以下因素也納入考量：

- 你目前的年齡是？
- 你有其他訓練的經驗嗎？
- 你有多少時間可以投入訓練？

因為我們經常會過於亢奮，幫自己訂定遙不可及的目標，所以有個解決方法就是把最初設定的目標降低10%。

具有時效性：設定一週的里程碑為每週鍛鍊五次，至於長期目標則設定維持計畫安排六個月

最終SMART目標：我想要減少10%的體脂肪，好讓我可以享受與家人健行的樂趣。為了達成這個目標，我每週會在家進行三天的

全身阻力訓練與兩天心肺有氧訓練，做好準備，迎接六個月後的健行旅程。

記錄自己的SMART目標：________________________________

____

____

確定一個 SMART 目標之後（或最多兩個目標），我們接著要找出任何會阻礙進步的可能。把所有約定的承諾與可能讓你無法達到目標的因素寫下來。你的上班時間是什麼時候？你什麼時間會需要接送小孩，或是帶他們去參加練習或活動？如果孩子想家的時候怎麼辦？你是否有會反覆發作的疾病或舊傷？你是否經常出差？

寫下所有日常生活中無法妥協的約定，並寫下這些狀況發生時可能的解決方案。

例如：我每天早上八點半上班。我每個月出差工作一次。我必須在晚上八點半之前完成自己的活動，才能保留時間好好陪伴家人。

- 如果生活影響計畫中的鍛鍊，我承諾會做 15 個伏地挺身，加上 25 次徒手深蹲，再繞著社區快步走一圈。
- 出差工作的時候，我會使用旅館的健身房，或在房間中做徒手自重訓練。旅行時的主要優先事項是攝取最佳營養。

寫下可能遇到的障礙，還有遇到困難時的幾個替代方案：

____

____

接著，我們來確定你的目標時間表和每週訓練頻率：翻閱日曆，查看你已經規劃好的活動。根據你的時間表，訂定對你來說實際可行的目標時間表，是三個月、六個月、或是一年？你每週可以安排多少次健身訓練時段？想增加更多訓練天數都可以，只需要確保你設定的基礎目標，每週都能成功達成。

例如：我會每週進行三次的阻力訓練和兩次的有氧運動，藉此在六個月內減少 10% 的體脂。

記錄自己的 SMART 目標時間表：

____

____

現在，我們已經明確訂出自己的 SMART 目標，確認好有哪些沒有協商餘地的承諾，預測可能持續影響的潛在障礙，並且制定出訓練頻率與時間表，接下來就可以開始選擇運動項目。

訓練的基礎

訓練的不同階段會影響特定的身體適應情形。根據訓練程度與 SMART 目標，來選擇每個特定的訓練階段。根據美國國家運動醫學學會，共分為五個階段[5]：

1. 穩定性：能提供動態關節支撐，在所有運動中維持正確姿勢。對初學者來說，這是建立基礎很好的起點，接下來再增加額外的負重（或重量）。
2. 肌肉耐力：能長時間持久產生並維持力量的能力。

3. 肌肉肥大：藉由增大骨骼肌纖維來增加肌肉大小。
4. 肌肉力量：神經肌肉系統產生內部張力來對抗外部力量的能力。（建立堅固的穩定狀態非常必要，才能繼續幫助肌肉逐漸適應。）
5. 肌肉爆發力：神經肌肉系統可以在最短時間內產生最大力量的能力。例如爆發性運動。

本書的重點會主要放在初學者與中階程度，結合肌肉耐力與心肺有氧訓練。如果需要了解更多不同健身程度，請造訪 www.foreverstrongbook.com，網站上可以找到針對各種訓練目標的計畫模板。

熱身運動

有太多人跳過這個訓練中相當必要的環節，但是運動前的熱身是預防受傷最重要的步驟。熱身可以透過增加身體活動範圍、改善肌肉血流量，並在高強度訓練開始前啟動身體系統，為接下來的運動做好準備。

動態熱身不只是靜態拉伸，而是包含了幾個基本動作，可以先進行 5 分鐘的心血管活動（如跑步機、Stair Master 階梯機、原地高抬膝跑），以低至中等強度執行，接下來依據當天的運動內容，進行 5 到 15 分鐘更具體的動作。需要熱身的重要身體部位包括踝關節、髖關節與背部中間的胸椎。安排有氧運動的日子裡，熱身也是必要的步驟。

運動選擇與進行規則

以下是可以納入計畫的幾個運動建議：

- 由於正確動作姿勢是所有運動的優先考量，因此請選擇那些你知道怎麼正確進行的運動，創造肌肉群與運動模式之間的平衡。
- 針對每個特定肌肉群，每週訓練 3 到 5 次，每次訓練之間保留 48 到 72 小時的恢復時間。
- 想想要怎麼做，才能讓你目前的運動選項更有挑戰性，像是增加負荷（重量）？或是延長肌肉受張力時間？
- 你的表現會反映出睡眠與營養攝取的品質，優先考量自己身體恢復的需求，否則你的訓練效果會受到影響。
- 額外提示：為了達到更好的成效，可以先在早晨時段進行體能訓練與間歇訓練，約間隔 6 到 8 小時後，接著進行阻力訓練。研究顯示，背部力量與耐力訓練會因為恢復時間不夠使得健身成效較差[6]，不過這只是理想上的時間安排，而不是絕對必要。

最重要的是要確保自己可以完成這些訓練安排。

看到這裡，你可能會覺得有點被大量資訊淹沒，請花點時間吸收這些內容。然後我會提供執行的架構給你，幫助你先抓到能開始訓練的重點。訓練計畫安排並沒有通用的單一方法，不過我的目標提供基本知識給你，幫助你建立運動的信心。

請記得身體是一種 3D 的立體結構，這聽起來很理所當然，但我常發現很多人健身的時候似乎忘了身體除了前後移動以外，還能以不同的方式移動。我們的身體也能側向移動（左右）和旋轉移動。全面的健身計畫必須在肌肉群之間取得平衡，並涵蓋所有活動模式。健身訓練也需要在拉伸動作（例如划船動作、二頭肌彎舉、滑輪下拉），和推舉動作（例如伏地挺身、胸推、肩推訓練）之間取得平衡。腿部運動則自成一類，不屬於拉伸或推舉，因為大多數的腿部運動都同時結合前側和後側肌肉，除非是運用機器單獨訓練特定肌肉。

把你的健身訓練平衡在推拉與腿部運動之間，能幫助減輕安排運動組合時選擇困難。接下來可以結合不同的運動平面。舉例來說，胸推的動作從機械張力來看類似肩部推舉，但實際的運動卻發生在不同的運動平面上。因為重量在空間中分布的位置不同，在這些運動所針對的肌肉群也不一樣。

小秘訣：在體能、注意力和時間最充足的時候，優先進行最重要的運動。首先考慮自己精力最旺盛時，執行哪些運動可以幫助你更接近達成目標。如此一來，要是健身過程剛好被其他事情打斷，至少你已經先堅持完成訓練的主要目標。

大腦與肌肉的連結

運動從大腦開始。透過體能訓練，不僅能幫助增強肌力，也可以提高專注力。有幾項研究顯示，運動過程中如果能具體看見目標肌肉，並有意識地引導活動與專注力，可以促進肌肉改善。例如，進行二頭肌彎舉時，把注意力集中在每次彎舉的二頭肌收縮上。每種運動都需要大腦與肌肉之間的連結。

腦中的意向是其中關鍵。注意力導向與肌肉活化增加有關，也可能因此降低其他肌肉的參與。開始運動之前，把手機調成靜音模式，並挑整自己的心情進入運動狀態。忽略簡訊與提醒的提示音，能幫助你專注在每項運動中目標肌肉的訓練。從長遠來看，這種方法不論是心理上或身體上都能幫助提高訓練效果。[7]

接下來，提供一個為初學者與中階程度的人所設計的啞鈴訓練計畫，主要目標是提升肌肉耐力與心血管健康。無論是在家或是在健身房訓練，這個計畫適用於所有人。

讓我們再來看看之前提過的例子。

SMART 目標：我想減去 10% 的體脂肪，這樣就能和家人一起健走。為了實現目標，我每週會在家進行三天的全身阻力訓練，以及兩天的心肺有氧訓練，為六個月後的健行做好準備。

生活中無法妥協的約定或其他可能阻礙目標的因素：我每天早上八點半上班，每個月出差一次，並且必須在晚上八點半前完成所有獨立活動，才能保留與家人相處的寶貴時間。我打算早上在家健身。

時段與訓練頻率：三天阻力訓練搭配兩天心肺有氧訓練。

星期一：全身阻力訓練

星期二：低強度有氧運動

星期三：全身阻力訓練

星期四：高強度有氧運動

星期五：全身阻力訓練

| 健身指引 |

設備需求：啞鈴（請至第264頁認識剛開始如何挑選合適的重量）、長凳（自行決定）

- A組動作：熱身（自重訓練）
- B組動作：第一組循環動作（啞鈴）
- C組動作：第二組循環動作（啞鈴）

- 緩和運動：下調呼吸，例如運用盒式呼吸法（box breathing）：先吸氣4秒，屏氣4秒，呼氣4秒，再屏氣4秒，重複以上動作。

完成兩輪A組動作（熱身），輪次之間不需要中斷休息。

接著往下進行B組動作，在10分鐘內完成越多次越好（AMRAP, 也就是做到「力竭」）。休息2鐘。接著進行C組動作，在10分鐘內做到力竭。進行緩和運動，完成運動。

附加說明

所有單側（單邊）動作不算一次，要左右兩側都依照計畫的重複次數進行。

在下方的「次數」欄位中，有標註字母「e」的部分代表單側動作。「e」指的是「每一側（each side）」，「DB」表示啞鈴，「Alt.」則代表動作為左右兩側交替進行。

開始訓練之前，請至www.foreverstrongbook.com網站查看運動示範影片。請參見第264頁，了解剛開始應該怎麼選擇每項運動合適的重量。

五天訓練計畫

第一天：全身訓練

運動	輪數	重複次數	休息
A1 深蹲前屈	2	5	
筆記：____________________			
A2 髖屈肌伸展		20 秒 e	0
筆記：____________________			

10 分鐘 AMRAP

運動	輪數	重複次數	休息
B1 Alt. DB 胸部推舉		15e	
筆記：____________________			
B2 DB 反握划船		15	
筆記：____________________			
B3 DB 分腿蹲		15e	0
筆記：____________________			

休息 2 分鐘，接續下一個動作直到 AMRAP

10 分鐘 AMRAP

運動	輪數	重複次數	休息
C1 反向捲腹		10	
筆記：____________________			

C2 手肘至膝蓋側平板支撐	10e	

筆記：____

C3 熊爬	10e	完成

筆記：____

第一天運動資料庫

A組動作熱身

深蹲前屈：這個動作可以完成臀部熱身，並能伸展與轉動胸椎。慢慢動作即可，在整個運動過程中專注在自己的呼吸上。

- 雙腳站距放寬，讓雙腳打開稍微超過肩膀的寬度，維持相撲式深蹲（sumo squat）。
- 身體往下繼續深蹲（盡可能蹲低）。右手肘靠在右膝蓋上，右手肘將膝蓋輕輕推出，同時將左臂伸向天花板。期間眼睛跟隨著左手的動作望去。
- 接著從另一側開始，左手肘靠在左膝上，左手肘將膝蓋向外推出，同時身體扭轉，右臂伸向天花板。眼睛跟著右手動作望去。
- 身體回到中間呈蹲姿。將雙臂高舉過頭頂，呈現V字形，然後從深蹲姿勢起身。重複動作5次。

髖屈肌（Hip Flexor）伸展。這個動作可以完成髖屈肌熱身。

- 身體採半跪姿，左膝放在地板上，右腳向前。
- 收緊臀大肌（臀部），左股四頭肌向上超過你的髖屈肌。
- 維持這個姿勢，做幾次深呼吸，每次深呼吸後都會開始感覺到髖屈肌逐漸展開。維持姿勢20秒，接著換到身體另一側。

- 回到深蹲前屈動作，再重複進行一輪暖身。

AMRAP B組動作

啞鈴交替胸推（Alternating DB chest press）。進行啞鈴交替胸推的目的是增加肌肉處於張力下的時間，能夠增加心率，讓訓練更加有挑戰性，並能同時鍛鍊胸部、肩部和三頭肌。這個動作能訓練核心肌群，因為要保持動作穩定會需要用到核心肌群。

1. 可以在地板或凳子上進行。
2. 雙手各持一個啞鈴（選擇適合自己的重量），雙臂向上伸直，啞鈴與肩膀維持在一條直線上。
3. 右手啞鈴降低到胸推位置，同時左臂保持穩定，繼續將左手啞鈴舉在空中。
4. 右臂推回到起始位置伸直，接著放下左臂，同時右臂保持穩定，繼續將右手啞鈴舉在空中。
5. 左右兩臂都各完成15次動作，總共重複30次。

啞鈴反握划船（DB under hand griprow）這個動作主要鍛鍊背部的背闊肌（背肌）與二頭肌。

1. 雙腳與肩同寬站立，雙手各舉起一個啞鈴。
2. 轉動手心朝前，上身前傾約45至90度，同時背部盡量打直。
3. 手肘向後拉，同時收緊肩胛骨，並想像手往後伸向褲子的口袋方向。
4. 手臂重新伸直，回到起始位置。
5. 完成15次重複動作。

啞鈴分腿蹲（DB splits quat）。這個動作主要鍛鍊股四頭肌、腿後肌、臀大肌與髖關節。

1. 雙手各持一個啞鈴，雙腳前後站立，一隻腳站在另一腳的腳尖上，腳跟抬起。
2. 往下蹲，直到前腿保持90度角的位置（下蹲時不要讓膝蓋超過腳趾），同時保持上身挺直。
3. 身體向下壓回到起始位置。
4. 左右兩腿各完成15次。
5. 從啞鈴交替胸推開始，重複以上動作，直到設定10分鐘的計時器響起。

AMRAP C組動作

反向捲腹。這個動作著重訓練核心肌群，準備好感受腹肌的燃燒感吧。

1. 可以在地板或凳子上進行。
2. 仰躺在平面上，雙腳朝天花板向上抬，膝蓋保持微彎。這個姿勢如果覺得下背部被拉得太緊繃，可以將雙手放在尾骨的下方輔助支撐。
3. 慢慢放下雙腳平放在平面上。目標是讓雙腳放低至離地面5公分的位置維持住，不過一開始可以從你現在能夠達到的高度支撐住，再逐漸降低雙腿，同時下背部保持貼平姿勢。
4. 完成10次動作。

手肘到膝蓋側平板支撐：這個動作主要鍛鍊腹斜肌。

1. 側躺下來，將手肘放在肩膀下方。可以將雙腳相疊，或是採交錯姿勢，一隻腳放在另一隻腳前方。

2. 臀部往天花板方向推，維持側平板支撐姿勢，讓身體的上緣呈一直線維持住。
3. 上方的手臂伸向頭頂，並將上方那隻的腳抬離地面。彎曲肘部和膝蓋，相碰，然後伸展回到起始位置。
4. 完成10次重複動作，接著換到另一側重複以上動作。

提醒：如果手肘碰膝蓋對你來説太過困難，可以先從側躺在地上，肘部與肩膀維持一條線開始訓練。彎曲膝蓋，把腳的位置放在身後，膝蓋與臀部呈一直線。身體保持一直線，雙腳放在身後。臀部往天花板方向推，維持住，然後慢慢放下。重複動作10次，接著換到身體另一側。

熊爬（Bear crawls），這項運動包含全身運動與提高心率。

1. 一開始先四肢著地，腳趾收緊。膝蓋抬起離地。
2. 向前爬行，左膝往左手肘移動，同時右臂也向前移動。
3. 接著右膝往右手肘移動，同時左臂向前移動。繼續往前爬行，身體兩側都各重複10次，一共20次。盡量保持讓膝蓋接近地面，增加核心肌群的訓練。可以選擇往前熊爬20步，或者往前10步，再接著往後10步。
4. 完成這組動作後，接著回到起始的第一個動作，重複動作直到設定10分鐘的計時器響起。

第二天：低強度有氧運動

注意：心肺有氧訓練的時候也不要忘記先熱身！

選擇自己喜歡的低強度有氧運動。例如：游泳、騎自行車、划船、橢圓機滑步、登山健走、步行。

低強度運動指的是運動的最大心率維持在50%到60%之間。剛剛提到的每個例子都符合低強度運動。或者也可以使用這個公式自行計算：「220－你的年齡＝一般運動指南的最大心率」。接著把得出的數字乘以目標心率區間（heart-ratezone）的百分比。

第三天：全身訓練

運動	輪數	重複次數	休息
A1 深蹲鍛鍊（Squat prying）	2	20 秒	
筆記：________			
A2 T、Y、L、W 四字運動		8e	0
筆記：________			
10 分鐘 AMRAP			
B12 單腳羅馬尼亞硬舉（RDL）		10e	
筆記：________			
B2 伏地挺身		10	
筆記：________			

B3 臀橋(DB bridge pullover)	10	0

筆記：＿＿＿＿＿＿＿＿＿＿＿＿＿＿＿＿＿＿＿＿＿＿＿＿

休息 2 分鐘，接續下一個動作直到 AMRAP

10 分鐘 AMRAP

C1 高腳杯深蹲	15	

筆記：＿＿＿＿＿＿＿＿＿＿＿＿＿＿＿＿＿＿＿＿＿＿＿＿

C2 啞鈴彎舉	15	

筆記：＿＿＿＿＿＿＿＿＿＿＿＿＿＿＿＿＿＿＿＿＿＿＿＿

C3 啞鈴後踢(DB kick backs)	15	完成

筆記：＿＿＿＿＿＿＿＿＿＿＿＿＿＿＿＿＿＿＿＿＿＿＿＿

第三天運動資料庫

A組動作熱身

深蹲鍛鍊（Squat prying）這個動作能夠完成髖部關節與脊柱熱身。

1. 採寬站姿，雙腳打開比肩寬，腳尖稍微向外。
2. 下蹲到可以維持的最低位置，將雙肘置於膝蓋內側。
3. 用肘部推開膝蓋，抬起胸部，接著深呼吸20秒。

T、Y、L、W四字運動這幾個動作能夠幫助肩關節與背部熱身。（如果可以，也能這些運動中額外加上5磅重〔2～3公斤〕的啞鈴。）

1. T字運動：上身前傾45至90度，膝蓋微微彎曲。

2. 雙臂伸直放在身體前方（手臂應與胸部呈一直線），接著掌心向前旋轉。
3. 將雙臂向身體兩側擺動，再回到起始位置。快速擺動雙手，擺到身體兩側再往下，形成T字形。
4. 完成8次重複動作。
5. Y字運動：維持前一個姿勢，但這次讓雙臂擺動呈現Y字形。
6. 從相同的彎腰姿勢開始，雙臂置於身前，與胸部呈一直線，將掌心轉向相對，然後將雙臂向外擺動呈現Y字形。
7. 完成8次重複動作。
8. L字運動：從相同的彎腰姿勢開始，將雙臂向兩側擺動，肘部彎曲呈90度，類似伏地挺身的動作。
9. 維持手肘停在原本的位置，接著雙手向上翻轉，就像被逮捕的投降動作一樣。翻轉手部動作，再回到起始位置。
10. 完成8次重複動作。
11. L字運動：從相同的彎腰姿勢開始，雙肘彎曲呈90度，掌心朝向自己（類似二頭肌彎舉的動作）。
12. 維持手肘呈90度角，將手臂往身體兩側擺動，肩胛骨向內擠壓，再向下擺動形成W字形。
13. 完成8次重複動作，接著回到深蹲鍛鍊，再重複一輪完成暖身。

AMRAP B組動作

單腳羅馬尼亞硬舉（RDL）這個動作主要鍛鍊大腿後側肌群。

1. 雙手各持一個啞鈴，呈交錯步站姿，一腳在前一腳在後，腳趾收緊，後腳跟抬起（形成身體支架）。
2. 維持動作，身體前傾，將90%的重量轉移到前腿上。

3. 想像自己穿戴護膝與護腰支撐帶，這樣一來唯一能讓身體前傾的方式就是把臀部與屁股向後推。髖部彎曲，完成硬舉動作。
4. 雙手的啞鈴與前腿保持在一條直線上，想像把重量壓在前腿上。保持啞鈴靠近身體，可以防止下背部拉傷。
5. 接著推動臀部往前，讓上半身回到起始位置。
6. 完成10次重複動作，接著換到另一側重複以上動作。

伏地挺身是全身鍛鍊的動作。

1. 從平板支撐的姿勢開始，收緊臀大肌，背部出力，完成10次伏地挺身。可以的話請按照標準動作進行伏地挺身。或者也可以選擇膝蓋著地，或是抬高雙手位置在平台上進行伏地挺身。

啞鈴臀橋（DB bridge pullover）這個動作主要鍛鍊臀大肌與髖關節、腿後肌、背闊肌，對於長時間久坐的人特別有幫助。

1. 可以選擇重量較輕的啞鈴開始訓練。
2. 仰躺下來，雙腳平放在地面上，雙手握住啞鈴。
3. 保持姿勢，臀部往天花板方向推，同時，雙手握住啞鈴往天花板方向上推。
4. 保持手臂伸直，緩緩將啞鈴往下放回地面，與頭部在同一直線上，然後再推回起始位置。注意：期間臀部一直維持住離地的臀橋姿勢。
5. 完成10次重複動作，接著回到起始的第一個動作，重複動作直到設定10分鐘的計時器響起。

AMRAP C組動作

高腳杯深蹲這個動作主要鍛鍊下半身與核心肌群。

1. 雙腳與肩同寬站立。
2. 用雙手握住一個啞鈴，將啞鈴靠在胸前。
3. 彎腰深蹲，接著向上抬起，把重量維持在胸前的相同位置。
4. 完成15次重複動作。

啞鈴彎舉這個動作主要鍛鍊二頭肌。

1. 從較窄的站姿開始，雙腳打開與臀部同寬，兩隻手各持一個啞鈴。
2. 雙臂靠近身體兩側，手心朝前，彎舉啞鈴，然後控制速度慢慢往下放。保持雙臂手肘固定不動，只有手部上下彎舉。
3. 完成15次重複動作。

啞鈴後踢（DB kick backs）這個動作主要鍛鍊三頭肌。

1. 從雙手各持一個啞鈴開始。向前彎腰，收緊背部肌肉出力，接著將手肘往後伸。
2. 維持這個姿勢，將手臂向後伸展（可以感覺到三頭肌收縮），然後回到彎曲肘部的位置。
3. 關鍵是手臂固定，不要上下移動。除了手臂向後伸展以外，手臂都保持靜止不動。同時背部盡量打直。
4. 完成15次重複動作，完成這組動作後，接著回到起始的第一個動作，重複動作直到設定10分鐘的計時器響起。

第 4 天：高強度有氧運動

注意：心肺有氧訓練的時候也不要忘記先熱身！

選擇自己喜歡的高強度有氧運動。例如：HIIT（高強度間歇訓練）、衝刺間歇訓練、跑步、階梯機、拳擊。

高強度運動指的是運動的最大心率維持在70%到80%之間。請選擇以上提供的任一種活動，或者也可以使用這個公式自行計算：「220－你的年齡＝一般運動指南的最大心率」。接著把得出的數字乘以目標心率區間（heart-rate zone）的百分比。

第五天：全身訓練

運動	輪數	重複次數	休息
A1 胸橋（Thoracic bridge）	2	3e	
筆記：＿＿＿＿＿＿＿＿			
A2 俯臥爬行（Plank walkout）		10	0
筆記：＿＿＿＿＿＿＿＿			
10 分鐘 AMRAP			
B1 交替弓箭步（lunges）		15e	
筆記：＿＿＿＿＿＿＿＿			
B2 交替啞鈴肩上推舉		15e	
筆記：＿＿＿＿＿＿＿＿			

B3 啞鈴反向飛鳥（Reverse Fly）	15	0

筆記：＿＿＿＿＿＿＿＿＿＿＿＿＿＿＿＿

休息 2 分鐘，接續下一個動作直到 AMRAP

10 分鐘 AMRAP

C1 啞鈴側平舉	10 分鐘 AMRAP	10	

筆記：＿＿＿＿＿＿＿＿＿＿＿＿＿＿＿＿

C2 平板支撐觸碰（plank touches		10e	

筆記：＿＿＿＿＿＿＿＿＿＿＿＿＿＿＿＿

C3 單手負重走路（single-arm suitcase carry）		15 次 (e)	完成

筆記：＿＿＿＿＿＿＿＿＿＿＿＿＿＿＿＿

第五天運動資料庫

A組動作熱身

胸橋（Thoracic bridge）這個動作能夠幫助髖部與肩關節熱身。

1. 從下犬式動作開始。
2. 身體往下沉進入熊爬姿勢。
3. 抬起一隻手離地，向外旋轉，讓雙腳都著地，身體前方面向天花板。
4. 保持姿勢，抬起臀部，離地的那隻手越過頭頂向後伸展。

5. 幾次深呼吸，然後回到起始位置，接著旋轉到身體另一側。
6. 左右兩側各完成3次。

俯臥爬行（plank walkout）這個動作主要鍛鍊髖鉸鍊、腿筋、肩膀與核心肌群。

1. 先從站直身體開始，然後像是要觸碰自己腳趾一樣往下伸展。（有需要的話，可彎曲膝蓋以減輕大腿後側肌肉的拉力。）
2. 從這個動作移動身體到平板支撐姿勢。
3. 移動回到腳邊，重複動作10次。
4. 返回到胸橋姿勢，每個練習都再重複進行一輪。

AMRAP B組動作

交替弓箭步（Alternating lunges）這個動作主要鍛鍊下半身。

1. 從站立姿勢開始，可以手持啞鈴，或是直接進行自重訓練。
2. 跨出一隻腳呈弓箭步，然後將身體向後推，回到起始位置。
3. 跨出另一隻腳，左右雙腳都各完成15次動作，總共重複30次。

啞鈴交替肩上推舉（Alternating DBs houlder press）這個動作主要鍛鍊肩膀、三頭肌與核心肌群。

1. 從較窄的站姿開始，雙腳打開與臀部同寬。
2. 取兩個啞鈴放在肩推的位置（雙臂放在身體兩側，手肘向外）。
3. 從這個動作向上推舉右臂，同時左臂維持穩定。放下右臂，接著向上推舉左臂。

   注意：如果肩膀的活動受限，沒辦法在不向後傾的情況下完成動作，請調整到中間一點的位置。調整姿勢，讓手肘向內使手掌相對，而不是手掌朝前、手肘向身體兩側張開。

4. 左右兩臂都各完成15次動作，總共重複30次。

啞鈴反向飛鳥（DB reverse Fly）這個動作主要鍛鍊上半身後側肌群（上背部），這個動作可以選擇重量較輕的啞鈴。

1. 從站立姿勢開始，手持兩個啞鈴。
2. 膝蓋微彎，彎腰同時保持背部平直，身體達到45到90度角。
3. 雙臂放在身體前，手掌相對，雙手與胸部呈一直線。
4. 維持動作，雙臂向兩側展開，肩胛骨盡可能擠壓收緊。
5. 回到起始位置，完成15次重複動作。

回到起始的第一個動作，重複動作直到設定10分鐘的計時器響起。

AMRAP C組動作

啞鈴側平舉（DB side raise）這個動作主要鍛鍊三角肌。

1. 從較窄的站姿開始，雙腳打開與臀部同寬，兩隻手各持一個輕量到中等重量的啞鈴。
2. 手肘微彎，將啞鈴抬至身體兩側，直到與肩膀同高（不要超過肩膀的高度）。接著再回到起始位置。
3. 完成10次重複動作。

平板支撐觸碰（plank touches）這個動作主要鍛鍊核心肌群。

1. 在前方距離約與手臂等長的地面上放一個物品（像是健身球、啞鈴、鞋子等都可以）。雙腳採寬站姿，維持平板支撐動作。
2. 抬起左手，觸碰物品。然後把物品放回地面，接著重複右手的動作。保持臀部位置固定，不要移動重心位置。

3. 左右兩臂都各完成10次動作，總共重複20次。

單手負重走路（single-arm suitcase carry）這個動作主要鍛鍊核心肌群。

1. 一隻手拿取一個啞鈴。這個運動的目的是要完全運用核心肌群支撐，避免單側啞鈴讓你的重心偏離。收緊核心肌肉，作為反作用力對抗啞鈴的重量拉力。
2. 接著往前走，同時保持肩膀平衡。
3. 用右手持啞鈴往前走15步，然後將啞鈴換到左手再往前走15步。
4. 回到起始的第一個動作，重複動作直到設定10分鐘的計時器響起。

進行四週後，可以調整幾個變項來增加動作難度：

- 重複次數
- 組數
- 訓練強度
- 重複節奏
- 訓練量（負荷）
- 休息間隔
- 訓練頻率
- 訓練時長
- 運動項目選擇

| 問答集結 |

問：如何選擇健身的起始重量？

答：每個人一開始的肌力狀態都不盡相同，剛開始訓練的第一週，我建議從較輕的重量開始。讓自己逐漸熟悉，並追蹤記錄能負荷的重量。用書上的空白筆記位置，記錄下重量和任何運動期間的觀察。我訂定的計畫目標，是持續執行訓練，直到再多進行一兩次重複動作就無法再繼續下去。換句話說，完成某個重量的組數時，身體應該還保有足夠的「能量」再完成一到兩次重複次數。請記得不要單純為了增加負重卻犧牲掉正確的姿勢。

問：從這週到下週的組數或次數增加時，應該怎麼做？

答：你應該要努力保持與前一週相同的訓練重量。

問：從這週到下週的組數或次數減少時，應該怎麼做？

答：組數或次數減少時，可以考慮增加一些重量。

問：從這週到下週的組數或次數維持相同時，應該怎麼做？

答：可以考慮比前一週再多增加一些重量。

問：我要怎麼知道什麼時候可以增加特定運動的訓練重量？

答：完成最後一組動作之後，如果覺得自己還有足夠的力氣再做三到五次，那就是時候增加訓練重量了。只要確認好不會因此犧牲姿勢的正確性，就別害怕挑戰更重的訓練重量。

問：如果手邊沒有更重的器材可以使用，要怎麼增加訓練重量？

答：使用阻力帶、穿戴加重背心來增加訓練強度、增加肌肉受力時間（TUT），或是減少組間休息時間，都是不錯的方法。

問：訓練計畫中包含單側運動的時候該怎麼做？

答：所有的單側（單邊）運動，左右兩側都需要依照計畫完成重複次數。在重複次數的說明表格中，「e」就代表單側運動。「e」指的是「每一側（each side）」其他運動標記還有交替（alt.）、單臂（single-arm）或單腿（single-leg），方便辨別為單側進行的運動。然而，還有其他名稱中不包含沒有這些指示標記的單側運動，例如弓箭步下蹲、髖屈肌伸展、側平板支撐、熊爬等等。

問：身體其中一側的肌力比另一側弱時該怎麼做？

答：這是很常見的問題，可以從身體比較弱的那一側開始進行訓練。記錄使用的訓練重量。持續訓練，隨著時間，身體兩側會逐漸達到均衡狀態。確保自己是以正確的姿勢執行重複動作，因為動作品質比次數更重要。

問：為什麼在A組動作中沒有安排休息時間？

答：熱身期間（A組動作）我從不會安排時間休息。熱身的目的是提高心率，讓血液流動量增加，進而幫助更多的氧氣送達肌肉。這些動作並不會太費力，因此每輪動作之間應該不需要休息。不過，如果你真的需要休息，那就休息一下吧！

問：還有什麼其他緩和收操運動的選擇？

答：可以選擇心率能逐漸降低的活動。慢慢伸展主要肌肉群，可以讓身體和心靈回到休息狀態，或者可以參考「健身指引」中提到的呼吸練習。

問：我要怎麼知道自己的運動姿勢有沒有正確？

答：你可以在www.foreverstrongbook.com網站找到每個動作的教學影片。

問：疼痛和痠痛有什麼不同嗎？

答：如果運動過程中感到疼痛，表示你需要停止動作，然後去看醫生。另一方面，開始一項新的訓練計畫，痠痛則是可以預期到的結果。覺得很難區分嗎？疼痛的感覺通常很強烈持久，來得很快，而且即使停下運動也會持續幾天。痠痛則是暫時的，通常會緩緩出現，像是肌肉燃燒或緊繃的感覺。有種會持續24至48小時的痠痛，稱為延遲性肌肉痠痛（DOMS），在激烈的重量訓練後可能會出現這種痠痛情形。為了幫助鍛鍊後的身體修復，請確保自己充分伸展、休息，並攝取優質食物。

問：該怎麼追蹤自己的進步？

答：我自己是偏好老派路線，我喜歡用手寫日記追蹤進步情形。計畫中的空白筆記位置，就是留給你記錄負荷重量和觀察的。我會建議你找出最適合自己的方式，並堅持下去，穩定一致相當重要。

問：什麼是NSV？

答：「非體重上的勝利（nonscale victory）」！這指的是一些如果只關注體重數字，可能會忽略的其他改善。例如衣服更合身、與家人相處更融洽、更有生活的能量、睡眠品質改善、體重一樣但腰圍減少、心理健康更佳，還有各項醫學檢測指標（血壓與血糖濃度），都見到改善。你的健康旅程，遠遠不只侷限於體重計上的數字。

問：怎麼記錄計畫開始前的狀況？

答：幫自己拍照！你不需要把照片發到任何地方。在運動燃燒脂肪的同時，你也在增肌，體重計沒辦法反映所有當下的身體狀況。因此前後對比照片是個好方法，能幫助我們追蹤身體組成變化。

問：我覺得沒有看到任何成果，現在我該怎麼辦？

答：誠實地面對，好好檢視自己的一天。運動1小時後，其他23個小時你在做什麼呢？每天訓練一個小時，但其餘時間都待在辦公桌前或攤在沙發上，沒辦法帶來顯著成效。除了運動計畫之外，我強烈建議你每天走大約10,000步。如果你的每日步數離10,000步還很遠，那就專心慢慢改善自己的生活模式。

問：穩定一致和運動的強度，哪一個比較重要？

答：穩定一致。一旦能保持一致，就可以開始專心提升運動強度。

現在你已經都瞭解了！我們一起回顧了為什麼應該運動的科學、討論怎麼執行適合自己生活的計畫、介紹計畫的基礎，並探討了過去你看不到成效的可能原因。請記住，開始的時機永遠不會太晚。先制定簡單卻具體的目標，維持一致，接著就能夠體驗你應該擁有的生活！

力量訣竅

不控制飲食的話，再多的運動訓練也無法彌補。至少在睡前 6 個小時完成健身訓練。如果你的時程安排沒辦法配合，只要確定健身不會影響睡眠就沒關係。在自己覺得充分休息、精力充沛的日子裡，完成最困難的健身訓練。優先執行計畫中最重要的運動。這麼一來，即使遇到困難而讓健身訓練提前結束，還是先完成了最重要的部分，讓你能繼續朝著目標前進。留時間讓身體恢復也很重要。必須時時檢視自己和運動的關係，如果發現身體亟需休息，但是你卻因為錯過訓練而覺得焦慮，可以找找這種情緒可能的來源。努力重新調整自己的想法，讓運動成為一種資產，而不是控制你的生活。

● 重整心態　五項基本特質

讓我們把訓練想成在打造你夢想中的房子。其中的建材就包括每個人都擁有的五項基本特質：

1.勇氣，2.毅力，3.自律，4.適應力，5.韌性。

想改變的過程中，我們都經歷過需要克服困難的時後。我們都有與生俱來的特質，還有可能強化或削弱這些特質的內心聲音或自我對話，這些都影響我們處理資訊與經驗的方式。每個特質都是一種超能力，透過練習可以善用這些超能力，幫助你補上現在的自己（現狀）與想成為的自己（未來）之間的差距。

很多人會習慣從職涯層面分析這些特質，但卻很少思考這些特質在建立與執行健康計畫時，會發揮什麼樣的作用。沒辦法充分發揮基本特質，可能是你過去難以依照計畫走、達到理想成效的原因。不過好消息是，這些特質能驅動你的基本運作系統，就好比你是木偶，而這些特質就是牽動木偶的線。

練習在正確的時機拉動正確的線繩，你會感受到現在的自己與未來的自己同步前進，並帶來一種全然自由的感受。

勇氣

面對變化帶來的不適感，勇氣是你最好的防禦手段。要接受新的變化，也要大量的捨棄……捨棄過去、捨棄自我限制的想法、捨棄大尺寸的褲子，接受改變，了解飢餓並不是緊急事件，知道身體訓練雖然充滿挑戰，但真正的訓練其實是一種特權而不是負擔。

你必須培養自己的勇氣，去面對過去的不適感。從前因為自己不敢行動，所以無法達到成果心生不滿，該是時候停止這一切，著手改變了。

沒有恐懼，就沒有勇氣。為了培養更多勇氣，你必須擁抱恐懼，張開雙臂迎接恐懼。我們要知道，恐懼並不是敵人；其實正好相反，恐懼是培育勇氣的沃土。大家談論恐懼的時候，經常著重討論戰鬥、逃跑和僵住不動的反應。健康心理學家凱莉・麥高尼格（Kelly McGonigal）在《輕鬆駕馭壓力》（*The Upside of Stress*）一書中，列出了值得注意的兩大回應壓力的方式，能幫助你邁向健康：（1）勇氣（2）關愛與結交朋友。善用這兩者可以幫助你，從自然原始的戰逃本能反應，轉為用更加成熟、更能適應的方式去應對恐懼。[8]你極力躲避的事，往往就是你擁有的力量所在，其中也包括思想和行為。

為了幫助你有建設性地面對恐懼，讓我們分別談談「戰鬥、逃跑或僵住」的替代方案。其中最積極的是勇氣反應，有些過去你認為是壓力的感受，我們會談到可以怎麼用其他方法來重新看待這些內在感受。

比方說，想想面對某個新挑戰前，胃裡七上八下的感覺。與其將認為這種感覺想成負面影響，不如將這種感覺想像成整裝待發的部隊，表示身體準備好要幫助你克服讓你緊張的挑戰！練習把自己看作是想成為的那個模樣。少思考，多實踐。播放一些激烈磅礡的音樂，讓自己沉浸在未來將會成為的模樣。

另一項應對恐懼的方式也能幫助你實現目標，那就是關愛與結交朋友。關鍵是向你的周遭社群尋求幫助。你害怕失敗嗎？找個隊友一起行動吧。打電話給朋友，告訴他們你的想法，公開討論你的目標並尋求協助，你會發現與人團結起來的力量非常驚人。或者，你也可以對與你有類似目標的人傳達支持。比起對自己的承諾，我們通常會更快速履行對他人的承諾。感覺使不上力的時候，請向身邊的人尋求支持和力量。請記得有意義的生活不是因為無所畏懼，而是因為你有勇氣去面對。

毅力

毅力指的是遇到有難度的任務或計畫，或是需要長期投入才能看到成效的情況下，依然能夠執行的能力。明確想清楚自己想要實現的目標。你的目標可能著重在肌力、體重或長壽，包含自己設定的困難身體挑戰，但是每個目標都必須用可以量化的指標來定義。

有毅力表示承認自己會失敗，甚至可能失敗很多次，但你還是會站起來繼續前進。要發揮毅力的魔力，還必須搭配耐心和自我關懷。

努力執行計畫時，我們都會遇到困難。不久前，我沒辦法履行對自己的承諾時，我打給我的朋友兼教練卡拉．基利安（Kara Killian）尋求幫助。後來我們把背包各裝滿了將近23公斤的重物，然後在紐約市的街道上負重走了16公里。負重走路是軍事訓練的主要部分，是一種背著重量背包的徒步行軍。卡拉和我一起無論寒暑晴雨、風雨無阻地負重練。這簡直太折磨人了！但我們還是堅持下去，僅只是為了培養毅力。剛開始的時候，我想過十五次乾脆放棄算了，然後接著神奇的事情發生了。後來我接受了所有的困難，我親身體會到毅力的重要，知道毅力是讓現在與未來同步的關鍵。意識到這點，大大幫助我繼續堅持住，朝一公里又一公里的艱難路程走下去。

自律

紀律通常是由外部規範限制，但自律則仰賴內在的監督，完全取決於是否能抵抗誘惑、控制情緒與克服弱點。我們都知道有些人可能在財務、友誼和家庭經營非常成功，可是卻缺乏自律，無法堅持努力維護自己的健康。

提升自律最快的方法，是針對自己的弱點制定計畫。不要對自己的人性感到驚訝，你一定知道自己的通常會失敗的原因，這點我相當肯定。你的自律通常什麼時候會潰堤？有人帶甜食到辦公室分享的時候嗎？下班後倒了一杯酒，再告訴自己明天再戒掉這個習慣的日子時候？如果你不去思考怎麼戰勝自己的人性，不針對自己的弱點制定計畫策略，你終究只是在追求短期的快樂／舒緩／滿足感，而不是長期的健康。

想克服這種自我毀滅的循環，最快的方法是提早讓自己看到後果。選定合適的懲罰，能幫助你實現目標。

我的一位病患每天晚上在丈夫和孩子們上床後，都會偷偷到廚房覓食。直到她決定對自己負責，才終於停止了深夜吃點心的習慣。她決定下次不遵守對自己的承諾時，她要跳進她家附近的冰冷海水裡。而她只跳下去浸了一次冰水，就從此學會如何謹守自己的承諾。

適應力

控制環境可以幫助你優先考慮合適的營養和運動，並擬定計畫。但是生活在現實世界中，你就會知道所謂完美計畫結果往往……因此，面對生活中無法避免的不可預測性，要隨時準備好運用適應能力來調整方向。

以下是我自己生活中的例子。曾經因為我的工作讓我越來越常需要出差旅行，我的飲食和訓練開始變得有些混亂，這些變化逐漸損害我的自信和個人誠信感。我想著，如果我自己都沒辦法維持規律生活，我怎麼能期望病患可以做到呢？

而現在，每次出發之前，我會先搜尋當地的健身房，了解他們有什麼設備。我還會把訓練時間安排到我的旅行時程表中。我不會妥協這些訓練時間，無論我自己那天想不想訓練，我都會按照計畫進行。旅行的時候我會覺得飢餓，也常常因為睡不好而太早醒來。我知道這些因素都可能削弱我的意志力，所以我提前為此制定好計畫，例如帶一些牛肉乾、蛋白質營養棒或低碳零食在路上吃。飛機降落之後，我會直接先去雜貨超市，購買我停留在此地的期間需要的食物。

日常計畫被打亂的時候，我們需要去適應和調整。我曾經為了追求完美，卻阻礙自己發揮適應能力。但現在，我已經做足準備，制定出針對個人弱點的策略。你也可以這樣做！各種緊急應變計畫在我為人母之後又格外重要，對於需要花時間照顧他人的我們來說，百分之百需要擁有適應能力，因為總是有許多需要我們調整的非預期狀況。孩子生病讓你沒辦法去健身房？這時候你可以開始居家的備用健身計畫，準備好一套阻力帶和幾個壺鈴，就能讓你可以完成當天的訓練目標。意外事件打亂計畫的時候，對自己承諾會找出解決方案而不是光找藉口。

追求完美的想法就是一條滑坡，尤其是在討論健康計畫的時候。適應力會是你最好的防禦。

去餐廳吃飯時，菜單上沒有符合營養計畫的合適餐點？那就從現有的選項中，做出最明智的選擇。海灘度假時所有的健身房都沒有營業？可以用沙袋來做重量訓練。道路積雪太深，沒辦法出門到健身房？你可以拿起鏟子或裝滿幾個大袋子來做舉重訓練。

無法實踐目標的唯一限制是缺乏想像力，其實存在無數方法可以執行你的計畫。

韌性

韌性是一種遭遇挫折後能夠恢復到基準線的能力。這種特質頗微妙但卻非常重要，與情商的培養相關。所有人都會說情緒很複雜，我一次又一次看到不同的人因為生活上的挑戰偏離健康計畫，且此後再也沒有辦法重回正軌。有各是各樣程度不一的挫折，有些挫折是很明顯的危機，有些挫折則源自對日常情緒造成的細微傷害，這些情緒則是基於我們對周圍世界的解讀。我發現，成功幫助自己恢復到基準線的關鍵是迅速採取行動。

也許度假、生病、受傷或其他干擾打亂你的生活節奏，可能讓你很容易陷入失敗主義的想法，這些想法會因此更容易造成自我挫敗的行為。越快回到有力量的情緒狀態，就能夠越富有韌性和彈性，越有可能完成自己的目標。

例如，你可能終於達到身體組成目標，結果去旅行了一個月，回來卻發現所有減掉的脂肪又都回來了。這可不在你的計畫裡，現在該怎麼辦？

找個可以幫助你的夥伴。想好你的支持體系，可以打電話給誰尋求支持，然後立刻聯落他們，避免浪費時間自責。制定計畫決定如何繼續前進，讓自己重新回到符合自我標準的狀態。我前陣子打電話給我的長期軍師夥伴彼得・羅斯的時候，他幫助我回到正軌，讓我可以為未來繼續努力，而不是花時間抱怨過去。「我們再增加兩天額外的健身日，」我那時這麼告訴他。

「我們每週約定五天早上6：45在外面一起訓練。」我下一通電話則是打給我充滿正能量的好友洛西。我告訴她我的飲食和訓練承諾，然後我們每天都會檢查。我和她分享我未來想成為的模樣，就好像我現在已經到達了我想要的地方。

另一個快速增加韌性的方法，是加點幽默。無論是什麼事情，幽默可說是必要維生素H，是一種超級營養補充品。困境裡的幽默可以降低衝擊，幫助你調節情緒。比方說記得我的海豹部隊病人布萊恩嗎？他在談到自己的腿時，總是開玩笑說他後半輩子買鞋都要花兩倍的錢，因為他得花錢買兩隻鞋而不是一隻就好。了解到消極思想會讓人非常沮喪，因此有韌性的人會找出創意方法調整心態，從受害者轉變為勝利者，而且速度要快。維生素H最棒的一點是，它不是難以吞嚥的藥丸。你有辦法在生活挫折中找到幽默感嗎？還是總想得太過認真？如果你沒辦法開自己玩笑，打電話給我，我可以幫忙！

第二有效回到基準的方法是擺脱消極情緒。如果你無法駕馭自己的思想，身體可以幫助你。只需幾次間歇訓練，像是跑步、自行車衝刺、伏地挺身、仰臥起坐或徒手深蹲，間歇訓練讓你可以身體運動來管控思想。身體逐漸疲勞時，你會發現你開始不再與自己爭辯。反之，你會瞭解到自己有選擇思想的自由，如果你的思緒煩惱沒辦法撼動，那就先從移動身體開始吧。

第 10 章
是時候掌握主導權了

讓環境協助最大化

現在你已經制定好營養和訓練計畫，那要怎麼堅持按照計畫進行呢？

瞭解個人與外部刺激與影響之間的關係，能幫助激勵現在的自己，朝著未來自己的方向邁進。創造有目標的環境，設置幾個觸發點，促進積極行為、抑制消極行為並幫助保持動力，你可以藉此培養健康習慣，達到極佳成效。

- 運用視覺提醒，貼出你想要實現的目標、激勵精神韌性的名言或你希望具備的特質。
- 把訓練裝備放在能鼓舞你起身運動的地方。
- 為早晨的健身行程預做準備，前一天晚上可以穿著運動服睡覺。
- 把誘人但和毫無幫助的食物及雜物從周遭移除。

這只是其中幾個例子，說明怎麼運用實體空間保護自己，並創造能鼓勵自己積極行動的環境。

—

環境設計——責任——社會支持創造能幫助你成功的空間，
讓你即使在狀態最糟糕的日子也可以執行計畫。

—

安排體能訓練的時候，選擇可以激勵你全力以赴的環境，找到適合你自己的環境。通常來說，我發現多數人可以分成以下幾種類型。

1. 表演者：

你沒辦法獨自做好訓練。也許不需要有人全程監視你，但身處有其他人在場的環境中，你會訓練得最賣力。通常你可以在團隊運動或團隊訓練情境中表現出色，例如 CrossFit、團體訓練課或一對一的訓練。許多表演者特質的人單獨訓練的時候，結果往往不理想。他們比較少自我激勵，這會使得結果不如預期，因為你只是走過流程而已。如果你在有觀眾的情況下可以表現得更好，為什麼不承認這一點並善用這個特質呢？以我自己來說，在生完第二胎之後，我知道我需要一個好的健身房環境來訓練。生完第一胎我就發現，產後我需要一些手把手的悉心協助，（我現在也依然需要！）所以我還是堅持選擇能幫助我達到最佳表現的環境。

2. 獨行者：

這些人不需要外部刺激。他們是一群內心動力強大的人。對他們來說，訓練是一種冥想和治療。他們通常不需要大聲播放音樂，也不需要任何人陪在身邊。事實上，他們還可能會覺得這樣會讓人分心。

3. 變色龍：

無論是與他人一起訓練還是單獨訓練，變色龍特質的人可以在任何環境中激勵自己。有很多在健康和健身領域中的人都是變色龍，他們能適應任何情況，且表現相當出色。我的好友唐・薩拉迪諾就是一個例子。臨時邀他去跑步，他也會答應。參加團體訓練？沒問題。這些人都會出現，然後按計畫完成訓練。

4. 不情願者：

也許你是需要更多隱私的人。你不喜歡在別人面前運動，但卻需要一些外部刺激？也許虛擬實境健身遊戲 VRWorkout 會是好選擇，能提供你需要的有趣音樂、酷炫遊戲和隱私，讓你激勵自己。或者你可以使用一個壁掛式數位健身鏡，提供實時反饋，建議運動形式和強度。比如 Tonal 的健身鏡可以提供完整的肌力訓練，有超過兩百個動作可供選擇。這個系統使用兩個內置阻力臂，以電磁阻力增加纜繩的重量，最高可達 90 公斤。

日常生活中有各種干擾，讓你找藉口錯過健身時間。可以運用環境中的提示來強調訓練的重要，強調想實現目標就完全沒有妥協餘地。

選擇自己的難度

大多數的情況下，大家往往想都沒多想就會選擇最簡單的道路。選擇做最輕鬆的事情是我們的本能，是人性的一部分，也可能是我們後天養成的習慣。然而，現在這時候選擇輕鬆並不是長久之計，這只會在未來遇到的時候變得更加困難……這幾乎能套用到所有情況。與其總是挑阻力最小的道路走，不如試著去處裡生活中的困難，這才是讓幫助我們更加強大的方法。

肌肉中心醫學 ® 提供了一個新的視角，解釋卓越健康、活力充沛地邁向老化，並瞭解肌肉是人體最大的內分泌器官。肌肉健康是許多人缺少的健康要素，是支撐身體結構，並將所有長壽要素連結在一起的關鍵。

我在編寫這本書的過程中，翻閱了大量的研究文獻，顯然醫學研究將肥胖視為健康衰退的開端。肥胖不只是開始，它更是另一個疾病地雷，與其他疾病沒有本質上的不同，重要程度也相當。

肌肉中心醫學®的未來之道帶領我們回到人體設計的根源，以體力與能力為基礎，還有心理毅力，讓我們發現自己的弱點以及社交或情境壓力。我們不再需要面對實質的掠食者，而是得面對心理掠食者。我們面對媒體、日程和社交媒體影響的夾擊，過多影響扭曲了真正重要的訊息，讓我們無法專注在真正影響自己與親友生活的資訊。

《里昂增肌計畫》需要投入注意力和努力，但現有的預測性衰退模型讓人更難以好好生活。《里昂增肌計畫》呼籲大家重新平衡自己，重新校準生命與死亡的軌道。對所有人都一樣，青春之窗都有一天會關上，就此失去實現體能潛力的機會。

我把幫助大家視為人生使命。解釋肌肉是一種器官的真相，指出營養攝取的重要，談如何掌握自己的思維，並透過體能訓練達到成效。以上種種，都是我引導你選擇正確方向的方式。我們現在已經走到了抉擇的岔路口。

減輕病患痛苦是醫生工作的動力。太多時候我們的文化告訴我們，痛苦是因為沒有照顧好自己身體的後果，過程緩慢但是可以預見。對你來說，這一切將從今天開始不同。接觸了這些資訊之後，不管你是醫師、教練或者單純對健康感興趣，這本書會一直陪著你，提供你需要的資訊和各種鼓勵，支持你實現真正的改變。

卓越的生活與能力讓人在社會、家庭和社群中有所貢獻，而這些能力都需要良好的身體健康基礎。身體健康是一切層層堆疊的基礎，卓越的生活與貢獻都必須從卓越的健康開始起步。

《里昂增肌計畫》是一趟變革之旅。我的目標是指導你，帶領你走出混亂、錯誤的各方說法，避開那些困住你，對你的健康沒有幫助、甚至有害的身心習慣。十多年來，生活形態醫學是我用來協助實現真實生活轉變的方法。

建立計畫並鍛鍊骨骼肌與誠信，是能夠幫助實現理想生活的技能。你就是傳達自己健康旅程願景的人，你會成為想成為的模樣，現在就是最好的時機，請起身爭取你應得的生活。生命無法復原或重來。《里昂增肌計畫》是一份終極的保險策略，決定了你可以怎麼過生活，以及如何優雅邁入生命最後幾十年。

為了有個精彩的結尾，我在這裡提供你持續鍛鍊和健康飲食的幾個最好的建議：

- 不要太依賴動機。動機總是起伏不定，沒辦法幫助你維持穩定一致，但在健身房、廚房或生活中想取得成功，穩定一致都相當重要。
- 動機很少在你覺得不舒適的時候出現，但我們通常在不適的時候才能有所成長。
- 因此，你反倒應該專心發展新的認同，這會幫助發展正確的心理架構，無論遇到什麼困難，都能克服障礙。

萬一我掉隊落後了怎麼辦？

事情已經發生的話，不要對自己太苛刻。在我的門診裡有些病患會因為跟不上進度而每天不停地責備自己，但這樣不會帶來好結果。佛教教義告訴我們人生第二支箭的概念。第一支箭是因為失敗、輕視或攻擊而引發的初次痛苦經歷。有時候，這第一支箭是自己引起的，有時則未必是。不管怎樣，生活中總會遇到第一支箭，這就是生活的本質。

不過第二支箭則是你可以控制的。這支箭來自負面自我對話、泛化、自責、「可憐的我」敘事或其他常見劇本的形式，是自己刺傷自己的箭。

第一支痛苦的箭射過來的時候，請快速拔出，同時不要再向自己射另一支箭。我們沒有必要加重自己的痛苦。事情已經發生了，花點時間回想一下，即使遇到當下感覺不可能解決的事，但已經採取所有可行的方法。然後提醒自己，你已經克服了更困難的情況，而今天你依然好好地在這裡。你一定會再次站起來的，而且這一次，我會陪在你身邊。

飲食計畫與食譜

促進健康長壽計畫

一日三餐

第一餐

高蛋白飲 + 雞蛋

- 紫色魔力高蛋白飲（第 352 頁）：27 公克蛋白質、22 公克碳水化合物、13 公克脂肪、6 公克纖維
- 3 顆煮熟雞蛋：18 公克蛋白質、0 公克碳水化合物、15 公克脂肪、0 公克纖維
- 1 顆煮熟蛋白：4 公克蛋白質、0 公克碳水化合物、0 公克脂肪、0 公克纖維
- 1 塊 Wasa 裸麥脆餅：1 公克蛋白質、10 公克碳水化合物、0 公克脂肪、2 公克纖維

總計：580 卡路里、50 公克蛋白質、32 公克碳水化合物、28 公克脂肪、8 公克纖維

丹佛炒蛋

- 1 茶匙酪梨油：0 公克蛋白質、0 公克碳水化合物、5 公克脂肪、0 公克纖維
- ¼ 杯切碎洋蔥：0 公克蛋白質、4 公克碳水化合物、0 公克脂肪、1 公克纖維
- ½ 杯切碎甜椒：1 公克蛋白質、5 公克碳水化合物、0 公克脂肪、2 公克纖維
- 2 盎司加拿大培根（豬背肉）：16 公克蛋白質、1 公克碳水化合物、2 公克脂肪、0 公克纖維
- 3 顆大顆雞蛋：18 公克蛋白質、2 公克碳水化合物、16 公克脂肪、0 公克纖維
- 3 顆蛋白：12 公克蛋白質、1 公克碳水化合物、0 公克脂肪、0 公克纖維
- 1 塊 Wasa 裸麥脆餅：1 公克蛋白質、10 公克碳水化合物、0 公克脂肪、2 公克纖維
- ½ 杯莓果：1 公克蛋白質、11 公克碳水化合物、0 公克脂肪、2 公克纖維

總計：539 卡路里、49 公克蛋白質、34 公克碳水化合物、23 公克脂肪、7 公克纖維

取大煎鍋倒入適量的油，以中大火加熱油。加入洋蔥和甜椒，大約 4 到 5 分鐘煮至軟化。放入加拿大培根，翻炒至略微金黃。加入蛋和蛋白，煮到喜歡的熟度後起鍋，可以搭配餅乾和莓果享用。

奇亞籽布丁

- ½ 杯原味低脂希臘優格：13 公克蛋白質、5 公克碳水化合物、2 公克脂肪、0 公克纖維
- ½ 杯水
- 1 又 ¼ 匙乳清蛋白粉：30 公克蛋白質、2 公克碳水化合物、1 公克脂肪、0 公克纖維
- 2 大匙奇亞籽：3 公克蛋白質、8 公克碳水化合物、6 公克脂肪、7 公克纖維
- 鹽少許
- ⅛ 茶匙肉桂，自行斟酌
- ⅛ 茶匙香草精，自行斟酌
- 1 杯莓果：1 公克蛋白質、21 公克碳水化合物、1 公克脂肪、4 公克纖維
- 1 茶匙杏仁片：1 公克蛋白質、0 公克碳水化合物、1 公克脂肪、0 公克纖維

總計：435 卡路里、48 公克蛋白質、36 公克碳水化合物、11 公克脂肪、11 公克纖維

將優格、水、蛋白粉、奇亞籽和鹽在小碗中混合。如果有加肉桂和（或）香草精，與食材一起攪拌均勻。最後放上莓果和杏仁片。

第二餐

火雞肉總匯生菜捲

- ¼ 杯酪梨泥：1 公克蛋白質、5 公克碳水化合物、9 公克脂肪、4 公克纖維
- 2 茶匙青醬：1 公克蛋白質、0 公克碳水化合物、4 公克脂肪、0 公克纖維
- 3 大片蘿蔓萵苣生菜：1 公克蛋白質、3 公克碳水化合物、0 公克脂肪、2 公克纖維
- ¼ 杯切碎的小番茄：0 公克蛋白質、2 公克碳水化合物、0 公克脂肪、1 公克纖維
- 113 公克的有機烤火雞肉：20 公克蛋白質、0 公克碳水化合物、0 公克脂肪、0 公克纖維
- ½ 杯莓果：1 公克蛋白質、11 公克碳水化合物、0 公克脂肪、2 公克纖維

總計：297 卡路里、24 公克蛋白質、21 公克碳水化合物、13 公克脂肪、9 公克纖維

將酪梨和青醬撒在生菜上，把小番茄和火雞肉用生菜捲起來吃，接著享用莓果甜點。

炒蝦仁

- 1 又 ½ 茶匙酪梨油：0 公克蛋白質、0 公克碳水化合物、7 公克脂肪、0 公克纖維

- 113 公克蝦子，剝殼並去除腸泥：18 公克蛋白質、0 公克碳水化合物、1 公克脂肪、0 公克纖維
- 1 大匙椰子調味醬（coconut aminos）：0 公克蛋白質、3 公克碳水化合物、0 公克脂肪、0 公克纖維
- 1 份炒蔬菜（第 333 頁）：5 公克蛋白質、15 公克碳水化合物、10 公克脂肪、4 公克纖維

總計：353 卡路里、23 公克蛋白質、18 公克碳水化合物、21 公克脂肪、4 公克纖維

取中型煎鍋倒入適量的油，以中大火加熱油。放入蝦子，烹煮約 2 分鐘，直到蝦子轉為粉紅色；用椰子醬調味，搭配蔬菜一起享用。

鮪魚 + 甜菜沙拉

- 1 份碎甜菜與胡蘿蔔沙拉（第 337 頁）：2 公克蛋白質、12 公克碳水化合物、8 公克脂肪、3 公克纖維
- ½ 罐（140 公克）水煮淡鮪魚，瀝乾：18 公克蛋白質、0 公克碳水化合物、5 公克脂肪、0 公克纖維
- 1 片 Wasa 裸麥脆餅：1 公克蛋白質、10 公克碳水化合物、0 公克脂肪、2 公克纖維

總計：289 卡路里、21 公克蛋白質、22 公克碳水化合物、13 公克脂肪、5 公克纖維

第三餐

牛排 + 蔬菜 + 米飯

- 1 份香煎法蘭克牛排（第 307 頁）：37 公克蛋白質、0 公克碳水化合物、14 公克脂肪、0 公克纖維
- 1 份燉菊苣和苦苣（第 342 頁）：8 公克蛋白質、23 公克碳水化合物、5 公克脂肪、14 公克纖維
- 1 份大骨湯燉飯（第 335 頁）：4 公克蛋白質、22 公克碳水化合物、0 公克脂肪、0 公克纖維

總計：547 卡路里、49 公克蛋白質、45 公克碳水化合物、19 公克脂肪、14 公克纖維

水牛城辣雞沙拉

- 140 公克煮熟的雞胸肉：43 公克蛋白質、0 公克碳水化合物、4 公克脂肪、0 公克纖維
- 3 根芹菜，切碎：1 公克蛋白質、4 公克碳水化合物、0 公克脂肪、2 公克纖維
- 2 根中等大小的胡蘿蔔，切碎：1 公克蛋白質、12 公克碳水化合物、0 公克脂肪、3 公克纖維
- 1 又 ½ 大匙酪梨油美乃滋：0 公克蛋白質、0 公克碳水化合物、18 公克脂肪、0 公克纖維
- 1 又 ½ 大匙 Frank's Red Hot 辣雞翅醬（或其他水牛城辣雞翅醬）：1 公克蛋白質、0 公克碳水化合物、0 公克脂肪、0 公克纖維
- 2 杯切碎的綜合蔬菜：1 公克蛋白質、2 公克碳水化合物、0 公克脂

肪、1 公克纖維

- 1 個中等大小的蘋果：1 公克蛋白質、25 公克碳水化合物、0 公克脂肪、4 公克纖維

總計：558 卡路里、48 公克蛋白質、43 公克碳水化合物、22 公克脂肪、10 公克纖維

將雞肉、芹菜、胡蘿蔔、美乃滋與辣醬放入一個中等大小的碗中，接著拌勻食材，搭配綜合蔬菜食用。享用蘋果作為餐後點心。

塔可餅鑲甜椒

- 1 份塔可餅釀甜椒（第 311 頁）：36 公克蛋白質、17 公克碳水化合物、13 公克脂肪、5 公克纖維
- ½ 杯原味低脂希臘優格：13 公克蛋白質、5 公克碳水化合物、2 公克脂肪、0 公克纖維
- 1 茶匙蜂蜜：0 公克蛋白質、6 公克碳水化合物、0 公克脂肪、0 公克纖維
- 1 杯莓果：1 公克蛋白質、21 公克碳水化合物、1 公克脂肪、4 公克纖維

總計：540 卡路里、50 公克蛋白質、49 公克碳水化合物、16 公克脂肪、9 公克纖維

甜點福利：混合優格與蜂蜜，並放上莓果。

鱈魚佐烤馬鈴薯

- 1 份核桃脆皮鱈魚（第 329 頁）：33 公克蛋白質、3 公克碳水化合物、15 公克脂肪、1 公克纖維
- 1 個中等大小的烤馬鈴薯（帶皮）：4 公克蛋白質、37 公克碳水化合物、0 公克脂肪、4 公克纖維
- 2 大匙原味低脂希臘優格：3 公克蛋白質、1 公克碳水化合物、1 公克脂肪、0 公克纖維
- 3 片培根：8 公克蛋白質、0 公克碳水化合物、8 公克脂肪、0 公克纖維
- 烹飪噴霧橄欖油或酪梨油
- 1 杯切碎的青花菜：3 公克蛋白質、6 公克碳水化合物、0 公克脂肪、2 公克纖維
- 1 茶匙檸檬胡椒調味料：0 公克蛋白質、1 公克碳水化合物、0 公克脂肪、0 公克纖維

總計：612 卡路里、51 公克蛋白質、48 公克碳水化合物、24 公克脂肪、7 公克纖維

搭配鱈魚與烤馬鈴薯，撒上優格和碎培根。在小煎鍋噴適量烹飪噴霧油，然後以中高火烹煮青花菜 4 到 5 分鐘，炒至脆嫩後關火。佐以檸檬胡椒或其他調味料調味。

改善減重品質計畫建議

一日三餐以及三餐後可以選擇的點心

第一餐

高蛋白飲

- 1 匙乳清蛋白粉：24 公克蛋白質、2 公克碳水化合物、1 公克脂肪、0 公克纖維
- ½ 杯原味低脂希臘優格：13 公克蛋白質、5 公克碳水化合物、2 公克脂肪、0 公克纖維
- 1 杯莓果：1 公克蛋白質、21 公克碳水化合物、0 公克脂肪、4 公克纖維
- 1 大匙 MCT 油（中鏈三酸甘油酯）：0 公克蛋白質、0 公克碳水化合物、14 公克脂肪、0 公克纖維
- 1 茶匙香草精：0 公克蛋白質、1 公克碳水化合物、0 公克脂肪、0 公克纖維
- 水

總計：421 卡路里、38 公克蛋白質、29 公克碳水化合物、17 公克脂肪、4 公克纖維

漢堡排 + 雞蛋

- 2 顆煮熟（蒸熟）的大顆雞蛋：12 公克蛋白質、1 公克碳水化合物、11 公克脂肪、0 公克纖維

- 1 顆煮熟的蛋白：4 公克蛋白質、0 公克碳水化合物、0 公克脂肪、0 公克纖維
- ½ 份香草漢堡肉排（第 313 頁）：21 公克蛋白質、0 公克碳水化合物、5 公克脂肪、1 公克纖維
- 1 又 ¼ 杯莓果：1 公克蛋白質、27 公克碳水化合物、1 公克脂肪、5 公克纖維

總計：417 卡路里、38 公克蛋白質、28 公克碳水化合物、17 公克脂肪、6 公克纖維

奇亞籽布丁

（請見 285 頁）蛋白粉改為 1 大匙，水改為 ¼ 杯

總計：382 卡路里、42 公克蛋白質、31 公克碳水化合物、10 公克脂肪、10 公克纖維

第二餐

可選擇偏好的零食：建議成分為 10 到 20 公克蛋白質，且碳水化合物含量小於 10 公克（例如不含糖的起司條或肉條）。

科布沙拉

- 1 份科布沙拉（第 318 頁）：33 公克蛋白質、8 公克碳水化合物、13 公克脂肪、4 公克纖維
- 1 大匙額外調味醬：0 公克蛋白質、1 公克碳水化合物、4 公克脂

肪、1 公克纖維

- 2 片 Wasa 裸麥脆餅：3 公克蛋白質、20 公克碳水化合物、1 公克脂肪、4 公克纖維

總計：422 卡路里、36 公克蛋白質、29 公克碳水化合物、18 公克脂肪、9 公克纖維

炒蝦仁

（請見 286 頁）蝦仁改成 140 公克

總計：386 卡路里、30 公克蛋白質、26 公克碳水化合物、18 公克脂肪、4 公克纖維

漢堡排 + 米飯

- 1 份大骨湯燉飯（第 335 頁）：4 公克蛋白質、22 公克碳水化合物、0 公克脂肪、0 公克纖維
- ½ 份香草漢堡肉排（第 313 頁）：21 公克蛋白質、0 公克碳水化合物、5 公克脂肪、1 公克纖維
- 15 公克的切達起司：3 公克蛋白質、1 公克碳水化合物、5 公克脂肪、0 公克纖維
- ½ 顆酪梨：1 公克蛋白質、6 公克碳水化合物、11 公克脂肪、5 公克纖維

總計：421 卡路里、29 公克蛋白質、29 公克碳水化合物、21 公克脂肪、6 公克纖維

豬肉 + 番薯

- 1 份大蒜迷迭香烤豬里肌肉（第 319 頁）：30 公克蛋白質、1 公克碳水化合物、7 公克脂肪、0 公克纖維
- ½ 份芝麻佐紫薯泥（第 341 頁）：2 公克蛋白質、19 公克碳水化合物、3 公克脂肪、3 公克纖維
- 1 份濃郁涼拌高麗菜沙拉（第 339 頁）：1 公克蛋白質、7 公克碳水化合物、7 公克脂肪、2 公克纖維

總計：393 卡路里、33 公克蛋白質、27 公克碳水化合物、17 公克脂肪、5 公克纖維

鮪魚 + 甜菜沙拉

- 1 份碎甜菜與胡蘿蔔沙拉（第 337 頁）：2 公克蛋白質、12 公克碳水化合物、8 公克脂肪、3 公克纖維
- 1 又 ½ 大匙大麻籽：5 公克蛋白質、2 公克碳水化合物、8 公克脂肪、1 公克纖維
- ½ 罐（140 公克）水煮淡鮪魚，瀝乾：18 公克蛋白質、0 公克碳水化合物、5 公克脂肪、0 公克纖維
- ½ 杯莓果：1 公克蛋白質、11 公克碳水化合物、0 公克脂肪、2 公克纖維

總計：393 卡路里、26 公克蛋白質、25 公克碳水化合物、21 公克脂肪、6 公克纖維

牛排 + 青豆

- 1 份香煎法蘭克牛排（第 307 頁）：37 公克蛋白質、0 公克碳水化合物、14 公克脂肪、0 公克纖維
- 1 份青豆佐香蔥杏仁（第 330 頁）：5 公克蛋白質、15 公克碳水化合物、8 公克脂肪、6 公克纖維
- ¾ 杯莓果：1 公克蛋白質、16 公克碳水化合物、0 公克脂肪、3 公克纖維

總計：494 卡路里、43 公克蛋白質、31 公克碳水化合物、22 公克脂肪、9 公克纖維

第三餐

可選擇的餐後點心：½ 杯莓果（或其他含糖量低的水果）

漢堡排 + 米飯

（請見 293 頁）香草漢堡肉改為 1 份

總計：498 卡路里、47 公克蛋白質、29 公克碳水化合物、21 公克脂肪、7 公克纖維

水牛城辣雞沙拉

（請見 288 頁）雞胸肉改為 113 公克，加 2 片 Wasa 裸麥脆餅

總計：433 卡路里、39 公克蛋白質、30 公克碳水化合物、17 公克脂肪、8 公克纖維

炒蝦仁

（請見 286 頁）蝦仁改為 230 公克

總計：465 卡路里、43 公克蛋白質、26 公克碳水化合物、21 公克脂肪、4 公克纖維

豬肉 + 番薯

（請見 294 頁）增加一顆水煮雞蛋

總計：462 卡路里、39 公克蛋白質、27 公克碳水化合物、22 公克脂肪、5 公克纖維

鮭魚 + 甜菜沙拉

- 1 份碎甜菜與胡蘿蔔沙拉（第 337 頁）：2 公克蛋白質、12 公克碳水化合物、8 公克脂肪、3 公克纖維
- 1 份水煮鮭魚（第 322 頁）：37 公克蛋白質、0 公克碳水化合物、14 公克脂肪
- ½ 份大骨湯燉飯（第 335 頁）：2 公克蛋白質、11 公克碳水化合物、0 公克脂肪、0 公克纖維
- ½ 杯莓果：1 公克蛋白質、11 公克碳水化合物、0 公克脂肪、2 公克纖維

總計：502 卡路里、42 公克蛋白質、34 公克碳水化合物、22 公克脂肪、19 公克纖維

牛排 + 青豆

（請見 295 頁）

總計：494 卡路里、43 公克蛋白質、31 公克碳水化合物、22 公克脂肪、9 公克纖維

促進肌肉計畫

一日四餐

第一餐

高蛋白飲 + 雞蛋

（請見 283 頁）不加 Wasa 裸麥脆餅

總計：539 卡路里、49 公克蛋白質、34 公克碳水化合物、23 公克脂肪、7 公克纖維

奇亞籽布丁

（請見 285 頁）莓果改為 ½ 杯

總計：390 卡路里、49 公克蛋白質、26 公克碳水化合物、10 公克脂肪、9 公克纖維

丹佛炒蛋

（請見 284 頁）

總計：539 卡路里、49 公克蛋白質、34 公克碳水化合物、23 公克脂肪、7 公克纖維

鮭魚 + 甜菜沙拉 + 米飯

- 1 份水煮鮭魚（第 322 頁）：37 公克蛋白質、0 公克碳水化合物、14 公克脂肪、0 公克纖維
- 1 顆煮熟的蛋白：4 公克蛋白質、0 公克碳水化合物、0 公克脂肪、0 公克纖維
- 1 份碎甜菜與胡蘿蔔沙拉（第 337 頁）：2 公克蛋白質、12 公克碳水化合物、8 公克脂肪、3 公克纖維
- ½ 份大骨湯燉飯（第 335 頁）：2 公克蛋白質、11 公克碳水化合物、0 公克脂肪、0 公克纖維

總計：470 卡路里、45 公克蛋白質、23 公克碳水化合物、22 公克脂肪、3 公克纖維

炒蝦仁

（請見 286 頁）蝦仁改為 230 公克，增加 1 顆煮熟的雞蛋、½ 份大骨湯燉飯（第 335 頁）

總計：538 卡路里、49 公克蛋白質、27 公克碳水化合物、26 公克脂肪、4 公克纖維

肉醬南瓜麵

- 2 杯南瓜麵：2 公克蛋白質、20 公克碳水化合物、1 公克脂肪、4

公克纖維

- 烹飪噴霧橄欖油或酪梨油
- 海鹽和現磨黑胡椒
- 1 份升級版碎牛肉（第 310 頁）：46 公克蛋白質、1 公克碳水化合物、18 公克脂肪、0 公克纖維
- ½ 杯無糖番茄醬（如 Rao's 番茄義大利麵醬）：1 公克蛋白質、3 公克碳水化合物、5 公克脂肪、1 公克纖維

總計：508 卡路里、49 公克蛋白質、24 公克碳水化合物、24 公克脂肪、5 公克纖維

將南瓜橫向切半，去除種子；撒上烹飪噴霧油，接著用鹽和胡椒調味。把南瓜放上鋪好烘焙紙的烤盤上，以 200 度烘烤約 25 分鐘，直到變軟。把烤好的南瓜肉撕成「麵條狀」。取出 2 杯量，蓋好並把其餘部分放入冰箱冷藏。在大煎鍋上噴適量上烹飪噴霧油，接著把牛肉煮至熟透。加入醬汁，小火慢燉。把肉醬汁淋上南瓜。

烤牛肉生菜捲

- 6 大片蘿蔓萵苣生菜：2 公克蛋白質、6 公克碳水化合物、0 公克脂肪、4 公克纖維
- 1 大匙第戎芥末醬：1 公克蛋白質、1 公克碳水化合物、1 公克脂肪、1 公克纖維
- 170 公克優質烤牛肉：40 公克蛋白質、0 公克碳水化合物、9 公克脂肪、0 公克纖維

- 28 公克切達起司：6 公克蛋白質、1 公克碳水化合物、9 公克脂肪、1 公克纖維
- ¾ 杯莓果：1 公克蛋白質、16 公克碳水化合物、0 公克脂肪、3 公克纖維

總計：467 卡路里、50 公克蛋白質、24 公克碳水化合物、19 公克脂肪、9 公克纖維

將芥末醬塗抹於生菜，然後將烤牛肉和切達起司包在生菜中。搭配莓果作為點心享用。

第三餐

烤牛肉生菜捲

- 6 大片蘿蔓萵苣生菜：2 公克蛋白質、6 公克碳水化合物、0 公克脂肪、4 公克纖維
- 1 大匙第戎芥末醬：1 公克蛋白質、1 公克碳水化合物、1 公克脂肪、1 公克纖維
- 179 公克優質烤牛肉：40 公克蛋白質、0 公克碳水化合物、9 公克脂肪、0 公克纖維
- 28 公克的切達起司：6 公克蛋白質、1 公克碳水化合物、9 公克脂肪、1 公克纖維
- 1 又 ¾ 杯莓果：2 公克蛋白質、38 公克碳水化合物、0 公克脂肪、6 公克纖維

總計：478 卡路里、51 公克蛋白質、46 公克碳水化合物、10 公克脂肪、12 公克纖維

將芥末醬塗抹於生菜，然後將烤牛肉和切達起司包在生菜中。搭配莓果作為點心享用。

豬排 + 蔬菜

- 1 份超好吃豬排（第 327 頁）：32 公克蛋白質、0 公克碳水化合物、17 公克脂肪、0 公克纖維
- 1 份烤抱子甘藍、胡蘿蔔和洋蔥（第 343 頁）：6 公克蛋白質、27 公克碳水化合物、11 公克脂肪、9 公克纖維
- ½ 杯原味低脂希臘優格：13 公克蛋白質、4 公克碳水化合物、1 公克脂肪、0 公克纖維
- ½ 杯莓果：1 公克蛋白質、11 公克碳水化合物、0 公克脂肪、2 公克纖維

總計：637 卡路里、56 公克蛋白質、49 公克碳水化合物、23 公克脂肪、11 公克纖維

水牛城辣雞沙拉

（請見 288 頁）雞肉改為 170 公克

總計：623 卡路里、56 公克蛋白質、49 公克碳水化合物、23 公克脂肪、11 公克纖維

豬里肌＋蔬菜

- 2 大匙原味低脂希臘優格：3 公克蛋白質、1 公克碳水化合物、1 公克脂肪、0 公克纖維
- 2 大匙罐裝青醬：2 公克蛋白質、1 公克碳水化合物、13 公克脂肪、0 公克纖維
- 1 份小烤地瓜：2 公克蛋白質、17 公克碳水化合物、0 公克脂肪、3 公克纖維
- 1 份大蒜迷迭香烤豬里肌肉（第 319 頁）：30 公克蛋白質、1 公克碳水化合物、7 公克脂肪、0 公克纖維
- 1 份燉菊苣和苦苣（第 342 頁）：8 公克蛋白質、23 公克碳水化合物、5 公克脂肪、14 公克纖維

總計：586 卡路里、45 公克蛋白質、43 公克碳水化合物、26 公克脂肪、17 公克纖維

在小碗中混合優格和青醬，接著挖一匙放在番薯上。搭配豬肉與燉煮蔬菜一起享用。

鮪魚起司三明治

- 2 份花椰菜三明治薄片麵包（例如 Outer Aisle 的產品）：10 公克蛋白質、2 公克碳水化合物、6 公克脂肪、1 公克纖維
- 1 罐（140 公克）水煮淡鮪魚，瀝乾：33 公克蛋白質、0 公克碳水化合物、1 公克脂肪、0 公克纖維
- 3 根芹菜，切碎：1 公克蛋白質、4 公克碳水化合物、0 公克脂肪、2 公克纖維

- 3 根中等大小的胡蘿蔔，切碎：2 公克蛋白質、18 公克碳水化合物、0 公克脂肪、5 公克纖維
- 1 大匙酪梨油美乃滋：0 公克蛋白質、0 公克碳水化合物、12 公克脂肪、0 公克纖維
- 28 公克的切達起司，切碎：6 公克蛋白質、1 公克碳水化合物、9 公克脂肪、1 公克纖維
- 1 顆中等大小的蘋果：1 公克蛋白質、25 公克碳水化合物、0 公克脂肪、4 公克纖維

總計：664 卡路里、53 公克蛋白質、50 公克碳水化合物、28 公克脂肪、12 公克纖維

解凍三明治薄片麵包；在攝氏 180 度的烤盤上稍微烘烤一下。混合鮪魚、芹菜、胡蘿蔔和美乃滋。舀起一匙配料放在三明治薄片上。撒上切達起司，烘烤至起司融化並開始冒泡。享用蘋果作為餐後點心。

鱈魚佐烤馬鈴薯

- 1 份核桃脆皮鱈魚（第 329 頁）：33 公克蛋白質、3 公克碳水化合物、15 公克脂肪、1 公克纖維
- 1 個中等大小的烤馬鈴薯（帶皮）：4 公克蛋白質、37 公克碳水化合物、0 公克脂肪、4 公克纖維
- 2 大匙原味低脂希臘優格：3 公克蛋白質、1 公克碳水化合物、1 公克脂肪、0 公克纖維
- 3 片培根：8 公克蛋白質、0 公克碳水化合物、8 公克脂肪、0 公克纖維

- 烹飪噴霧橄欖油或酪梨油
- 1 杯切碎的青花菜：3 公克蛋白質、6 公克碳水化合物、0 公克脂肪、2 公克纖維
- 1 茶匙檸檬胡椒調味料：0 公克蛋白質、1 公克碳水化合物、0 公克脂肪、0 公克纖維

總計：612 卡路里、51 公克蛋白質、48 公克碳水化合物、24 公克脂肪、7 公克纖維

搭配鱈魚與烤馬鈴薯，撒上優格和碎培根。在小煎鍋噴適量烹飪噴霧油，然後以中高火烹煮青花菜 4 到 5 分鐘，炒至脆嫩後關火。佐以檸檬胡椒或其他調味料調味。

第四餐

豬排 + 蔬菜

- 1 份超好吃豬排（第 327 頁）：32 公克蛋白質、0 公克碳水化合物、17 公克脂肪、0 公克纖維
- 1 份烤抱子甘藍、胡蘿蔔和洋蔥（第 343 頁）：：6 公克蛋白質、27 公克碳水化合物、11 公克脂肪、9 公克纖維
- ½ 杯原味低脂希臘優格：13 公克蛋白質、4 公克碳水化合物、1 公克脂肪、0 公克纖維
- ½ 杯莓果：1 公克蛋白質、11 公克碳水化合物、0 公克脂肪、2 公克纖維

總計：637 卡路里、56 公克蛋白質、49 公克碳水化合物、23 公克脂肪、11 公克纖維

水牛城辣雞沙拉

（請見 288 頁）雞肉改為 170 公克

總計：623 卡路里、56 公克蛋白質、49 公克碳水化合物、23 公克脂肪、11 公克纖維

豬里肌 + 蔬菜

（請見 302 頁）

總計：586 卡路里、45 公克蛋白質、43 公克碳水化合物、26 公克脂肪、17 公克纖維

漢堡肉沙拉

- 1 份升級版碎牛肉（第 310 頁）：46 公克蛋白質、1 公克碳水化合物、18 公克脂肪、0 公克纖維
- 2 杯切碎的綜合蔬菜：1 公克蛋白質、2 公克碳水化合物、0 公克脂肪、1 公克纖維
- 2 根中等大小的胡蘿蔔，切碎：1 公克蛋白質、12 公克碳水化合物、0 公克脂肪、3 公克纖維
- 2 條波斯小黃瓜（Persian cucumber），切碎：0 公克蛋白質、8 公克碳水化合物、0 公克脂肪、2 公克纖維
- 1 大匙油醋醬：0 公克蛋白質、1 公克碳水化合物、6 公克脂肪、0

公克纖維

- 1 杯莓果：1 公克蛋白質、21 公克碳水化合物、0 公克脂肪、4 公克纖維

總計：592 卡路里、49 公克蛋白質、45 公克碳水化合物、24 公克脂肪、10 公克纖維

食譜

肉類

香煎法蘭克牛排

（牛排 + 蔬菜 + 米飯）（牛排 + 青豆）

法蘭克牛排，是牛側腹瘦肉，不過味道卻很豐富。煮至三分熟左右，肉質柔嫩又美味。如果用高於中溫的溫度烹煮，則會變得非常堅韌難嚼。像這樣簡單料理後，可以單獨享用牛排，也可以搭配沙拉或塔可餅享用；如果想要多一些變化，可以選擇喜歡的醃料來調味。將肉切成薄片，口感會比較好。

準備時間：5 分鐘／烹調：10 分鐘／ 4 份

- 700 公克法蘭克牛排
- 細海鹽和現磨黑胡椒
- 1 大匙酪梨油
- 2 瓣大蒜，去皮並用刀背拍扁

1. 烹調前，把牛排靜置在室溫下至少 30 至 60 分鐘。用紙巾將牛排徹底拍乾水分。如果煎鍋大小不夠，可以先將牛排切成兩半或三分之一。

2. 以中大火加熱大鑄鐵鍋或是厚底不鏽鋼煎鍋。下鍋前，用鹽和少許胡椒粉充分調味牛排。輕輕搖動煎鍋中的油，接著放入牛排。不去翻動牛排，持續煎 3 到 4 分鐘，直到底部微微煎焦。將牛排翻面。把大蒜加入煎鍋中。用矽膠食品刷在牛排來回刷幾次大蒜油。
3. 繼續煎，再翻面一次，在牛排上淋上更多大蒜油，直到插入肉排最厚部分時，即時讀取食品溫度計顯示為 55 度 C（三分熟），接著再煎 4 到 5 分鐘，依據牛排的厚度微調。

   把牛排放到砧板上，用鋁箔紙包起來，靜置 5 到 10 分鐘。逆著紋理將牛排切成片，接著上桌。

每份營養含量：284 大卡、37 公克蛋白質、0 公克碳水化合物、14 公克脂肪、0 公克纖維

注意：如果牛排一端較厚，一端較薄，請切開肉排，把厚薄兩塊分開處理。把每塊牛排都煎至溫度達 55 度 C（比較薄的那塊會更快煎好）。一定要逆紋切斷牛肉紋理。紋理是肉類肌肉纖維排列的方向。牛側腹瘦肉的紋理很容易觀察，而且多數都沿著同一個方向（不同部位有不同的切法，例如肋眼牛排，同一塊牛排的紋理可能會排列成不同的方向，所以必須先切成大塊再切片）。可以用手指輕輕撥開肉來觀察紋理，接著與肉紋垂直橫切下刀切開。這種切法能讓肉塊上的肉紋較短，讓肉質更嫩更容易咀嚼。

烤牛里脊肉

如果你正在尋找一道能在特別場合讓人驚豔的烤肉食譜，或者只是純粹想犒賞一下自己，這道菜絕對是你的不二之選。牛里脊肉（也是菲力牛排的部位）是牛肉中肉質最嫩的部分。牛里脊肉的烹調方法看起簡單，而且由於呈圓柱狀且沒有骨頭，非常容易切片。雖然是一塊瘦肉，但味道濃郁，口感非常多汁美味。使用先低溫後高溫燒烤的方法，小火慢煎，直到略低於半熟，再放到在熱煎鍋中。這是一種萬無一失的方法，每次都能獲得完美的效果。搭配蘑菇醬（第 350 頁）享用會非常完美。

準備時間：15 分鐘／醃漬：1 小時／8 份

- 900 公克牛里脊肉，拍乾
- 1 大匙加 2 茶匙的酪梨油
- 2 茶匙切碎的新鮮迷迭香
- 1 茶匙切碎的新鮮百里香
- 2 瓣大蒜，用香料刨絲器磨碎
- 細海鹽和現磨黑胡椒

1. 取 2 茶匙油，將肉塗滿油，接著迷迭香、百里香和大蒜調味肉。密封冷藏，至少冰 1 小時或最多過一夜後取出。烹調前將肉放在室溫下靜置 30 至 60 分鐘。
2. 烤箱預熱至 150 度 C；烤盤鋪上烘焙紙，並放上一個金屬冷卻架。用鹽和少許胡椒粉充分調味肉排。使用料理棉繩，把牛肉以 2 到 3 公分為間隔綁起來。

將肉放在烤盤上，烘烤 45 至 55 分鐘，直到插入肉排最厚部分時，即時讀取食品溫度計顯示為 50 度 C，中途翻面繼續烤。

3. 高溫預熱大鑄鐵煎鍋。鍋子夠熱的時候，加入 1 大匙油並轉動鍋子讓油均勻覆蓋煎鍋。

   將牛里脊放入鍋中，用夾子翻轉，直到兩面都煎至金黃，每面約需煎 2 到 3 分鐘。將牛肉轉移到砧板上，用鋁箔紙稍微蓋住，靜置 10 到 15 分鐘。

4. 剪掉繩子，切片烤肉排後上菜，或者等牛肉完全冷卻後包裹起來，冷藏後冷食。

每份營養含量：258 大卡、35 公克蛋白質、0 公克碳水化合物、13 公克脂肪、0 公克纖維

升級版碎牛肉

（漢堡肉沙拉或是肉醬南瓜麵）

把少量的牛肝磨碎混入絞牛肉中是一種很方便的方法，可以增加營養。這道菜完成後不會嚐到肝臟的味道，只會品嚐到更濃郁、更美味的碎牛肉。把冷凍的肝臟刨成碎末比切碎容易得多；它可以快速解凍，因此能輕鬆地與絞肉混合。你可以將剩下的肝臟部分保存在冰箱中下次使用，避免浪費。這種混合肉可以用於製作漢堡肉、受歡迎的肉餅或肉丸食譜，或者在煎鍋中煮熟後，加入本書第 349 頁的香辣番茄醬，製作美味的濃郁肉醬。

準備時間：10 分鐘／ 4 份

- 55 公克牛肝，冷凍

- 520 公克瘦碎牛肉

使用大孔的盒式刨絲器，將牛肝刨成絲放入大碗中。加入碎牛肉，用手輕輕把牛肝和牛肉完全混合。根據自己的喜好料理。

每份營養含量：361 卡路里、46 公克蛋白質、1 公克碳水化合物、18 公克脂肪、0 公克纖維

塔可餅鑲甜椒搭配香菜青檸奶油

（塔可餅鑲甜椒）

這道廣受歡迎的菜肴，既美味又極度營養豐富，絕對可以豐富你的塔可餅星期二（或任何時間）。你不會想錯過這道玉米餅。搭配腰果製成的非乳製奶油，加入香菜和青檸，真正帶出鑲甜椒的滋味，讓這道菜格外獨特。喜歡的話，可以製作墨西哥辣椒的餡料搭配，然後蓋好冷藏起來，之後可以烤熱來吃。剩餘的奶油可以用來調味水煮雞胸（第 314 頁）或烤蝦（第 321 頁）。

準備時間：25 分鐘／靜置：4 小時／4 份

青檸奶油：

- 1 杯生腰果
- ¾ 杯香菜葉
- 青檸（萊姆）皮碎屑加 3 大匙萊姆汁
- 細海鹽和現磨黑胡椒

甜椒：

- 1 大匙酪梨油，再加上額外的油塗抹 4 個中等大小的甜椒（任何顏色都可以）
- 5 根蔥，白色和淺綠色部分切碎（約 ½ 杯）
- 細海鹽
- 3 瓣大蒜，切碎（約 1 大匙）
- 1 大匙辣椒粉
- 1 茶匙小茴香粉
- ¼ 茶匙煙燻紅椒粉現磨黑胡椒
- 450 公克 95% 瘦肉的碎牛肉
- 2 杯花椰菜飯，解凍並瀝乾（如果是冷凍品的話）
- 1 罐（410 公克）火烤番茄配辣椒、瀝乾的塔可餅配料，如醃洋蔥、酪梨、蘿蔔、莎莎醬或切片成熟橄欖（自行選擇）

1. 製作青檸奶油：把生腰果浸泡在冷水中密封冷藏，至少冰 4 小時或最多過一夜後取出。瀝乾並沖洗腰果，放入高速攪拌機或食物處理器中。加入香菜、青檸皮碎屑和果汁，以及 ½ 杯水；混合攪拌。視需要加入更多水，直到達醬料需要的濃度。試試味道，用鹽和黑胡椒調味（製作好的分量：1 又 ½ 杯。可以提前 1 天製作奶油，密封冷藏）。
2. 甜椒製作：預熱烤箱至 170 度 C。在烤盤上薄薄塗上一層油。把甜椒對半切開，切到莖部。去除籽和膜；將甜椒切面向上放在烤盤中。其他甜椒也一樣步驟處理。在大型煎鍋中，以中火加熱 1 大匙油。加入蔥，撒上鹽，並時時攪拌煮至軟化，約需要 2 分鐘。加入大蒜；翻炒至散發香氣，約 1 分鐘。加入辣椒粉、小茴香粉、煙燻紅椒粉，再轉幾下黑胡椒；翻炒 1 分鐘。加入牛肉，用鹽調味煮至幾乎熟透，約 3 至 4 分鐘。加入花椰菜飯；炒至熱透，解凍品的話炒 2 分鐘，新鮮花椰菜則炒 4 分鐘。拌入番茄，煎鍋離火。試試味道，用鹽和黑胡椒調味。（製作好的分量：約 6 杯。）

3. 把混合好的牛肉均勻地盛進甜椒中。用鋁箔紙蓋上，烤至甜椒變軟，約 35 至 40 分鐘。掀開烤盤時請小心，散逸出的蒸氣可能會很燙。稍微冷卻一下。每份淋上 1 大匙奶油，在上面撒上任何想要的把可餅配料，即可上桌享用。

每份營養含量：328 大卡、36 公克蛋白質、17 公克碳水化合物、13 公克脂肪、5 公克纖維

注意：如果你找不到罐裝辣椒番茄，可以將新鮮的墨西哥辣椒去籽並切丁，然後與蔥一起料理。

漢堡肉佐香料

（漢堡肉 + 雞蛋）（漢堡肉 + 米飯）

香料可以把簡單的漢堡肉提升為特別的佳餚。這份食譜也可以使用升級版碎牛肉（第 310 頁）的做法，特別是如果你在為很排斥內臟的人準備餐點的時候。香料可以徹底掩蓋肝臟的濃郁味道。可以把漢堡肉與生菜捲一起吃，或放在沙拉上享用。

準備時間：20 分鐘／烹調：1 小時／4 份

- 600 公克 95% 瘦碎牛肉
- ¼ 杯切碎的新鮮平葉歐芹
- 3 大匙切碎的新鮮羅勒
- 1 又 ½ 茶匙乾牛至草
- 1 又 ½ 茶匙細海鹽
- ½ 茶匙現磨黑胡椒
- 酪梨油
- 搭配切碎的蘿蔓萵苣生菜或其他生菜，自行斟酌

1. 在大碗中混合牛肉、歐芹、羅勒、牛至草、鹽和胡椒；輕輕用手均勻混合，讓香料分佈均勻。分成四份，揉成肉餅（小訣竅：把肉放在兩個優格罐蓋子之間壓成肉餅，但不要太用力擠壓肉）。
2. 以中大火加熱大煎鍋，倒入油。將漢堡肉煎至所需的熟度，每面煮 2 至 4 分鐘，達到三分熟（即時讀取食品溫度計插入漢堡肉的溫度應為 55 度 C）。想要的話可以搭配生菜上桌。

每份營養含量：267 卡路里、42 公克蛋白質、1 公克碳水化合物、10 公克脂肪、0 公克纖維

水煮雞胸肉

水煮是一種加熱液體的烹飪方法，把食物浸入少量脂肪或不含脂肪的液體中烹煮。這種方法非常方便，因為大部分時間都不需要手動操作，而且食材使用雞肉味道會很清淡，你可以接著用煮好的肉來製作許多不同的餐點。雞肉切碎拌入沙拉中，撕碎並添加到湯中，或拌入無糖

的燒烤醬或辣醬，與蔬菜一起享用，就能快速製作一頓蛋白質豐富的餐點。星期天做好一整批，可以保存長達四天。

準備時間：10 分鐘／烹調：25 分鐘／ 4 份

- 600 公克去骨去皮雞胸肉
- 3 杯雞骨高湯
- 過濾水
- ½ 茶匙細海鹽
- 2 瓣大塊大蒜，或 3 瓣小塊大蒜，去皮並用刀背拍扁
- ¼ 茶匙全黑胡椒粒
- 3 枝新鮮百里香

1. 雞肉擦乾，放入寬大的深煎鍋中。倒入高湯，然後加入足夠的水，直到雞肉完全浸沒，並拌入鹽。加入大蒜、胡椒粒和百里香，拌入雞肉周圍的湯汁中。
2. 將火調至中火，加熱至沸騰（插入湯汁中的即時讀取食品溫度計應顯示在 75 至 80 度 C 之間）。將火調至低，輕輕翻面雞胸肉，蓋上鍋蓋，不要攪拌，繼續煮 10 分鐘。
3. 把食品溫度計放入雞肉最厚的部位，應該顯示 75 度 C。如果還沒有達到這個溫度，重新蓋上鍋蓋，再煮 2 分鐘，然後再量一次溫度。當雞肉達到 70 度 C 時，鍋子離火蓋上，靜置 5 分鐘。從水煮湯汁中取出雞肉，切片或撕碎。或者讓雞肉冷卻，蓋好放入冰箱之後料理使用。

每份營養含量：210 卡路里、40 公克蛋白質、0 公克碳水化合物、5 公克脂肪、0 公克纖維

注意：如果雞肉的一部分比較厚，水煮前可以先將肉放在兩張烘焙紙之間，然後用擀麵棍或酒瓶輕輕敲擊較厚的一側，直到肉的厚度接近均勻。

湯汁需要一段時間才能達到 75 度 C，這就是你想要的情況。請控制自己想要更快達到溫度，開大火加熱的衝動。小火慢燉可以讓雞肉變得口感滑嫩濕潤。加熱速度太快或溫度太熱會讓雞肉變得乾柴而且煮得太老。

這是一種味道不重的水煮湯汁，因此可以用多種方式來料理雞肉。如果想好雞肉要放入某道餐點中，可以自由調味湯汁；例如不加百里香，添加更多大蒜和幾片生薑片可以製作亞洲菜，或是可以加入大蒜和切片墨西哥辣椒來製作墨西哥餐點。

也可以用這種水煮湯汁，作為湯料理、醬汁或肉汁的底料，或是用來煮飯。

香脆烤雞腿

這道菜只需要 5 分鐘的準備時間，而且大部分步驟無需動手，會是你在繁忙的工作日晚上能準備的一頓飯。另外，雖然大家都推崇白肉，但深色的腿肉也有其優點：除了滋味更好之外，雞腿比雞胸肉含有更多的鐵、鋅和維生素 B 群。購買深色肉並選擇帶骨、帶皮的部位，價格上也很經濟實惠。

準備時間：5 分鐘／烹調：28 分鐘／ 4 份

- 2 茶匙大蒜粉
- ¾ 茶匙煙燻紅椒粉
- 900 公克帶骨帶皮雞腿（4 到 8 隻，取決於大小），拍乾
- 細海鹽和現磨黑胡椒
- 1 大匙酪梨油

1. 將烤箱預熱至 220 度 C。把大鑄鐵煎鍋放入烤箱預熱。在小碗中混合大蒜粉和紅椒粉。
2. 用鹽和胡椒充分調味雞肉。把混合好的大蒜調味粉完整抹上雞肉。烤箱達到需要的溫度時，小心地取出煎鍋並以中火加熱。搖動煎鍋中讓油均勻分布，加入雞肉，帶皮的一面朝下。蓋上防噴濺鍋蓋，或稍稍蓋上鋁箔紙，煎煮 6 至 8 分鐘，直到表皮呈金黃色、酥脆，並能輕鬆從煎鍋中取出。
3. 將雞腿翻面，煎鍋放回烤箱，烤至雞肉熟透（將即時讀取食品溫度計插入骨頭之外肉最厚的部分，讀數應為 75 度 C），烤 15 至 20 分鐘。趁熱上桌享用。

每份營養含量：411 大卡、29 公克蛋白質、5 公克碳水化合物、32 公克脂肪、1 公克纖維

注意：你也可以用氣炸鍋來處理這些雞腿。氣炸鍋預熱至 200 度 C。在氣炸鍋容器噴上烹飪噴霧橄欖油或酪梨油。把塗好香料的雞肉放入氣炸鍋中，皮面朝下；設定 8 至 10 分鐘，直到雞肉金黃酥脆。雞肉翻面，再繼續炸至內部溫度達到 75 度 C，再繼續炸 8 到 12 分鐘（取決於雞肉的大小）。

科布沙拉

如果你喜歡準備餐點，那麼這會是最適合的沙拉。你幾乎可以提前準備好所有食材，然後在飯點時放在一起享用。可以隨意根據你手邊的食材調整沙拉的配料：剩下的熟青豆或青花菜可以放在一起，或者把蝦換成雞肉，可以加入不同種類的生菜，科布沙拉可以每次都搭配不一樣的食材。製作調味醬是一種充滿愛的工作（採摘這些香草！）但這也非常值得，當然如果你沒有太多時間，可以直接買高品質的瓶裝調味。

準備時間：30 分鐘／烹調：30 分鐘／ 4 份

調味醬：

- 2 大匙特級初榨橄欖油
- 1 瓣大蒜，切碎（約 1 茶匙）
- 1 小顆熟酪梨
- 3 大匙切碎的蝦夷蔥
- 2 大匙切碎的新鮮龍蒿
- ¼ 杯新鮮歐芹葉
- ¼ 杯切碎的新鮮羅勒
- 2 大匙檸檬汁
- 2 大匙酪梨油美乃滋
- 2 茶匙椰子調味醬
- 細海鹽和現磨黑胡椒

沙拉：

- 6 杯切碎的蘿蔓萵苣
- 2 片培根，煎至酥脆後切碎

- 2 顆雞蛋，煮至需要的熟度，切成四等分
- 340 公克去骨去皮雞胸肉，煮熟並切塊（參見水煮雞胸肉，第 314 頁）
- 2 杯切半的櫻桃番茄
- 3 大匙熟黑橄欖片

1. 製作調味料：將油和大蒜放入尚未加熱的小煎鍋。以小火加熱約 30 秒，直到發出嘶嘶聲，然後移到到杯子中冷卻。取酪梨、蝦夷蔥、龍蒿、歐芹、羅勒、檸檬汁、美乃滋和椰子調味醬，一起放入高速攪拌機或小型食物處理機中拌勻。加入剛剛放在一旁冷卻的大蒜與油，攪拌至表面光滑。有需要的話，用水稀釋以達到所需的稠度。試試味道，用鹽和黑胡椒調味。（製作好的分量：1 又 ¼ 杯。可以提前兩天製作調味料，密封冷藏。）
2. 製作沙拉：將生菜與 ¼ 杯調味料拌勻（喜歡的話，可以再撒上更多的調味料）。分裝入四個碗。將培根、雞蛋、雞肉、番茄和橄欖排在生菜上，讓食材均勻分布。喜歡的話可以淋上更多的調味料，然後上桌。

每份營養含量：283 大卡、33 公克蛋白質、8 公克碳水化合物、13 公克脂肪、4 公克纖維

大蒜迷迭香烤豬里肌肉

（豬肉 + 蕃薯）（豬里肌 + 蔬菜）

醃製豬里肌味道濃郁，口感非常好。醃製時間不要超過 4 小時，否

則肉質會變得太糊。不用再額外加鹽，因為醃料本身就夠鹹了。

準備時間：15 分鐘／鹽水：1 至 4 小時／烹調：20 分鐘／ 4 份

- 6 大匙粗鹽
- 2 片乾月桂葉
- 560 公克豬里肌肉，去除多餘的脂肪和皮，拍乾
- 1 茶匙檸檬皮碎屑
- 1 茶匙切碎的新鮮迷迭香
- 2 瓣大蒜，切碎（約 2 茶匙）
- 1 大匙又 ½ 茶匙的酪梨油
- ⅛ 茶匙現磨黑胡椒

1. 在大碗中混合鹽與 2 杯水；攪拌使鹽溶解。加入兩杯冷水和月桂葉一起攪拌。加入豬肉，浸入鹽水中。密封冷藏，至少冰 1 小時或最多 4 小時後取出。
2. 烤箱預熱至 205 度 C；預熱時把大鑄鐵煎鍋放入烤箱中預熱。把檸檬皮碎屑、迷迭香、大蒜、½ 茶匙油和胡椒放在砧板上。用鋒利的刀剁碎，翻動並繼續切碎，直到充分混合且稠度接近糊狀。將豬肉從鹽水中取出；徹底拍乾。
3. 從烤箱小心取出熱煎鍋；以中高火加熱並加入 1 大匙油。煎煮豬肉，用夾子翻面，每面煎 2 至 3 分鐘直到表面微焦。
4. 離火，在豬肉塗上調味料。

將煎鍋移到烤箱中，烘烤 14 至 17 分鐘，直到插入最厚部分時，即時讀取食品溫度計讀數為 55 至 60 度 C。移到砧板上，蓋上鋁箔紙，靜

置 10 分鐘（隨著肉的靜置，內部溫度會繼續升高）。切片即可享用。

每份營養含量：192 大卡、30 公克蛋白質、1 公克碳水化合物、7 公克脂肪、0 公克纖維

烤蝦

（炒蝦仁）

告別吃起來跟橡膠差不多、煮過頭的蝦子吧。只需要烘烤幾分鐘，口感鮮嫩香脆的蝦子就可以上桌了。趁熱享用，或讓蝦子冷卻、密封冷藏，之後來份完美的鮮蝦雞尾酒。除了非常美味可口，蝦子也富含硒、碘、鋅和鎂等礦物質。

準備時間：5 分鐘／烹調：10 分鐘／ 4 份

- 900 公克中等大小的蝦，去殼並去除腸泥
- 1 又 ½ 大匙橄欖油或酪梨油
- 細海鹽和現磨黑胡椒

1. 將烤箱預熱至 205 度 C。將兩個有邊的烤盤鋪上烘焙紙。
2. 將蝦子徹底拍乾。把蝦子放入碗中，加入油，然後用鹽和胡椒調味。鋪上一層蝦子在烤盤上，烤 8 到 10 分鐘，直到蝦子熟透（蝦子會變成粉紅色並微微捲曲成 C 字形）。趁熱食用，或放涼後放入容器中，密封冷藏，作為冷食享用。

每份營養含量：205 大卡、30 公克蛋白質、4 公克碳水化合物、9

公克脂肪、0 公克纖維

水煮鮭魚

（鮭魚 + 沙拉 + 米飯）（鮭魚 + 甜菜沙拉）

水煮鮭魚是道優雅的料理，而且有多種變化，為一群人料理的時候很方便，或者也可以自己來一份。可以當作早午餐或晚餐，熱食或冷食，搭配醬汁享用（第 347 頁的蒔蘿酸奶油醬和第 345 頁的香菜青醬都是不錯的選擇）。如果你覺得煎魚很可怕，水煮也是一個不錯的選擇。水煮很簡單，而且不會讓廚房聞起來有魚腥味（這點我可以保證）。

準備時間：10 分鐘／烹調：25 分鐘／ 4 份

- 1 顆檸檬，切成薄片
- ½ 茶匙全黑胡椒
- 2 杯乾白葡萄酒
- 1 片乾月桂葉
- 1 又 ½ 磅野生鮭魚，去皮並切成 4 塊
- 1 大匙特級初榨橄欖油
- 細海鹽

1. 將檸檬片和胡椒粒放入高邊大型煎鍋中。倒入酒和 2 杯水，加入月桂葉。以中高火煮沸之後，轉小至中低火。
2. 將鮭魚徹底拍乾。淋上油，用鹽調味。把即時食品溫度計放入水煮湯汁，讀數應在 75 到 85 度 C 之間。將鮭魚放入煎鍋中，放在檸檬片上。有有需要的話，再加入更多熱水，剛好淹過鮭魚

肉。

3. 蓋上鍋蓋，煮到鮭魚肉剛好熟透（用叉子按壓最厚的部分，應該會很容易剝落），煮 8 至 12 分鐘，依據魚肉的厚度微調。額外加入鹽調味。

趁熱食用，或冷卻後密封冷藏，作為冷食享用。

每份營養含量：284 大卡、37 公克蛋白質、0 公克碳水化合物、14 公克脂肪、0 公克纖維

檸檬酸豆烤鱈魚

這是一道快速出餐的餐點，非常適合工作日晚上料理，但也足夠豐盛可以招待晚餐客人。這道菜的醬汁更像是一種添加風味的調味品，而不是傳統醬汁；如果喜歡稀一點，可加入約 ¼ 杯白葡萄酒，然後只取一半加入冷奶油。

準備時間：10 分鐘／烹調：25 分鐘／ 4 份

- 560 公克鱈魚
- 2 大匙特級初榨橄欖油
- 細海鹽和現磨黑胡椒
- 2 大匙無鹽奶油
- 1 根青蔥，切碎（約 ¼ 杯）
- 1 瓣大蒜，切碎（約 1 茶匙）
- 1 大匙瀝乾的酸豆，大致切碎
- 1 茶匙檸檬皮碎屑
- 2 大匙檸檬汁

- 1 大匙切碎的新鮮平葉歐芹

1. 烤箱預熱至 205 度 C，在大烤盤鋪上烘焙紙。用紙巾將魚肉徹底拍乾。用一大匙油塗抹於魚肉，以鹽和胡椒調味。烘烤魚肉 12 至 15 分鐘，直到魚肉熟透到可以用叉子輕鬆剝落，烘烤時間取決於魚的厚度。
2. 同時製作醬汁：將 1 大匙奶油和剩餘的 1 大匙油放入小煎鍋中，以中火融化（另外 1 大匙奶油放回冰箱）。加入蔥和少許鹽煎炒 2 至 3 分鐘，偶爾攪拌，直到蔥變軟。加入大蒜和酸豆，翻炒至大蒜和酸豆散發出香味，約 1 分鐘。加入檸檬皮碎屑和檸檬汁攪拌。鍋子離火，分次一次加入剩餘的一大匙奶油，直到醬汁充分混合。加入歐芹攪拌，然後試試味道，用鹽和黑胡椒調味。
3. 將魚分裝在四個盤子中，用湯匙淋上醬汁即可享用。

每份營養含量：251 大卡、30 公克蛋白質、2 公克碳水化合物、14 公克脂肪、1 公克纖維

炒蛋

料理雞蛋可以有很多變化，但以下三種是我們最常用的方法。留意每種方法的溫度與其他微妙之處，可以帶來最美味的料理。比方說美味、蓬鬆的炒蛋，而不是口感很乾、煮過頭的一團混蛋。一顆雞蛋的蛋白質含量是 6 公克，因此即使盤子裡加了三顆雞蛋，也沒辦法達到每餐的目標攝取量。放幾片煙燻鮭魚、漢堡肉餅、一些剩餘的雞肉或其他蛋白質，搭配雞蛋，可以讓餐盤更豐盛。

份數：1 份

- 3 大顆雞蛋
- 1 茶匙酥油、酪梨油或橄欖油
- 細海鹽

在中等大小的碗中，攪拌雞蛋直到充分混合。取中型不沾鍋放入油，以中低火融化酥油（或加熱油）。倒入雞蛋，加鹽調味，然後用矽膠鏟緩慢但不間斷地攪拌。要防止蛋液黏在煎鍋上，但要同時讓混合的食材保持蓬鬆。煎煮 1 到 3 分鐘，直到達到想要的熟度。

趁熱上桌享用。

每份營養含量：247 大卡、18 公克蛋白質、0 公克碳水化合物、19 公克脂肪、0 公克纖維

注意：中低溫度是讓雞蛋口感鬆軟的適當溫度。低溫則會讓雞蛋口感非常綿密，會很好吃，但需要花更長的時間。較高的溫度則會讓炒蛋受熱不均勻、變得太乾。

可以按照喜歡的方式調味雞蛋。只需要一點海鹽，但可以隨意添加黑胡椒、新鮮或乾燥香料，或者我自己最喜歡的調味品，Pluck 萬用混和調味料，是一種香料與冷凍乾內臟的混合物，裡面其實嚐不出內臟的味道，真的非常美味的調味品。

煎蛋

份數：1 份

- 1 大匙酥油
- 2 至 3 大顆雞蛋
- 細海鹽

將酥油放入中型不沾鍋中，以中火融化。小心地將雞蛋打入煎鍋中（或放入杯中再倒入煎鍋中），加入鹽調味。煎煮時輕輕傾斜煎鍋，用湯匙舀出酥油，倒在蛋白上，直到蛋白變硬不過蛋黃仍然呈現液狀，大約需要 3 分鐘。趁熱上桌享用。

每份營養含量（3 大顆雞蛋）：292 大卡、18 公克蛋白質、3 公克碳水化合物、25 公克脂肪、0 公克纖維

注意：加酥油的味道會特別香，但使用任何高熱量的脂肪都可以。酪梨油的味道也相當好。

如果你比較喜歡蛋黃熟一點，可以像塗蛋白一樣在蛋黃塗上脂肪，或者把翻面再煎 1 到 2 分鐘。

蒸蛋

（高蛋白飲 + 雞蛋）（鮭魚 + 沙拉 + 米飯）

份數：6

- 6 大顆雞蛋

在大平底鍋中用中火煮沸 2 到 3 公分深的水。將蒸籠盤放入水中。加入雞蛋，蓋緊鍋蓋，讓雞蛋蒸到所需的熟度，濃稠膏狀蛋黃需要 8 到 9 分鐘，偏硬但口感柔軟的蛋黃需要 10 到 11 分鐘，口感更紮實的蛋黃需要 12 到 13 分鐘。在雞蛋煮熟之前，在碗裡裝滿冰水。雞蛋煮好後，用瀝水湯匙把它們從鍋子撈到冰水中。冷卻雞蛋，然後剝皮食用，或是保留殼並冷藏之後料理使用。

每份營養含量（1 大顆雞蛋）：70 卡路里、6 公克蛋白質、0 公克碳水化合物、5 公克脂肪、0 公克纖維

注意：蒸雞蛋是煮雞蛋的最佳方法，比將雞蛋用沸水煮熟好很多。因為蒸煮可以讓雞蛋更容易剝皮，不用再剝掉部分蛋白或刮去蛋膜。蒸煮也是更溫和的烹飪方法，蒸煮的蛋黃周圍不會出現看起來不可口的墨綠色環圈。一旦你試過蒸煮雞蛋，你就再也不會想回頭用煮沸的方式料理。

超好吃豬排

（豬排 + 蔬菜）

帶骨豬排真是一道滿足人心的料理，料理帶骨的豐盛豬排有一種原始的感覺。不要忽略醃製的步驟，醃料讓肉排味道更豐富，也讓肉質變得非常嫩。即使只是稍微浸泡 30 分鐘的鹽水，也會有很大的不同。

準備時間：10 分鐘／鹽水醃製：30 分鐘／烹調：12 分鐘／ 4 份

- 4 杯冷水

- 2 大匙細海鹽
- 1 片乾月桂葉
- 1 瓣大蒜，去皮並用刀背拍扁
- 4 塊中心部位帶骨豬排（2 公分厚）
- 1 大匙酪梨油
- 現磨黑胡椒
- 片狀海鹽，例如 Maldon（自行選擇）

1. 在平底鍋中，煮沸 1 杯水。離火，加入鹽攪拌至溶解。加入月桂葉和大蒜。加入其他 3 杯水攪拌。（如果鹽水還是溫熱的，加一些冰塊並讓它們融化，然後再繼續。）把豬排放入大淺盤中，倒上鹽水。密封冷藏，至少冰 1 小時或最多 8 小時後取出。把豬排從鹽水中取出，徹底拍乾。讓豬排在室溫下靜置 30 分鐘。
2. 烤箱預熱至 200 度 C；預熱時把厚底或鑄鐵煎鍋放入烤箱中預熱。用油均勻抹上豬排，以胡椒調味。小心地將熱煎鍋從烤箱中取出，然後放在中大火上。豬排放入煎鍋中，煎煮 3 至 4 分鐘，直到底部微微煎焦。翻面，把煎鍋放回烤箱。
3. 繼續烤到將即時讀數食品溫度計插入骨頭之外肉排最厚的部分，讀數為 65 度 C，持續烤 4 到 7 分鐘，依據肉排的厚度微調。

把豬排移到砧板上，用鋁箔紙包起來，靜置 5 到 10 分鐘，再上桌享用。有需要的話，享用前可以撒上一些片狀海鹽調味。

每份營養含量：285 卡路里、32 公克蛋白質、0 公克碳水化合物、17 公克脂肪、0 公克纖維說明：還可以用鍋底的湯汁快速製作醬汁。放入切碎的蔥在煎鍋中拌炒，然後倒入 1 ～ 2 大匙白葡萄酒或醋，攪拌煎鍋底部的食材。醬汁蒸發大部分時，加入 ⅓ 杯肉湯和 ½ 至 1 茶匙的第戎芥末，煎煮攪拌直到醬汁收汁變稠。試試味道，加入少許蜂蜜攪拌，或根據喜好用鹽和胡椒調味。

核桃脆皮鱈魚

（鱈魚配烤馬鈴薯）

核桃與基本食材，可以為味道清淡的鱈魚帶來豐富的風味和口感。這道菜在工作日晚上會是簡單方便的料理，但也足夠豐盛可以招待晚餐客人。如果剛好沒有鱈魚，也可以換成其他肉質堅硬的白肉魚。

準備時間：15 分鐘／烹調：12 分鐘／ 4 份

- ½ 杯切碎的核桃
- 1 茶匙乾燥蒔蘿
- ½ 茶匙檸檬皮碎屑
- ¼ 茶匙大蒜粉
- ¼ 茶匙紅椒粉
- 細海鹽和現磨黑胡椒
- 1 大匙酪梨油美乃滋
- 2 茶匙第戎芥末醬
- 560 公克鱈魚，切成 4 份（冷凍魚肉則先解凍）
- 1 大匙特級初榨橄欖油

1. 將烤箱預熱至 200 度 C。在烤盤上鋪上烘焙紙。
2. 取核桃、蒔蘿、檸檬皮碎屑、大蒜粉、紅椒粉、鹽和胡椒各少許，放在砧板上。仔細切碎，翻動幾次，以確保所有食材都混合在一起。（或者，如果有小型食物處理機，可以把原料一起攪拌到切碎並充分混合。）在杯子裡混合美乃滋和芥末醬。
3. 將魚徹底拍乾，用鹽和胡椒調味，然後放在烤盤上。在每塊魚上塗上一層非常薄的混合芥末醬。把核桃混合物均勻撒在魚片上，稍微按壓讓混合物裹勻。把油淋上魚肉。
4. 烘烤 10 到 12 分鐘，直到魚肉剛好煮熟（應該可以用叉子輕鬆剝落）。趁熱上桌享用。

每份營養含量：277 大卡、33 公克蛋白質、3 公克碳水化合物、15 公克脂肪、1 公克纖維

配菜

青豆佐香蔥杏仁

（牛排 + 青豆）

簡單的青豆搭配杏仁片和青蔥，這道菜不用 30 分鐘的時間就可以上桌。細長的青豆，或稱四季豆，在超市裡通常被貼上「haricots verts」的標籤（在法語中指的是「青豆」的意思），最適合用來做這道料理。用沸騰的鹽水快速煮熟或燙熟青豆，可以先去除邊緣，再放入煎鍋中快速煎熟。

準備時間：15 分鐘／烹調：10 分鐘／ 4 份

- 細海鹽
- 450 公克細長青豆（四季豆），去掉邊緣粗纖維
- 1 又 ½ 大匙酥油
- 3 大匙杏仁片
- 3 根小的青蔥，或 2 根中等大小的蔥，切碎（約 ¾ 杯）
- 2 瓣大蒜，切碎（約 2 茶匙）
- 1 大匙檸檬汁
- 現磨黑胡椒

1. 煮沸一鍋鹽水。加入青豆，煮 2 到 3 分鐘，直到呈現亮綠色且青翠。瀝乾。
2. 將 1 大匙酥油放入大煎鍋中，以中火融化。加入杏仁並攪拌，煎煮 1 至 2 分鐘到輕微上色。加入青蔥和少許鹽；邊煮邊攪拌，直到青蔥變軟，大約 1 分鐘。加入大蒜炒香，約 1 分鐘。
3. 將青豆與剩餘的 ½ 大匙酥油和檸檬汁一起放入煎鍋中，加入鹽稍微調味。煎煮攪拌，直到青豆裹上醬汁，所有食材都充分混合加熱。

試試味道，有需要的話，用胡椒和額外的鹽調味。趁熱上桌享用。

每份營養含量：134 大卡、5 公克蛋白質、15 公克碳水化合物、8 公克脂肪、6 公克纖維

烤櫻桃蘿蔔與蘿蔔葉菜

如果你覺得自己不喜歡蘿蔔，但又沒有好好煮過蘿蔔，那麼你有機

會可以享用美食了。烤蘿蔔可以降低蘿蔔咬嘴的辣味道，還可以有類似薄皮蠟質型馬鈴薯的柔軟口感。通常附帶的蘿蔔葉菜也很美味，略帶苦味，經過烹飪並加入少量酸味後會比較不苦。我們會使用蘋果醋調味，但你也可以換成檸檬。

準備時間：25 分鐘／烹調：30 分鐘／ 2 至 4 份

- 3 束櫻桃蘿蔔與葉菜（約 30 個蘿蔔和 2 杯葉菜）
- 1 大匙酪梨油
- 細海鹽和現磨黑胡椒
- ½ 茶匙大蒜粉
- 1 茶匙乾燥迷迭香，用手指輕輕壓碎
- 1 茶匙蘋果醋

1. 將烤箱預熱至 230 度 C。預熱時把大鑄鐵煎鍋放入烤箱中預熱。
2. 用廚房剪刀剪掉蘿蔔上的綠色部分。將蘿蔔修剪並切成兩半（如果比較大，則切成四分之一或六分之一），然後放入大碗中（保留葉菜）。將油淋在蘿蔔上；用鹽和胡椒充分調味，撒上大蒜粉和迷迭香。攪拌均勻，讓蘿蔔沾上油和調味料。小心地將熱煎鍋從烤箱中取出，鋪一層蘿蔔在煎鍋裡。將蘿蔔烤 20 至 25 分鐘，直到蘿蔔變軟並呈現焦糖狀，中途翻面繼續烤。
3. 烤蘿蔔的同時，在碗中倒入冷水，然後加入蘿蔔葉菜。稍微搖晃除去其中的雜質。小心把葉菜從水中拎出來，徹底拍乾（或者用沙拉蔬果脫水器，徹底清洗後甩乾葉菜）。將葉菜大致粗切成段。
4. 小心地從烤箱中取出熱煎鍋，然後放在爐子上用中火加熱。加入葉菜，撒上醋和鹽攪拌，煮 1 到 2 分鐘，直到葉菜熟透。試試味道，有需要的話，用胡椒和額外的鹽調味。趁熱上桌享用。（製作好的分量：約 3 杯。）

每份營養含量：78 大卡、1 公克蛋白質、4 公克碳水化合物、7 公克脂肪、2 公克纖維

注意：這道料理不管是熱食、常溫或冷食都很好吃。可以試試搭配香菜青醬（第 345 頁）或檸檬香草中東芝麻醬（第 346 頁），或者淋上或撒上一些原味希臘優格。剩下的食材可以放入沙拉享用。

如果買了帶有綠色葉菜的櫻桃蘿蔔，而且不打算在當天烹煮，請把靠近蘿蔔頂部的綠色葉菜剪掉並單獨存放（徹底清洗並擦乾，然後用微濕的紙巾包住蘿蔔葉菜，然後放入塑膠袋中冷藏）。如果沒有先剪下葉菜，它們就會使蘿蔔的水分流失。甜菜和胡蘿蔔的存放也是同樣的道理。

炒蔬菜

（炒蝦仁）

炒菜是一種高溫烹飪方法，進行速度非常快，因此在開火之前，請確保所有食材都已經準備好。把所有食材都切碎、切丁，並做好所有準備，廚師會稱之為「mise en place」的備料過程，這可以避免你把任何東西煮過頭。最出色的炒蔬菜不僅味道豐富，煮得熟透但咬起來仍然脆嫩。

準備時間：25 分鐘／烹調：12 分鐘／4 份

- 3 大匙椰子調味醬
- 1 茶匙未調味的米醋
- ½ 茶匙葛根
- 2 大匙酪梨油
- 140 公克切片蘑菇蓋（約 3 杯）
- 細海鹽
- 6 根蔥，白色和淺綠色部分切片；切片並保留深綠色部分用於盤飾（約 1 杯），自行斟酌
- 1 個紅色小甜椒，去籽並切碎（約 ¾ 杯）
- 1 束蘆筍（約 450 公克），修剪掉硬梗，斜切成 3 公分的段狀（約 4 杯）
- 3 瓣大蒜，切碎（約 1 大匙）
- 1 大匙鮮薑末
- 2 茶匙烤芝麻油
- 是拉差醬（Sriracha），自行斟酌

1. 在小碗中混合椰子調味醬、米醋和葛根混合。
2. 將 1 大匙酪梨油放入大煎鍋中，以中大火加熱。加入蘑菇，加鹽調味，煮 5 到 7 分鐘，偶爾攪拌，直到蘑菇釋放水分並開始轉為金黃色。加入剩餘的 1 大匙酪梨油、蔥、甜椒和蘆筍；加鹽調味，邊煮邊攪拌，直到開始變軟，持續 2 到 3 分鐘。
3. 加入蒜和薑拌炒 30 秒至 1 分鐘，直到散發出香味。加入椰子調味醬煮約 1 分鐘，不斷攪拌，直到醬汁變稠並裹上蔬菜。從火上移開，淋上芝麻油以及是拉差醬（如果有加的話），即可享用。

每份營養含量：152 大卡、5 公克蛋白質、15 公克碳水化合物、10 公克脂肪、4 公克纖維（製作好的分量：約 5 杯。）

大骨湯燉飯

（炒蝦）（鮭魚 + 甜菜沙拉）（漢堡 + 米飯）

（牛排 + 蔬菜 + 米飯）（鮭魚 + 沙拉 + 米飯）

用大骨湯煮飯不僅可以提供一些必需的營養，而且還可以使白米飯更濃郁可口。可以單獨將其作為配菜享用，或與炒蔬菜（第 333 頁）和選擇的蛋白質一起享用。雞骨湯是我煮飯時最喜歡的搭配，但牛肉或其他選項也都可以。

準備時間：5 分鐘／烹調：23 分鐘／約 4 杯

- 1 杯長粒白米
- 1 又 ¾ 杯雞骨高湯
- 1 大匙無鹽奶油，自行選擇
- ½ 茶匙細海鹽

1. 將米放入細篩網中。用冷水沖洗，用手指攪拌清洗，直到底部流出的水混濁度降低一些。
2. 把高湯倒入中型鍋中，可以自行選擇是不是要再加入奶油。將火調至中火，煮沸高湯。放入米飯和鹽攪拌。重新煮沸水，將火調至最低（盡可能調到最小），蓋上鍋蓋，在不受干擾的情況下煮 18 至 22 分鐘，直至高湯被吸收且米飯變軟。檢查所有湯汁是否已被吸收，請勿攪拌。輕輕傾斜鍋子並檢查是否有多餘的湯汁；

如果看到任何液體，蓋上鍋蓋，繼續以小火煮 2 分鐘，直到湯汁被吸收，過程不要攪拌。

3. 所有湯汁被吸收之後，鍋子離火，蓋上蓋子靜置 5 分鐘。用叉子將米飯拌鬆，然後上桌享用。或是移到碗裡，冷卻後蓋上蓋子冷藏備用。

每份營養含量（½ 杯煮熟）：110 卡路里、4 公克蛋白質、22 公克碳水化合物、0 公克脂肪、0 公克纖維

氣炸朝鮮薊心

朝鮮薊是薊植物家族的一種，準備起來可能有點麻煩，這也是為什麼瓶裝或罐裝朝鮮薊心那麼受歡迎的原因。好在朝鮮薊心富含抗氧化劑，因此可以單獨食用，不用擔心會錯過其他部分的營養。用氣炸鍋烹調朝鮮薊心會變得非常酥脆，是一道有趣的開胃菜。可以試試蘸著蒔蘿酸奶油醬（第 347 頁）來吃。

準備時間：10 分鐘／烹調時間：9 分鐘／2 至 4 份

- 1 罐（400 公克）朝鮮薊心，瀝乾並切成四份
- 2 茶匙特級初榨橄欖油
- 1 茶匙義大利調味料
- 少許碎紅辣椒片（視個人喜好）
- 細海鹽和現磨黑胡椒
- 烹飪噴霧橄欖油或酪梨油

將氣炸鍋預熱至 200 度 C。徹底將朝鮮薊心擦乾。放入碗中，加入橄欖油、義大利調味料和紅辣椒片，並攪拌均勻。撒上些許鹽和黑胡椒調味。

在氣炸鍋容器噴上烹飪噴霧橄欖油或酪梨油。將朝鮮薊心平鋪一層在容器中，氣炸至部分變得酥脆並呈金黃色，大約 4 分鐘。翻面，氣炸 3 到 5 分鐘，直到朝鮮薊心變得酥脆且呈現金黃色。趁熱上桌享用。

每份營養含量：101 大卡、3 公克蛋白質、14 公克碳水化合物、5 公克脂肪、7 公克纖維

註：如果買不到切成四份的朝鮮薊心，可以購買整顆或半顆的朝鮮薊心，再自行切成四份。

這個料理時間會讓朝鮮薊心邊緣與外側金黃酥脆，裡面則柔軟多汁。再次翻面朝鮮薊心，再氣炸 3 到 6 分鐘，讓朝鮮薊心更加酥脆（朝鮮薊心變成棕色時就要取出，以免燒焦）。

你可以視需求把食譜分量增加一倍或三倍，來餵飽一群人，不過需要分批料理才能維持金黃酥脆感。這些朝鮮薊心從氣炸鍋中出爐後很快就會失去酥脆感，所以最好是要吃之前再料理。

碎甜菜與胡蘿蔔沙拉佐小茴香橙油醋

（鮪魚 + 甜菜沙拉）（鮭魚 + 甜菜沙拉）（鮭魚 + 沙拉 + 米飯）

甜菜通常用蒸或烤的方式料理，但實際上生吃也很美味。甜菜的泥土清香與甜胡蘿蔔完美搭配，而橙汁和小茴香的簡單油醋則更添風味。我們使用一顆切碎的椰棗取代傳統胡蘿蔔沙拉中的葡萄乾，這道菜真正

需要的只是一絲甜味，可以與鹹香、酥脆的開心果滋味完美結合。搭配烤肉、魚或任何你喜歡的肉類一起食用。備料時請小心，甜菜會弄髒淺色的衣服。

準備時間：20 分鐘／ 4 份

- ½ 茶匙第戎芥末醬
- ½ 茶匙磨碎的碎橙皮
- 2 大匙柳橙汁
- 1 大匙蘋果醋
- ½ 茶匙生蜂蜜
- ¼ 茶匙小茴香粉
- 少許辣椒粉，自行選擇
- 2 大匙特級初榨橄欖油
- 細海鹽和現磨黑胡椒
- 2 顆小顆甜菜，或 1 顆大甜菜，去皮切絲（約 2 杯）
- 3 個中等大小的胡蘿蔔，切絲（約 2 杯）
- 1 顆去核乾椰棗，切碎
- 2 大匙切碎的鹽烤開心果

1. 製作調味料：在中等大小的碗中放入芥末醬、橙皮和果汁、醋、蜂蜜、小茴香和辣椒（如果有加的話），全部攪拌在一起。一邊攪拌時，淋入油。繼續攪拌直到食材充分混合。試試味道，用鹽和黑胡椒調味。（製作好的分量：¼ 杯。）
2. 將切碎的甜菜放入細篩網，用冷水輕輕沖洗。徹底拍乾並放入中等大小的碗中。加入胡蘿蔔和椰棗，輕拋搖晃碗中食材。加入 3 大匙調味料醬並再次攪拌（如果沙拉看起來很乾，就再加入剩餘的一大匙調味醬）。試試味道，用鹽和黑胡椒調味。把沙拉在室溫下靜置至少 20 分鐘，讓蔬菜變軟，味道會更豐富。（製作好的分量：約 3 杯。）

3. 再次攪拌沙拉，撒上開心果，即可上桌享用。

每份營養含量：121 大卡、2 公克蛋白質、12 公克碳水化合物、8 公克脂肪、3 公克纖維

注意：有食物處理機的話，也可以使用食物處理機的切碎刀片來切碎胡蘿蔔和甜菜。盒式刨絲器也可以，只是料理甜菜的時候，刨絲器會變得一團混亂。

沙拉放置一段時間後，醬汁會集中在底部。把沙拉從醬汁中舀出（或用夾子夾出）即可享用。

濃郁涼拌高麗菜沙拉

（豬肉＋番薯）

涼拌高麗菜沙拉一直都很歡迎。使用現成的包裝涼拌高麗菜，加上切碎的甘藍和胡蘿蔔，可以輕鬆快速把食材通通拌在一起（專業提醒：也可以炒涼拌高麗菜來製作快速的煎蛋捲）。讓蔥在醋中靜置幾分鐘，可以降低蔥的刺激味道，避免蓋過碗中其他食材的味道。

準備時間：20 分鐘／6 份

- 1 根蔥，沿對角線切成薄片（約 2 大匙）
- 3 大匙蘋果醋
- 涼拌高麗菜混合（約 7 杯切碎的甘藍菜和胡蘿蔔）
- 1 個小紅甜椒，去籽切成薄片（約 1 杯）
- 1 大匙第戎芥末醬
- 2 茶匙椰子調味醬
- 2 茶匙生蜂蜜
- 1 茶匙芹菜籽粉
- 3 大匙特級初榨橄欖油
- 細海鹽和現磨黑胡椒

1. 在小杯子中混合蔥和醋混合；靜置至少 15 分鐘。
2. 在大碗中混合涼拌高麗菜混合物和甜椒。在小碗中，將芥末醬、椰子醬、蜂蜜和芹菜籽攪拌在一起。從醋中舀出蔥，與涼拌高麗菜混合一起放入碗中，然後將醋拌入芥末混合物中。不斷攪拌，加入油攪拌至充分乳化。試試味道，用鹽和黑胡椒調味。
3. 把拌好的醋混合加入涼拌高麗菜混合，然後用夾子攪拌均勻。試試味道，有需要的話，用胡椒和額外的鹽調味。（製作好的分量：約 5 又 ½ 杯）

每份營養含量：97 大卡、1 公克蛋白質、7 公克碳水化合物、7 公克脂肪、2 公克纖維

注意：因為醋中的酸和鹽分，一旦涼拌高麗菜混合與調味料混合，

高麗菜就會很快變軟。如果想提前做好，但上桌時要保持口感清脆，可以把生菜和調好的調味醬分別蓋上，上桌前再攪拌在一起。

芝麻佐紫薯泥

（豬肉 + 番薯）

來談談一道引人注目的料理：紫薯的鮮豔顏色不僅看起來令人驚嘆，也表示這道菜富含花青素，是一種能增強免疫力和抗發炎的抗氧化劑。比起水煮，烘烤需要更長的時間，但味道更濃郁，而且可以保留住美麗的顏色。中東芝麻醬（Tahini）和芝麻油使這道菜變得豐富有深度。

準備時間：15 分鐘／烹調：1 小時 30 分鐘／8 份

- 1 公斤紫薯，洗淨並擦乾
- 1 杯牛奶（我用的是杏仁奶）
- ¼ 杯中東芝麻醬
- 1 茶匙薑末
- 2 茶匙椰子調味醬
- 1 茶匙烤芝麻油
- 細海鹽
- 裝飾用芝麻，自行選擇

1. 將烤箱預熱至 200 度 C。用一層烘焙紙包裹紫薯，再蓋上一張鋁箔紙。放在大烤盤上烘烤 1 小時到 1 小時 30 分鐘，直到紫薯變得香軟可口（用削皮刀插入最厚的部分應該很容易插入）。
2. 用平底鍋混合牛奶、芝麻醬和薑；用中低火攪拌混合，再離火。

3. 小心地把紫薯從紙中取出，切掉邊緣，縱向切成兩半。把紫薯肉挖出來，與椰子調味醬和芝麻油一起放入鍋中。使用搗碎機、叉子或手持攪拌機將紫薯搗碎並混合所有食材。試試味道，用鹽調味。放到碗中，喜歡的話可以撒上芝麻，即可上桌享用。（製作好的分量：約 4 杯。）

每份營養含量（½ 杯）：211 卡路里、4 公克蛋白質、37 公克碳水化合物、5 公克脂肪、5 公克纖維

燉菊苣和苦苣

（豬里肌 + 蔬菜）（牛排 + 蔬菜 + 米飯）

說到燉煮，通常會想到較硬的肉塊，但用少量湯汁慢火燉煮蔬菜也非常美味。菊苣和菊苣苔都是苦味的綠葉蔬菜，燉煮過程中加上一點蜂蜜和檸檬的酸味，可以軟化苦味，得到一種精緻的酸甜口感。如果你喜歡的話，可以全部使用菊苣或全部使用苦苣，不一定要混合使用。

準備時間：10 分鐘／烹調：50 分鐘／ 4 份

- 1 大匙酥油
- 3 塊菊苣，去掉邊緣，縱向切成兩半，除去棕色或爛掉的外葉
- 3 顆苦苣，去掉邊緣，縱向切成兩半，除去棕色或爛掉的外葉
- 2 大匙檸檬汁
- 1 茶匙生蜂蜜
- ⅓ 杯雞骨高湯
- 細海鹽

1. 準備一張烘焙紙，裁切成適當大小放入有蓋的大耐熱煎鍋或鑄鐵燉鍋中。將烤箱預熱至 190 度 C。
2. 將酥油放入鍋中，用中火融化。加入菊苣和苦苣，切面朝下。撒上檸檬汁，淋上蜂蜜，然後小心地倒入高湯（倒入煎鍋的側邊，而不是倒在蔬菜上）。用鹽巴調味蔬菜。小火慢燉。
3. 將烘焙紙輕輕蓋在蔬菜上，然後蓋上煎鍋。將煎鍋放入烤箱中，烤 30 至 40 分鐘，直到蔬菜變軟且底部呈金黃色。
4. 小心地把煎鍋移回爐子上，並以中火加熱。掀蓋並取出烘焙紙。用夾子將蔬菜翻過來，繼續煎煮，直到蔬菜各處呈金黃色且湯汁收乾，再煮 5 到 10 分鐘，再翻動一到兩次。試試味道，有需要的話，用胡椒和額外的鹽調味。趁熱食用，或冷卻後密封冷藏，作為冷食享用。

每份營養含量：147 大卡、8 公克蛋白質、23 公克碳水化合物、5 公克脂肪、14 公克纖維

烤抱子甘藍、胡蘿蔔和洋蔥

（豬排 + 蔬菜）

因為焦糖化的作用，蔬菜烘烤後會變得柔軟並帶出甜味。這份食譜非常有彈性，可以根據手邊的蔬菜和偏好的口味隨意更換其他蔬菜食材。試著用防風草或栗子南瓜代替胡蘿蔔，用青花菜或花椰菜代替抱子甘藍，用任何其他種類的洋蔥代替黃洋蔥（一定要把洋蔥切成厚片，加入其他蔬菜烹煮時才不會變成褐色）。另外，可以使用百里香代替迷迭香，或兩者都加。

準備時間：20 分鐘／烹調：45 分鐘／ 4 份

- 500 公克抱子甘藍，修剪並切成四等分（如果很小顆則切半就好）
- 500 公克胡蘿蔔，沿對角線切片
- 2 個中等大小的黃洋蔥，切成厚片
- 3 大匙酪梨油
- 1 大匙蘋果醋
- 2 茶匙大蒜粉
- 細海鹽與現磨黑胡椒
- 4 枝新鮮迷迭香

1. 將烤箱預熱至 200 度 C；預熱時把兩個有邊的烤盤放入烤箱。
2. 在大碗中混合抱子甘藍、胡蘿蔔和洋蔥。淋上油和醋，撒上大蒜粉，並用鹽和胡椒調味；攪拌至所有食材都沾上一層調味。
3. 在熱烤盤之間鋪上一層蔬菜，然後將迷迭香小枝放上不同的位置。烤至蔬菜變軟並焦糖化，烤 40 到 45 分鐘，在烘烤過程中攪拌一到兩次，中途將烤盤位置上下交換。取出迷迭香小枝，趁熱食用，或冷卻後密封冷藏，作為冷食享用（製作好的分量：約 6 杯。）

每份營養含量：214 大卡、6 公克蛋白質、27 公克碳水化合物、11 公克脂肪、9 公克纖維注意：切蔬菜時要注意，你會希望它們在同一時間內煮熟。抱子甘藍或栗子南瓜等比較硬的蔬菜，應該切得比洋蔥更小塊。

可以按食譜料理享用，也可以在熱蔬菜上淋上喜歡的油醋汁或香菜青醬（請見後面幾頁）或檸檬香草中東芝麻醬（第 346 頁）。

有剩菜的話，可以保存起來並放入沙拉中，或切碎並拌入炒蛋或義式烘蛋中。

醬汁

香菜青醬

傳統上，香蒜醬是用羅勒和松子製成的，但這個食譜版本稍微調整，並加入香菜、南瓜子和墨西哥辣椒，增添了點香辣味道。如果喜歡更辣的口感，可以保留墨西哥辣椒的籽不挖掉。大麻籽可以模仿類似起司的質地（該版本食譜不含乳製品），還添加了一些纖維、鎂和鋅等礦物質以及維生素 E。

準備時間：20 分鐘／製作時間：12 分鐘／約 1 杯

- 2 杯新鮮香菜
- ½ 杯新鮮歐芹
- ⅓ 杯烤鹹南瓜子
- ¼ 杯大麻籽
- 1 茶匙青檸皮碎屑
- ¼ 杯新鮮萊姆汁
- ½ 個中等大小的墨西哥辣椒，去籽並切丁（約 2 大匙）

- 1 瓣大蒜，切碎（約 1 茶匙）
- ½ 杯特級初榨橄欖油
- 細海鹽和現磨黑胡椒

在食物處理機中，將香菜、歐芹、南瓜籽、大麻籽、青檸皮碎屑和果汁、墨西哥胡椒和大蒜混合；攪打數次弄碎。機器運轉時淋上油。繼續攪拌直到混合物乳化並變得光滑。試試味道，用鹽和黑胡椒調味。剩菜蓋上密封，在冰箱中最多可以保存 1 週。

每份營養含量（1 大匙）：90 大卡、2 公克蛋白質、1 公克碳水化合物、9 公克脂肪、0 公克纖維

注意：可以冷凍料理好的青醬。把青醬舀入製冰盒中並冷凍，然後取出冰塊並放進冷凍袋中。擠出空氣密封，冷凍最多可存放 3 個月。

檸檬香草中東芝麻醬

中東芝麻醬近年來又重獲歡迎，出現在各種鹹味和甜味的食譜中。

中東芝麻醬味道豐富濃郁，是花生醬的絕佳替代品，與檸檬汁和新鮮香草混合在一起，可以製成一種營養豐富、用途廣泛的美味醬汁。煮濃一點就可以做成蘸醬。或者用一點點水稀釋重新調味，就能當作美味的沙拉醬或蒸蔬菜或烤蔬菜的點綴醬汁。

準備時間：25 分鐘／烹調：2 分鐘／約 1 杯

- 1 大匙橄欖油

- 2 瓣大蒜，切碎（約 2 茶匙）
- ⅓ 杯中東芝麻醬
- 1 茶匙檸檬皮碎屑
- ¼ 杯檸檬汁
- ¼ 杯新鮮歐芹
- 3 大匙切碎的新鮮羅勒
- 1 大匙切碎的新鮮薄荷
- ½ 茶匙生蜂蜜
- 一小撮煙燻紅椒粉
- ⅔ 杯熱水
- 細海鹽和現磨黑胡椒

1. 在尚未加熱的小煎鍋中，混合油和大蒜。將火調小，煮至發出嘶嘶聲。靜待食材嘶嘶作響 30 秒不翻攪，然後移到小碗中冷卻。
2. 在小型攪拌機或食物處理機中，把芝麻醬、檸檬皮碎屑和果汁、歐芹、羅勒、薄荷、蜂蜜和紅椒粉混合；攪打混合切碎。加入大蒜混合物，攪打幾次直到充分混合。每次加入一大匙熱水，攪拌至達到醬汁濃稠度。試試味道，用鹽和黑胡椒調味。

每份營養含量（1 大匙）：40 大卡、1 公克蛋白質、2 公克碳水化合物、4 公克脂肪、1 公克纖維

蒔蘿酸奶油醬

希臘優格和蒔蘿是一個經典的組合，酸奶的濃郁和蒔蘿的新鮮總是

能完美平衡。可以搭配蔬菜，或羊肉、魚肉、雞肉一起食用。只要幾分鐘就可以準備好，所以隨時都可以準備一份放在冰箱裡，用來為各種菜餚增添風味。

準備時間：15 分鐘／烹調：2 分鐘／約 ⅔ 杯

- 2 茶匙特級初榨橄欖油
- 2 瓣大蒜，切碎（約 2 茶匙）
- ½ 杯原味低脂希臘優格
- ½ 茶匙檸檬皮碎屑
- 1 大匙檸檬汁
- 2 大匙切碎的新鮮蒔蘿
- 1 茶匙切碎的新鮮薄荷
- 細海鹽和現磨黑胡椒

1. 在尚未加熱的小煎鍋中，將油和大蒜混合。將火調小，煮至發出嘶嘶聲。靜待食材嘶嘶作響 30 秒不翻攪，然後移到小碗中冷卻。
2. 在中等大小的碗中，將優格、檸檬皮碎屑、檸檬汁、蒔蘿和薄荷攪拌在一起。拌入冷卻的大蒜混合。試試味道，用鹽和黑胡椒調味。上桌享用，或冷卻後密封冷藏，之後料理使用（可以提前兩天製作這種醬汁，密封冷藏，食用前先攪拌）。

每份營養含量（1 大匙）：19 大卡、1 公克蛋白質、1 公克碳水化合物、1 公克脂肪、0 公克纖維注意：如果有個人攪拌機或小型食物處理機，並且想要更滑順的醬汁，請將除了鹽和胡椒之外的所有成分混合，攪打直至光滑，然後試試味道調味。

辣番茄醬

當然，也可以購買各種罐裝番茄醬，而且吃優質的方便包裝食品並不是丟臉的事。不過自己動手其實出奇簡單，而且可以作出一個味道更豐富的版本，迅速提升美味。加入胡蘿蔔，即使不加糖也能增加甜味（你甚至不會在最終的醬汁成品中吃出胡蘿蔔的味道），稍微烘烤番茄醬就能增加鮮味。根據你喜歡的辣度，減少或多放些紅辣椒碎片。

準備時間：15 分鐘／烹調：1 小時／約 4 杯

- 2 大匙特級初榨橄欖油
- 1 個黃洋蔥，切丁（約 1 杯）
- 細海鹽
- 1 根小胡蘿蔔，切絲（約 1/3 杯）
- 3 瓣大蒜，切碎（約 1 大匙）
- 1 大匙番茄醬
- ½ 至 1 茶匙碎紅辣椒片
- 1 茶匙乾燥牛至粉
- ¾ 杯雞骨湯或牛骨湯
- 1 罐（800 公克）碎番茄
- 現磨黑胡椒

1. 在大平底鍋中以中低火加熱油。加入洋蔥，撒上鹽煮 6 到 7 分鐘，不時攪拌，直到食材變軟。加入胡蘿蔔，撒上鹽炒至軟化，翻炒 1 至 2 分鐘。加入大蒜炒香，約 1 分鐘。拌入番茄醬，邊攪拌邊翻炒，直到稍微熟透，約 1 分鐘。加入紅辣椒片和牛至粉。
2. 加入 ¼ 杯高湯，攪拌並從鍋底撈起褐色小塊。幾乎所有肉湯都收乾之後，加入壓碎的番茄和剩餘的 ½ 杯高湯。將火調至中火煮沸，然後調成中低火，蓋上鍋蓋，小火煮 40 至 45 分鐘，直至醬汁變稠。試試味道，有需要的話，用胡椒和額外的鹽調味。上桌享用，或冷卻後密封冷藏。

每份營養含量（½ 杯）：79 卡路里、3 公克蛋白質、10 公克碳水化合物、4 公克脂肪、2 公克纖維

注意：如果不加入紅辣椒片，可以用哈里薩辣醬（Harissa，一種中東辣椒醬）代替番茄醬，增添更多辣味和風味變化。使用相同的分量，像烘烤番茄醬的步驟一樣烘烤哈里薩辣醬。

蘑菇醬

蘑菇就是自然贈與的禮物，不僅味道極佳、用途廣泛、鮮味十足，而且也十分有益健康，有顯著的抗炎、抗氧化功效。經典的蘑菇醬汁加入與蔥、大蒜、少許白葡萄酒和一些骨湯混合在一起，可以更添料理風味。搭配蘑菇醬淋在烤牛里脊肉（第 309 頁）、水煮雞胸肉（第 314 頁）或香脆烤雞腿（第 316 頁）上，或用在任何牛排、雞肉或魚肉上，都能感覺更美味可口。

準備時間：15 分鐘／烹調：15 分鐘／約 1 杯

- ½ 至 1 茶匙葛根
- 1 杯雞骨高湯
- 1 大匙酪梨油
- 110 公克野生蘑菇（像是香菇、秀珍菇和鴻喜菇），切碎（約 2 杯）
- 細海鹽
- 1 根中等大小的青蔥，切碎（約 ⅓ 杯）
- 2 瓣大蒜，切碎（約 2 茶匙）
- ¼ 杯乾白葡萄酒
- 1 大匙冷無鹽奶油，切成片
- 1 大匙切碎的新鮮歐芹

1. 將 ½ 茶匙葛根和 ½ 茶匙水放入量杯中混合，拌入高湯中。取大煎鍋以中高溫加熱油。加入蘑菇，撒上鹽，然後鋪成一層。煎煮時偶爾攪拌，將蘑菇鋪成單層，直到蘑菇釋放水分並開始部分變成金黃色，持續煎煮 4 到 6 分鐘。將火調至中火，加入蔥撒上鹽，煎煮 2 至 3 分鐘，攪拌煎煮到食材變軟。加入大蒜炒香，約 1 分鐘。
2. 倒入酒，把煎鍋底部的褐色小塊攪拌開來。邊煮邊攪拌，直到酒蒸發，大約 1 分鐘。倒入肉湯煮沸，然後將火調小，攪拌直到醬汁開始變稠，大約 1 分鐘。一次加入一兩塊奶油，用力攪拌直到充分混合且醬汁變稠。（如果喜歡濃稠一點，可將剩餘的 ½ 茶匙

葛根溶解在 ½ 茶匙水中，然後攪入醬汁中。繼續熬煮至濃稠。）

3. 起鍋離火。試試味道，用鹽調味。撒上歐芹即可食用。

每份營養含量（2 大匙）：51 大卡、2 公克蛋白質、3 公克碳水化合物、3 公克脂肪、1 公克纖維

果昔

紫色魔力高蛋白飲

（高蛋白飲 + 雞蛋）

這款有趣的果昔是一種營養豐富的飲品，搭配上藍螺旋藻粉、黑莓和石榴籽。酪梨和 MCT 油可以提供健康脂肪，乳清則提供優質蛋白質。但真正令人驚訝的是，這款果昔嚐起來就像亮橙色奶油香草夾心冰棒，但果昔卻帶有強眼的紫色色調。可以慢慢啜飲，或倒入冰棒模具中冷凍，可以當作運動後的降溫小點心。

準備時間：10 分鐘／1 又 ½ 杯／2 份

- ¼ 顆熟度中等的酪梨
- ½ 杯牛奶（我用的是杏仁）
- 2 茶匙螺旋藻粉
- 1 杯冷凍黑莓
- ¼ 杯石榴籽
- 2 茶匙橙皮碎
- 1 大匙 MCT 油

- 2 匙（4 大匙）乳清蛋白粉
- 1 茶匙香草精
- 一小撮細海鹽
- 羅漢果糖液或甜葉菊萃取液，自行斟酌

將酪梨、牛奶、螺旋藻粉、黑莓、石榴籽、橙皮碎、MCT 油、蛋白粉、香草精和鹽放入攪拌機中混合，攪打至光滑。試試味道，有需要的話，可以用羅漢果糖液增加甜度。倒入玻璃杯立即享享用，或倒入冰棒模具中冷凍。

每份營養含量：305 大卡、27 公克蛋白質、22 公克碳水化合物、13 公克脂肪、6 公克纖維

致謝

我要感謝唐諾・雷曼博士我們的世界帶來巨大的影響。博士的蛋白質研究建立起新標準，定義健康的最佳狀態。沒有您，就沒有肌肉醫學®。對於我們之間的友誼、您的指導以及有幸與您合作，並推廣知識到全世界，我心裡滿懷感激。

謝謝 Liz Lipski，我的教母，對我而言您代表了所有一切，甚至還要更多。感謝您介紹我進入醫學與營養的世界。一切都是因為您，我才有了穩固的根，還有能飛翔的翅膀。

謝謝我的丈夫、我最好的朋友，以及我兩個孩子 Aries 和 Leonidas 的父親，前海豹突擊隊員 Shane Kronstedt：每天有你激勵我繼續前進，你也教會我即使是泰迪熊也是一隻熊。你是成功的基石，是我們都嚮往的模樣，我愛你。謝謝我的孩子 Aries 和 Leo，因為你們，我會努力讓世界越來越好。

謝謝 PeterRoth，對我、對我們家庭，還有對於使命的不懈奉獻無庸置疑，也無可取代。在過去的十多年裡，您一直在我身邊關照著我，也一直相信我，在我們所有人心中始終留著重要的位置給您。謝謝 Alexia Belrose，我的好助手和好隊友，謝謝你願意冒險嘗試新事業。沒有你的幫忙，這一切都不可能實現。

謝謝你的出現，謝謝你總是毫不保留地執行任務幫助我，我很幸運能擁有你加入我的團隊。

謝謝 Madeleine Novich，我親愛的姊妹和生活軍師，我愛你，我的人生中再也找不到像你一樣高雅又總是願意讓我諮詢各種建議的人。謝謝我的母親 Lennie Rose，是因為您，我才培養出高標準和自律的性格。毫無疑問，如果不是因為您，我不可能達到現在的成就。

謝謝我的父親，也是我永遠最好的朋友 Nathan Resnick，我很高興我當初的空服員職涯之路行不通。謝謝您給我自由去探索一切，並且培養了我無所畏懼的個性。謝謝 Howard 叔叔和 Ilene 阿姨，

在我自己都還搞不清楚之前，您們就看出了我的人生軌跡，一直一直鼓勵著我。我做的一切都不是容易的事，謝謝您們總是在我掉眼淚的時候聽我訴說，以前是掙扎痛苦的，現在則是感激的淚水。謝謝您們始終都在。謝謝 Kara K. Lazauskas，你是我的家人。如果沒有你，我們的生活就不會像現在一樣美好。你是我真正的忠實密友，是最特別的存在，謝謝你願意這麼深入與我們的生活與心靈相伴。

謝謝 Ghena Grinsphun，我的摯友與我孩子們的教父，你是最獨一無二的存在。謝謝你無條件的愛我原本的樣子，多年來從未有過任何批判。你出色又耀眼，甚至更耀眼的是你的好心腸。

謝謝 Theresa Depasquale，我孩子們的教母，也是我的姊妹，我對你的愛足夠到月球繞一趟。謝謝你總是在我身後，給我堅定的支持，陪我經歷所有的起起落落，一直都在。你始終都是我們另外的重要家人，謝謝你總是看到我最好的一面，給我未對來的遠見與指引。最重要的是，孩子們永無止盡的視頻通話，謝謝你不管打幾通你總是會接。

謝謝 Don Saladino，你是我所遇過最慷慨的人。你的活力充滿了感染力，更重要的是，你一直都在。我知道你什麼都願意為我們去做，我們對你也是一樣。不管是私事或工作上，你都是我的兄弟與啟發。我們

都愛你與 Mel 和其他家人。謝謝您總是有話直說，因為你我才能成為更好的溝通者和更好的醫師。

謝謝 Ralph Esposito，你簡直是超級巨星，謝謝你加入我們的團隊，而且總是誠實、明確又耀眼，充滿智慧，是不可小覷的睿智的力量。謝謝你願意傾聽，提供許多想法、科學知識和滿滿的友誼。

謝謝我的姐妹 Elena Brower，謝謝你讓我看見各種可能性、自由和正確的事，謝謝你這麼多年來的傾聽和理解。

謝謝 Anthony Lyon，謝謝你成為我的發展跳板，我在你身上學習到很多。

謝謝 Jim Kochalka，如果沒有你，我想我的頭腦絕對早就爆炸了。從你身上我學到怎麼引導出最好的自己。感謝你總是抽出時間幫忙，讓我看清了自己，我很幸運有你這麼好的朋友。

謝謝我的摯友 Alexis Cowan，你是如此才華橫溢，謝謝你幫助我改變世界，愛你。

謝謝我在科學和醫學領域的兄弟 Alan Aragon 和 Ted Naiman，謝謝你們讓我打電話諮詢各種問題，你們在知識面上保持正直，各方面都令人敬佩，而且既睿智又親切。謝謝 Emily Frisella，每天都以你出色的能力與工作態度激勵著我。你的個性更是讓我印象深刻，有你在，連劈柴挑水的苦差事也變得更有趣，我很感謝擁有與你的友誼。那些漫長的日日夜夜，還好有你的幽默相伴，讓我覺得至少有個人懂我陪我。這些對我來不僅僅只是一份工作，而是一種自我貢獻，謝謝你比任何人都更明白這一點。

謝謝 Malty Maharaj，感謝你照顧我們的生活與孩子們。你是上天賦予我們的喜悅，謝謝你來到我們的生命。如果沒有你的幫助，這本書不可能完成。

謝謝 Bedros Keuilian，你讓我了解什麼是正確的事。你擁有令人難以置信的性格與魅力。謝謝你和 Diana 給我們像家人一樣的感覺，幫助我信任自己的事業，除了關懷他人和服務領導典型，還有勇氣向外發展。

謝謝 Jessica DuLong，你是最不可思議的專業人士，儘管有這麼多事，你還是創造奇蹟催生出這本書。你真的太棒了。

謝謝 Joy Tutela，謝謝你的支援和對我的信任，希望這只是其中之一。

謝謝 Beth Lipton，謝謝你的介紹，催生出這本書，並花了很多心力在食譜的安排上。

謝謝我所有的病患，也要謝謝您，讀到這裡的各位讀者，您是這本書存在的原因。

書中內文註解請掃下面 QRcode 查閱。

高寶書版集團
gobooks.com.tw

HD 152
肌肉抗老：重啟新陳代謝、活化免疫、提高罹病存活率的健康科學新方法
Forever Strong: A New, Science-Based Strategy for Aging Well

作　　者　嘉比瑞．里昂醫師 Dr. Gabrielle Lyon
譯　　者　張韶芸
責任編輯　吳珮旻
校　　對　鄭淇丰
封面設計　鄭佳容
內頁排版　賴姵均
企　　劃　陳玟璇
版　　權　劉昱昕

發 行 人　朱凱蕾
出　　版　英屬維京群島商高寶國際有限公司台灣分公司
　　　　　Global Group Holdings, Ltd.
地　　址　台北市內湖區洲子街 88 號 3 樓
網　　址　gobooks.com.tw
電　　話　（02）27992788
電　　郵　readers@gobooks.com.tw（讀者服務部）
傳　　真　出版部（02）27990909　行銷部（02）27993088
郵政劃撥　19394552
戶　　名　英屬維京群島商高寶國際有限公司台灣分公司
發　　行　英屬維京群島商高寶國際有限公司台灣分公司
法律顧問　永然聯合法律事務所
初版日期　2024 年 09 月

國家圖書館出版品預行編目（CIP）資料

肌肉抗老：重啟新陳代謝、活化免疫、提高罹病存活率的健康科學新方法 / 嘉比瑞 . 里昂 (Gabrielle Lyon) 著 ; 張韶芸譯 . -- 初版 . -- 臺北市 : 英屬維京群島商高寶國際有限公司臺灣分公司 , 2024.09
面 ;　公分 .--

譯自 : Forever strong : a new, science-based strategy for aging well

ISBN 978-626-402-071-8（平裝）

1..CST: 肌肉　2.CST: 健康法　3.CST: 運動健康

411.1　　113012877

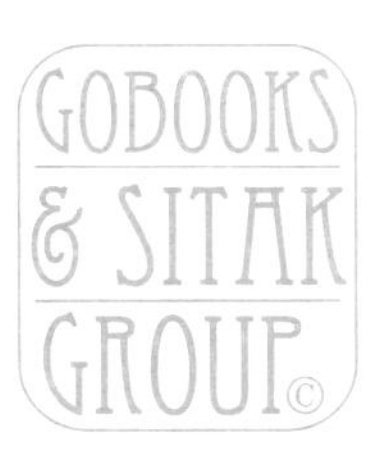
GOBOOKS
& SITAK
GROUP©